U0305646

爱健康 | 爱生活

凤凰含章
Phoenix-HanZhang

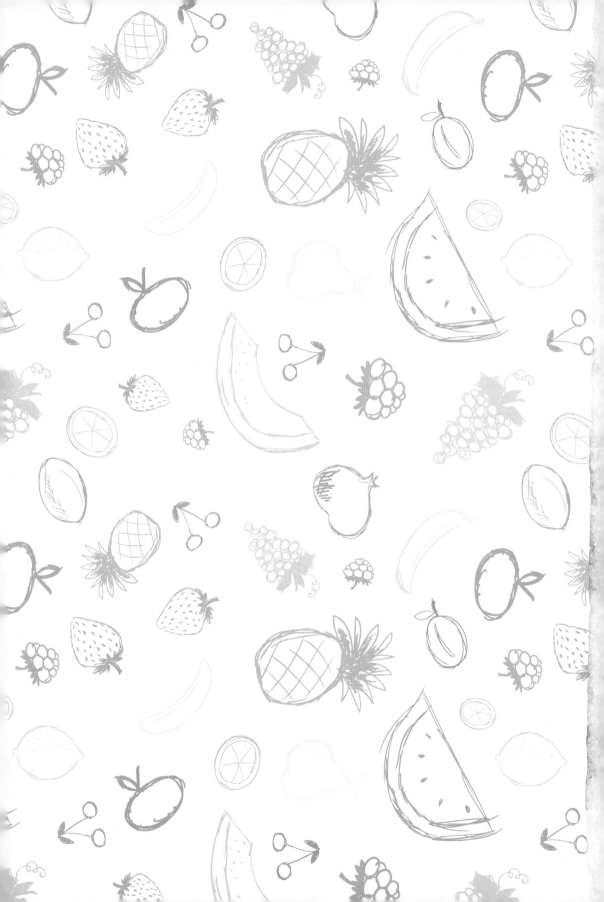

含章·食在好健康系列

喝对蔬果汁
健康百分百

生活新实用编辑部　编著

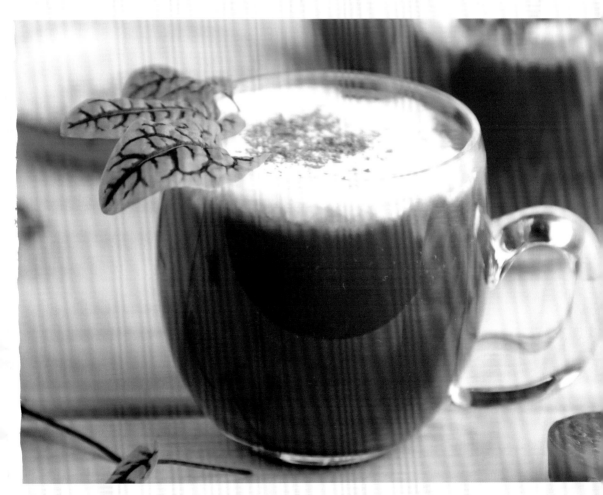

江苏凤凰科学技术出版社·南京

天天五蔬果，疾病远离我

随着社会结构与家庭功能的转变，现代人经常选择在外就餐，摄取的多是高油脂、高热量食物，蔬菜和水果的摄取量明显不足，进而造成饮食上的不均衡，导致患慢性疾病的人越来越多。

慢性疾病往往耗损大量医疗成本与社会资源，故近年来相关部门大力倡导"天天五蔬果，疾病远离我"，希望借由蔬菜、水果中丰富的膳食纤维、维生素及矿物质等营养素，预防疾病的发生。

蔬果汁以水果和蔬菜为原料，做法简单，可以对症调理身体。如每天早餐后喝一杯蔬果汁，可以使人一整天充满活力。本书旨在让大家充分认识蔬果对身体的好处。

本书主体部分共六章，依照不同的人群需求分类，首先是上班族，舒心活力汁针对现代上班族经常出现的不适，当受到抑郁、失眠、焦虑等症状困扰时，上班族可运用蔬果汁来改善；此外，还有让银发族拥有高品质老年生活的健康长寿汁、适合爱美族的漂亮窈窕汁，以及为慢性病族适当解除病痛的蔬果配方，告诉读者生病时除了配合医生的治疗，还可适当运用饮食，达到自我调养的目的。最后介绍蔬果的颜色密码，大自然创造五颜六色的蔬菜水果，自有它们的意义，我们可以从颜色解读蔬果的营养价值。

本书不仅提供养生的观念，也让读者了解各病症的产生原因及应对方法，并根据不同族群的需求，详细介绍不同的蔬果汁及其营养价值。希望本书可以丰富读者的营养学知识，帮助大家远离疾病。

吃对蔬果，健康加分

打开报纸杂志及坊间书籍，蔬果养生一直是热门的话题。其实，确保饮食的均衡才是健康之道，饮食不宜偏废，否则未蒙其利反而先受其害。

在谈蔬菜水果前，我们先说说谷类。谷有生命生成的意思，也有善的概念，所以它可以代表生生不息。因此，不论在什么时间、什么地点，谷物都是非常宝贵的。善用谷类，可以让身体处于平衡态，从不平衡回到平衡，有令生命均衡的作用。

蔬菜的绿色，象征着春天的大地，充满生机，从中医的角度来看，绿色入肝，有养肝的作用，肝属木，木应春而生，因此多吃绿色的蔬菜，可以补益肝脏，让我们像绿色大地，再生回春。

蔬菜最好是吃烫过的（不可久煮），虽然生食营养好，但对脾胃虚弱的人来说，还是要慎食；脾胃好的人，则可生食。

水果大多性凉，从中医的角度来看，体质偏寒者，尤其是女性，不宜过多吃水果。水果大多糖分高，在中医里属于湿性重的食物，最好搭配其他食材，如此就可以蒙受其益（毕竟水果的维生素含量丰富）。

总之，蔬菜水果是日常生活中不可或缺的食物，如何摄取还是要先衡量个人的体质，避免走向误区，反而伤害到健康。

蔬果是上佳的健康食品

现代社会物质丰裕，各种美食应有尽有。如此丰富的饮食本应该让人更健康才对，然而，很多人的精神与体力欠佳，问题很可能出在饮食的质与量上。要让身体保持在最佳状态，就得从均衡的饮食、良好的生活态度、充足的睡眠，以及适度的运动等方面着手。

但忙碌的现代人，因为工作的压力和饮食习惯的影响，经常忽略了饮食的重要性，出现营养不均衡、身体免疫力变低、体力变差、提前衰老等现象。身处在便利快速时代里的人们，每天为了应付繁忙的工作，常会补充大量的维生素，或在便利商店购买各式各样的果汁，以保障身体的需要。市面上销售的蔬果汁经常会因口味、颜色、保鲜需求加入各种食品添加剂，它们可能会对身体有害。因此，自己动手制作蔬果汁，不仅卫生、健康，还可以依照身体状况来选择蔬果，能够达到消除疲劳、增强体力的效果。

新鲜蔬果中所含的丰富纤维素，可有效地促进肠胃蠕动、改善便秘，缩短代谢物停留于肠道的时间，降低心血管疾病和胃肠道疾病的发生率。蔬果中所含的维生素，能够促进身体的新陈代谢，对美容也有很大的助益。蔬菜和水果中含有丰富的矿物质、膳食纤维及多种抗氧化物质，不仅可增强身体的免疫力，减少心血管疾病及其他慢性疾病对健康的威胁，还具有预防癌症的效果。

从"每日一苹果，医师远离我"到"天天五蔬果，疾病远离我"的口号可见，蔬果对身体健康的重要性毋庸置疑。天天啃苹果效果有限，摄取多种类、足分量的蔬果才是呵护健康的秘诀。

本书针对不同人群的需求，提供健康的蔬果吃法，并详细介绍蔬果的营养价值，如何选择及制作美味的蔬果汁。读完本书之后，读者会发现原来要让身体健康，是一件多么简单的事，而且不需花太多钱买保健食品，因为蔬菜和水果就是最好的保健食品。

提升吃的品质，蔬果很关键

现代人因为工作忙碌，饮食习惯和生活作息欠佳，往往等到身体出现问题，才惊觉事态严重。"饮食"这件事看似简单，却容易被许多人忽视。因此，近年来追求身体更加健康的人，除了改变生活习惯，更加注重健康饮食，"健康养生风"渐渐盛行。

一个人三餐的进食时间，加起来可能不会超过3小时，在这不算长的时间中，所吃的食物含有的营养素，却要提供我们一天24小时的能量需求并保持身体的健康，其中的学问不可谓不大。而我们为了事业、学业、家庭等忙得焦头烂额的时候，一餐饭可能是简单地扒个两三口就草草结束了，有时甚至连吃了哪些菜品也没多加留意。所谓的"病从口入"，这里所指的"病"，早已不再是因食物卫生状况不佳所引起的疾病，而是现代人因不太在意饮食的重要性而所引起的与饮食相关的慢性疾病！

在六大类食物中，成年人每日的需求量为：五谷根茎类3~6碗、奶类1~2杯（每杯240毫升）、蛋豆鱼肉类200克、蔬菜类3份（共250克）、水果类2份（2个拳头大）及油脂类2~3汤匙。这样看似容易实现的计划，却在许多人多吃肉、少吃蔬果的情形下，逐渐被忽视，进而引发一系列身体健康问题。

本书中的蔬果汁是针对目前国人饮食中最易忽视的蔬菜类及水果类两大类食物，将它们作为食材的基本原料，加上用心搭配，就可以调配成一杯杯新鲜味美的蔬果汁，为每天的健康加分。

均衡饮食是维持身体健康不可或缺的要素，随着外食人口比例的增加，对食物"品质"的要求已远超过对"吃饱"的需求。故本书以健康需求及改善身体不适症状为出发点，提醒大家重视蔬菜水果的作用，让我们一起朝健康饮食的目标迈进。

Contents 目录

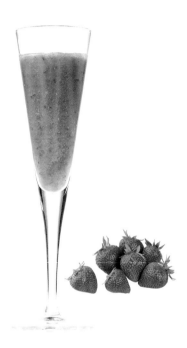

CHAPTER ONE
蔬果对症的秘密

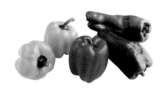

CHAPTER TWO

上班族舒心活力汁

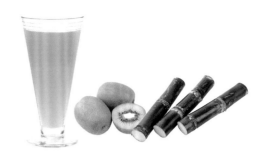

银发族健康长寿汁

爱美族漂亮窈窕汁

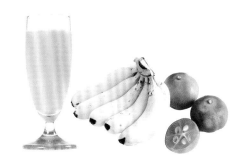

CHAPTER FIVE

慢性病族群调养元气汁

CHAPTER SIX

七色蔬果的保健密码

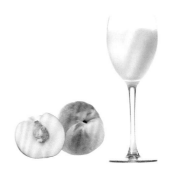

饮食营养小百科

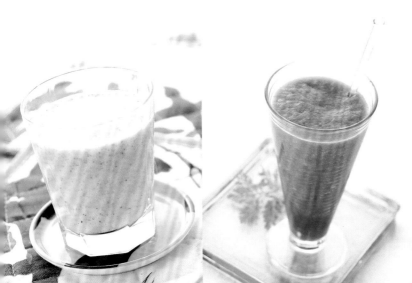

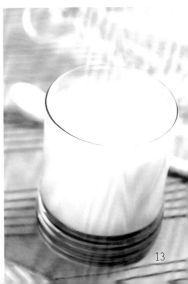

如何使用本书 HOW TO USE

本书共有六个单元, 分别为:

第一篇 "蔬果对症的秘密"

第二篇 "上班族舒心活力汁"

第三篇 "银发族健康长寿汁"

第四篇 "爱美族漂亮窈窕汁"

第五篇 "慢性病族群调养元气汁"

第六篇 "七色蔬果的保健密码"

3 精美插画

配合每一种病症, 绘出贴近主题的插画, 便于阅读, 并有美化版面的效果。

4 病症形成的原因

为了能让读者对50余种不适与病症有初步的认识, 提供症状形成的主因及会引发的现象, 以供参考。

5 需要补充的营养素

对症状有所了解后, 需要加强对症营养素的摄取, 才能有效地改善症状或恢复健康。

6 医师的小叮咛

由专业西医师、中医师及营养师依照个人经验, 提供每种症状应该特别注意的地方, 或是饮食上的禁忌。

1 病症名称

全书针对四大族群, 介绍了50余种常见的不适与病症。

2 主要对症蔬果

针对每一种不适, 提供能改善或舒缓的水果及蔬菜。

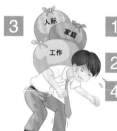

1 压力大

主要对症蔬果: 猕猴桃、橘子、菠菜

随着社会的多元化发展, 现代人经常要身兼数职, 或多或少面临人际关系、工作、家庭及课业等压力。适量的压力可以激发潜能, 但若超过个体的负荷, 长时间积累又无法纾解, 就会发生 "压力症状群", 并引发一连串的身心病痛, 不可不注意。

舒缓压力需补充的营养素

(+) B族维生素

B 族维生素是克服压力的首推营养素, 包含维生素 B_1、维生素 B_2、维生素 B_6、维生素 B_{12}、叶酸及烟酸。其中以维生素 B_1、维生素 B_2、维生素 B_6 和维生素 B_{12} 最能舒缓神经、稳定情绪; 而缺乏 B 族维生素中的叶酸, 会减少大脑血清素的释放, 容易引起焦虑不安。麦片、燕麦、绿叶蔬菜、牛奶等都含有丰富的 B 族维生素, 是天然的抗压食物。

(+) 维生素C

肾上腺皮质激素是对抗压力所需的荷尔蒙, 而维生素 C 可以帮助制造肾上腺皮质激素, 可多补充。维生素 C 含量丰富的食物有柑橘、猕猴桃及番石榴等水果。

(+) 钙

矿物质中的钙是天然的神经稳定剂, 能够安抚情绪、松弛神经。天然食物中, 杏仁、牛奶、酸奶的钙含量都很丰富。

(+) 镁

镁可以让肌肉放松、心跳规律, 是良好的解压矿物质。蔬菜中以香蕉、菠菜、空心菜等深绿色蔬菜含量丰富, 可从中获取营养来源。

医师的小叮咛

多 吃降压食物, 能提升身体抗压指数, 将压力于无形中纾解。猕猴桃和橘子都含有丰富的维生素C, 建议经常食用。而且橘子还含有丰富的柠檬酸, 能协助人体制造肾上腺皮质激素, 以对抗压力。黄瓜、圆白菜、橘子均含有丰富的B族维生素, 可以帮助情绪平静, 对抗压力。

此外, 在五谷根茎类的选择上, 可以食用富含纤维质的胚芽米、五谷米等杂粮类食物, 不仅可以摄取丰富的B族维生素, 还可以减少便秘的出现。

36

7 蔬果汁名称

每道蔬果汁,针对每一种症状,请专业营养师独家调配,除了兼具营养价值,更为了顾及美味,在水果、蔬菜主食材之外,并佐以能增添风味及口感的蜂蜜、柠檬汁等辅助食材,消除了一般人印象中营养丰富的饮品通常不好喝的疑虑。此外,考虑到同一款饮品容易喝腻,所以针对每一种症状至少为读者提供两道以上的蔬果汁。

8 保健功效

每一道蔬果汁的调配,有其主要的功效,为了方便读者寻找,特别设计色块来凸显效果,以方便使用及查询。

9 蔬果汁完成图

打好的蔬果汁先别急着喝,比比看色泽与书中所列的饮品图片是否一样,若是颜色差很多,就得注意一下是不是哪个食材漏加了,还是因为蔬果在常温下放太久,以至于氧化变色了。

10 蔬果汁的制作方法

光是纸上阅读,无法达到改善不适的效果,不如自己动手做饮品。方法很简单,只要按书中所标示的材料、分量及做法一步来操作,用不了几分钟,营养丰富的美味蔬果汁就能上桌。

11 保健疑问与解答

透过Q&A的设计,让读者更清楚地了解为什么这道蔬果汁有助改善不适症状,明白了蔬果调配的"秘诀"之后,你也可以举一反三,做出更多好喝且有益健康的蔬果汁。

7 橘子蜜汁 镇定神经 8

7
0

材料
橘子2个,碎冰50克。

调味料
蜂蜜、柠檬汁各2小匙。

做法
1. 橘子去皮,剥瓣,去籽备用。
2. 橘子瓣放入果汁机中,加入碎冰一起搅打均匀,倒入杯中。
3. 加入调味料调匀即可。

1

为什么橘子蜜汁可以镇定神经?

经常抽烟的人,其维生素C的消耗量比平常人大,压力大的时候容易紧张,肾上腺素分泌量也较多,因此对维生素C的需求量也比一般人大。所以,饮用含有高柠檬酸的橘子蜜汁,可协助人体制造肾上腺皮质激素,以镇定神经,有效对抗压力。

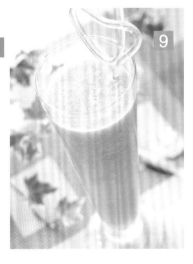

9

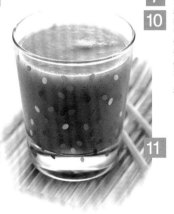

7 猕猴桃蔬菜汁

10

材料
猕猴桃2个,圆白菜100克,小黄瓜1根,冷开水50毫升。

舒解压力 8

调味料
柠檬汁、蜂蜜各1小匙。

做法
1. 猕猴桃洗净,去皮,切块;圆白菜、小黄瓜洗净,切碎。
2. 所有材料一起放入果汁机中,加入冷开水打匀成汁,滤除果菜渣,倒入杯中,加入调味料调匀即可。

11

为什么猕猴桃蔬菜汁能舒缓压力?

猕猴桃含有丰富的维生素C,一个便可补充人体每日建议摄取量的一半,可松弛神经、舒缓压力。猕猴桃蔬菜汁含有大量蛋白分解酶,适合在食用肉类后搭配饮用,可帮助消化,减轻胃部不适,让心情放松。

37

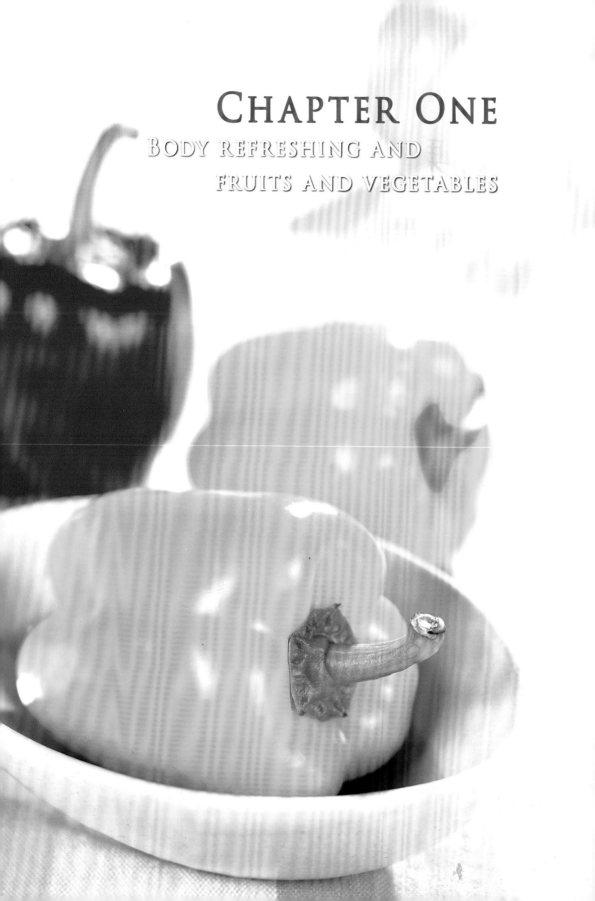

CHAPTER ONE
BODY REFRESHING AND
FRUITS AND VEGETABLES

蔬果对症的秘密

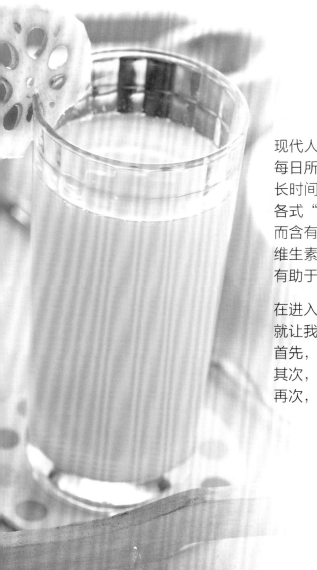

现代人习惯大鱼大肉，
每日所摄取的蔬菜、水果明显不足，
长时间下来，
各式"文明病"、慢性病找上身，
而含有丰富膳食纤维、
维生素及矿物质的蔬菜水果，
有助于预防疾病、养身健体、养颜美容。

在进入主题前，
就让我们对蔬菜水果有个初步的认识。
首先，揭开蔬菜水果的属性；
其次，了解蔬果汁的好处；
再次，掌握必学的食材处理及制作方法。

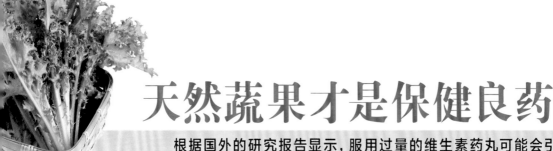

天然蔬果才是保健良药

根据国外的研究报告显示，服用过量的维生素药丸可能会引起副作用，唯有来自天然的新鲜蔬果，才是最安全的维生素宝库，而且除了维生素之外，它们还含有各式各样的丰富营养！

解开蔬果的营养密码

＋ 维生素

蔬菜、水果中含有丰富的维生素种类，特别是维生素A和维生素C。维生素A除了被人熟知的保护眼睛功能外，还可以维持呼吸道黏膜健康，让皮肤光滑，兼具健康及美容的功效。颜色鲜艳的蔬果，多半有丰富的维生素A，像菠菜、胡萝卜、南瓜、西红柿、芒果及木瓜等。维生素C具有防癌、预防感冒、加速伤口愈合及美白等多种功效，大部分蔬果中，其含量都很丰富，特别是柑橘类水果，如柠檬、葡萄柚、柳橙等。

＋ 矿物质

蔬菜、水果中大都含有钾及镁。其中，钾有维持血压正常、利尿的功能，并且能维持细胞内外水分的平衡，菠菜、芦笋、红椒、香蕉、木瓜、猕猴桃、西红柿、柳橙等的钾含量都很丰富。

镁是构成骨骼、牙齿的主要成分，此外，还可促进新陈代谢速度、放松肌肉，对压力过大的现代人来说，是很好的天然舒压剂。香蕉、菠菜及油菜等深绿色蔬菜中的镁含量最丰富。

＋ 膳食纤维

说到膳食纤维，它不但能促进肠胃蠕动，帮助消化，有效治疗便秘，还能抑制体内脂肪的吸收，对预防肥胖、心脏病及糖尿病等慢性疾病都很有帮助。西芹、芹菜、芦笋、木瓜、梨、香蕉及苹果中的膳食纤维含量都很丰富。

＋ 抗氧化物

抗氧化物可说是目前当红的一种营养素，其中以茄红素、茶多酚、花青素等最知名。它们可以消除对身体有害的自由基，避免细胞被氧化，进而降低罹患癌症的危险，甚至还可以预防细胞老化及心血管疾病。蔬果中的洋葱、西红柿、大蒜、苹果、葡萄、蔓越莓都含有各式各样的抗氧化物，对身体很有帮助。

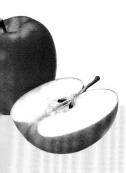

饮用蔬果汁的6大好处

现代人工作忙碌，三餐多半讲究迅速、便捷，对蔬菜、水果的摄取量很容易不足；而方便又营养的蔬果汁，可让你充分享受蔬果的美味，并补充营养。

1 富含天然营养素

研究指出，单种蔬果打成汁饮用，较容易被人体吸收；多种蔬果打成汁，可一次摄取丰富的维生素及铁。足够的营养素，能让我们健康活力一整天。

2 有助消除身心病痛

蔬果汁中含有各种丰富的维生素、矿物质，可以帮助放松心情，增加抗压能力及免疫力，可以改善因压力导致的身体、心理上的病痛与不适。

3 预防及改善慢性疾病

蔬果、水果中大多含有丰富的膳食纤维，可以降低血中胆固醇，控制血糖，预防多种心血管疾病；还含有抗氧化物质，可有效预防并改善慢性疾病。

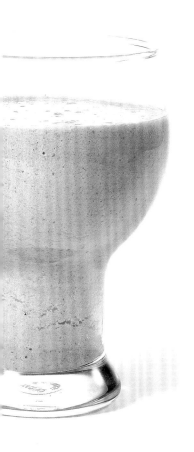

4 消脂、身轻

蔬果汁中含有丰富的膳食纤维，除了可促进排便顺畅，更能增加饱足感，减少食物的摄取量。而且天然蔬果汁热量低，能避免摄入过多的脂肪，是减肥必备的法宝。

5 给你好气色

新鲜蔬果汁含有丰富的矿物质，有促进消化、帮助排便的功效。排便顺畅，身体就不会堆积废物，自然容光焕发。

6 维持血液的酸碱平衡

人体血液酸碱度失衡，皮肤就很容易显得衰老粗糙。懂得爱自己的你，早餐来杯蔬果汁，能维持血液中的酸碱平衡，让肌肤变得滑嫩细致。

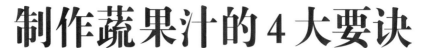

制作蔬果汁的 4 大要诀

制作一杯养生蔬果汁，其实相当简单又方便，只要把握下面几个重点，就能轻松喝到健康美味的蔬果汁。

✔ 搭配2种以上的材料

用单一材料制成的纯蔬果汁固然不错；然而，从营养学的观点来说，使用多种材料时，就可以摄取更多的营养，口感也更丰富。

✔ 慎选搭配的材料

胡萝卜、小黄瓜、西蓝花、哈密瓜和南瓜中含有一种会破坏维生素C的酶，如果搭配含有维生素C的蔬果一起榨汁容易破坏其维生素C。而且这种酶不耐热也不耐酸，所以，制作新鲜果菜汁时，不妨加入些许柠檬，可以预防维生素C遭到破坏。

✔ 利用天然的甜味

许多市售的蔬果汁中都添加了过多的人工甜味剂，会影响身体健康。自己动手做蔬果汁时，尽可能利用水果本身的甜味，或是选用没有热量的代糖，才不至于摄取过多的热量。

✔ 连同果渣一起饮用

制作蔬果汁后会有一些残渣，这些都是蔬菜、水果中的膳食纤维，有助于调治便秘，可以直接饮用，千万不要丢弃。此外，还可用这些残渣加面粉做成蔬果饼，或是加入大米中一起煮成蔬果饭，既营养又可以尝试新的口味，一举两得。

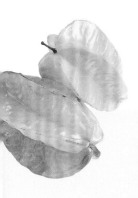

让蔬果汁美味的4大技巧

别以为只要把蔬菜、水果全部放一起搅拌，就能喝到好喝的蔬果汁！以下提供4个让蔬果汁变美味的小技巧，让你从此爱上蔬果汁。

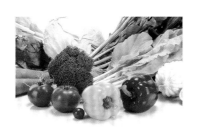

Tip 1　选择当季产的食材

蔬菜或水果放置过久，营养会随着保存的时间增加而流失，也容易腐败。最好选择当季产的蔬果，不仅价格便宜，而且做出来的蔬果汁好喝又健康。

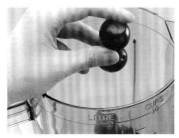

Tip 2　制作时动作要快

制作蔬果汁时，食材的处理时间越长，流失的维生素也越多，尤其是放入果汁机中打汁时，只要看到材料颗粒变细、混合均匀了，就要马上倒出，不然味道会变苦涩。

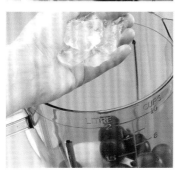

Tip 3　加些冰块口感更好

不加冰的蔬果汁味道比加冰的口感更生涩，特别是口感浓稠的蔬果汁。建议用果汁机搅打时，加一些碎冰块，一方面减少泡沫的产生，另一方面可防止材料氧化变色。但若想改善感冒症状，或是本身较寒凉的蔬果汁，还是"温热"或是"热乎乎"地喝最好。

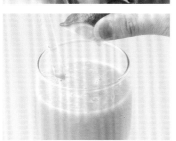

Tip 4　善用柠檬汁提味

柠檬的酸味强，容易破坏其他材料的味道；最好在蔬果汁做好之后，再挤入柠檬汁，才易于喝出各种蔬果的味道。而且这样的做法也最能保留柠檬中的维生素 C 与香味。

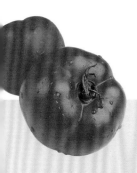

饮用蔬果汁的10大妙方

多喝蔬果汁有益健康是众所皆知的。以下提供10个饮用蔬果汁的小妙方，让你喝到满满的营养。

1 选择绿色的蔬果

选择没有施用化肥及农药，或是使用低农药的有机蔬果，购买时选择通过认证的材料为佳。如果是用苦瓜、葡萄、阳桃等外表不平或有绒毛的蔬果时，最好找有套袋保护的，药剂附着较少。

2 选择当季的蔬果

当季盛产的蔬菜水果，在最适合的时期生长，病虫害较容易控制，农药也会用得少，因此农药残留会比较少；而且当季蔬果的营养丰富，又物美价廉，是最好的选择。

3 打汁前切记清洗干净

大部分蔬果汁都是直接打汁生食饮用，最好去皮或是冲洗干净，以防农药污染。

4 蔬菜、水果互相搭配

将含有胡萝卜素、维生素A或是维生素C、B族维生素等不同营养的蔬菜、水果进行搭配，即可摄取到多样化的营养。此外，还可添加含有蛋白质的牛奶和酸奶，这样做出的蔬果汁营养更丰富。

5 添加五谷杂粮

蔬果汁是用蔬菜、水果打成，在中医的观点中，蔬果的属性比较寒凉，若是体性偏寒凉的人怕喝多伤身体，建议可以添加一些五谷杂粮，像芝麻、杏仁、燕麦、核桃等，更益于健康。

6 现榨现饮

新鲜蔬果汁含有丰富的维生素，但随着温度升高及放置时间增加，营养会慢慢流失，因此要把握"现打现喝"的原则，最好半小时内就要饮用完毕，才能喝到真正的新鲜蔬果汁。如果搅打完成后不马上喝，应该放进冰箱冷藏，并尽早饮毕。

7 细品慢咽

若喝太快，糖分会立刻进入血液，使血糖迅速上升。所以，最好先含一口蔬果汁在嘴里，让唾液与蔬果汁充分混合，然后再送入胃中。习惯大口喝果汁的人，不妨加入同样分量的开水，稀释后再饮用。

8 清晨、上午饮用

清晨喝蔬果汁，人体对营养的吸收效果最理想。尤其是肾功能较弱的人，夜间不宜摄取过多水分，否则，容易导致手脚和脸部的浮肿。即使无法在清晨饮用，也要尽可能在白天，如上午饮用。

9 持续饮用，以调整体质

蔬果汁拥有丰富的营养，也有瘦身美颜的功效，但基本上人体体质的改变需要一定的时间。因此，最好每天喝 1～2 杯，并持之以恒，才能慢慢调整体质，达到健康养生的目的。

10 多种蔬果增添颜色变化

例如，使用油菜、芦笋或青苹果榨汁，可以呈现亮丽的绿色；使用南瓜、香蕉和芒果等黄色的材料，可以制出柔和的黄色蔬果汁。让视觉和味觉得到双重享受，健康多多！

经常被误解的蔬果汁Q&A

Q. 蔬果汁可以取代蔬菜、水果吗？

蔬果汁只能补充一部分营养，不能完全取代新鲜蔬菜、水果，而且100克蔬果打成汁以后，会耗损一些营养，有效成分只剩下60克左右；再加上有时为了口感还会把果渣滤掉，损失的膳食纤维，必须从其他食物摄取，以免便秘。

Q. 市售的100%天然果汁是否可取代新鲜现榨的蔬果汁？

任何新鲜的蔬果汁经过一段时间后，都会产生变色或是变质的情形，所以市售的天然蔬果汁为了延长保存期限，必须使用防腐剂等添加物；有时为了口感更佳，还添加了很多添加剂，反而有害身体健康。

Q. 减肥时，是否不能喝新鲜蔬果汁？

大部分水果的口感都很甜，所以很多人认为减肥期间不能喝新鲜果汁。事实上，水果的甜味来自蔗糖、果糖等。糖类可以提供热量，作为生命活动的能源，只有过量摄取才会导致肥胖。而且，由于水果含有丰富的维生素和矿物质，是维持美容和健康不可或缺的营养素。因此，在减肥期间，不妨搭配蔬菜，制成蔬果汁，不仅可以减低糖分，还可以摄取丰富的维生素和矿物质。

处理蔬果的4大窍门

想喝到新鲜的蔬果汁，先要掌握常见蔬菜、水果的处理技巧，从挑选、清洗、削切到保存，简单易懂的步骤，让你轻轻松松喝到营养又美味的蔬果汁。

Step1 蔬果挑选要诀

想要吃到好吃的蔬菜、水果，最重要的是学会选蔬果，以下提供各类蔬果挑选窍门，让你轻松挑选到优质蔬果。

蔬果挑选的3大原则

1. 不管是挑蔬菜还是水果，最基本的一点是看其外表有没有碰撞及受伤，有损伤的容易腐坏。另外，瓜果类蔬果可选择蒂头、果柄新鲜的，表示其采收不久。

2. 利用手掂感觉蔬果的分量，越重表示越新鲜、水分多。除此之外，西瓜或苹果可用手指弹表皮，声音清脆表示水分含量多；而白萝卜则以声音扎实为佳。

3. 有些水果会有香气，特别是瓜类水果，可用鼻子闻一闻，香气越浓的越成熟。

叶菜类 小白菜、上海青、菠菜 ❶ 挑选叶片完整、翠绿有光泽者为佳。 ❷ 茎部肥厚并且能用手折断者。	**根茎类** 胡萝卜、白萝卜、土豆 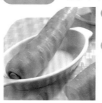 ❶ 表皮没有凹凸、损伤及长芽。 ❷ 用手拿起来带有沉手感为佳。
包叶类 圆白菜、大白菜 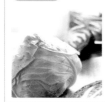 ❶ 切口没有干燥、变色的现象。 ❷ 叶色青翠，结球紧密，握在手上有沉重感。	**瓜类蔬菜** 苦瓜、黄瓜 ❶ 拿起来有沉手感，表示水分含量高，吃起来口感较佳。 ❷ 瓜蒂切口若干黑，则表示不太新鲜。
柑橘类水果 柳橙、柠檬、葡萄柚 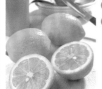 ❶ 表皮光滑。 ❷ 握在手中有一定重量者为佳。	**瓜类水果** 哈密瓜、西瓜、香瓜 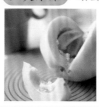 ❶ 要挑选果柄或是蒂头看起来新鲜者。 ❷ 观察表皮纹路，比如，西瓜以纹路鲜明为好，哈密瓜则要选果身有网纹且明显凸出者。

蔬果汁是生食,正确地清洗,才能避免将灰尘、农药吃下肚。以下提供各类蔬果的清洗原则及方法,让您吃得干净又健康。

蔬果清洗的6大原则

1. 表皮光滑的水果,应先用流动的水冲洗表面,再浸泡10~15分钟,最后逐一仔细清洗干净。

2. 包叶菜类,应先去除外叶,再逐片剥成单片冲洗,才能彻底洗净。

3. 有根的叶菜类,靠近根蒂处易残留农药,因此,清洗前要先切除根蒂,并加强洗净。

4. 有果蒂的蔬果易沉积农药,应加强洗净。

5. 表皮不光滑的水果,如阳桃、草莓等,很容易残留污垢或农药,可先冲洗再浸泡,并使用辅助工具帮忙清洗。

6. 千万不要把蔬果长时间泡在盐水中或是用蔬果清洁剂清洗。因盐水的渗透压比水高,会把残留在蔬果表面的农药带进蔬果里。

叶菜类 菠菜、芹菜、上海青等

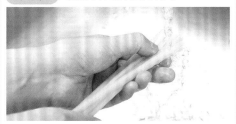

① 为防农药顺着叶柄流向根部,可先切除约1厘米的根部,再放入水中浸泡10分钟。

② 以流动的水,将根蒂及茎叶冲洗干净,特别是容易残留农药的根蒂。

包叶类 圆白菜、紫甘蓝等

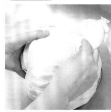

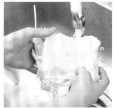

① 农药容易残留在最外层的叶片上,一定要将最外层叶子摘除;也可用刀将菜心切掉,如此较容易剥。

② 将叶子一片片拨开,用清水浸泡10分钟,最后再以流动的水来冲洗。

去皮类 黄瓜、苹果、梨、猕猴桃、芒果、木瓜等

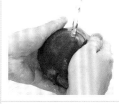

先用流动的水冲洗后再削皮,以免污垢经手间接渗入果肉。

不去皮类 苦瓜、阳桃、草莓、番石榴等

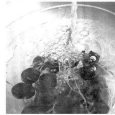

清水冲洗后,以水浸泡20分钟左右,最后用流动的水来冲洗。

根茎类 胡萝卜、牛蒡等

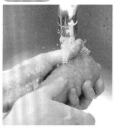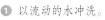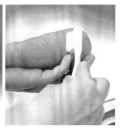

① 以流动的水冲洗。

② 以软毛牙刷将表皮刷洗干净即可。

下面提供各类蔬果的处理技巧，一步一步照着图做，包你一学就会!

蔬果削切的5大原则

1. 蔬果打汁前，最好在室温下放置一段时间，这样可以让蔬果表面的农药自行分解一部分。
2. 为了避免农药残留在蔬果的表面，最好将外皮削除或是去掉。
3. 水果的果蒂处容易残留农药，最好切除。
4. 需削皮或剥皮的蔬果，应先冲洗后再削皮，以免外表的灰尘残留。
5. 选用合适的器具，切成适当的大小及形状。

各种水果去皮 苹果、梨、猕猴桃、芒果等

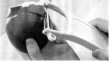 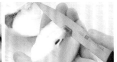

① 先用削皮器去除果皮，再用水果刀切成块。　② 有果核的水果，切记要去除果核。

柑橘类去皮 柳橙、柚子、葡萄柚等

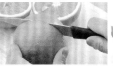 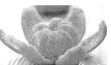

① 从横剖面切开。　② 放入自动榨汁机挤出汁液即可。　③ 外皮较粗软者，可以用手直接剥皮。

瓜类蔬菜处理 冬瓜、黄瓜、苦瓜等

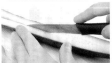 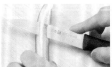

① 先用水果刀切除头尾两端，直剖之后再对切。　② 用水果刀从上往下切除果籽，并切成适当的大小。

瓜类水果处理 木瓜、香瓜、哈密瓜等

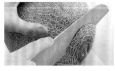 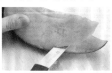

① 先用水果刀切除头尾两端，再切成3~4等份。　② 去除瓤和果皮，并切成适当的大小。

叶菜类处理 菠菜、芹菜、油菜等

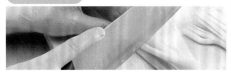

洗净后切成长度均等的长条状。

根茎类处理 胡萝卜、牛蒡等

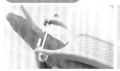 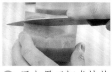

① 用削皮器削去表层的皮。　② 用水果刀切成块状或长条状。

厚叶处理 芦荟等

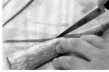 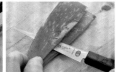

① 芦荟洗净，以厚纸巾擦干叶片，用小刀切掉叶缘硬边。　② 横刀切除上下两片肥厚外叶，取中心的透明胶质。

黏液处理 山药、芋头等

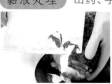 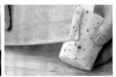

削皮时宜戴橡皮手套，小心滑手，如手触碰到黏液，造成皮肤发痒，可用吹风机烘干手，再用柠檬汁或白醋搓洗双手即可止痒。

用不完的蔬果，应该如何保存呢？下面告诉你一些蔬果保鲜的小诀窍，帮你吃到最新鲜的蔬菜和水果！

蔬果保鲜的4大原则

1. 苹果、梨、香蕉、木瓜成熟后，容易产生乙烯，会加速其他水果成熟及腐败的速度，最好单独存放。
2. 冷藏的蔬果不要清洗，以塑料袋或纸袋装好后再放入冰箱，以防止水分蒸发导致蔬果表面皱缩或软化。
3. 冷藏的蔬果最好放在蔬果保鲜室中，以确保新鲜。
4. 保存蔬果用的塑料袋，最好打几个小气孔通气，以免水汽聚积在内。

室温保存类 香蕉、阳桃、枇杷、白萝卜、洋葱、牛蒡等

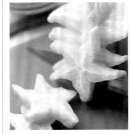

水果类

香蕉、阳桃、枇杷等外皮较易磕碰的水果，放入冰箱冷藏容易冻伤，影响风味，适合存放在通风阴凉处。

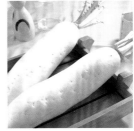

蔬菜类

白萝卜、洋葱、牛蒡等含糖分高或是表皮较硬且厚实的蔬菜，都适合放在阴凉通风处。

冷藏保存类 樱桃、葡萄、梨、草莓、上海青、菠菜等

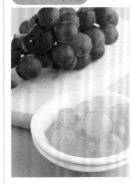

水果类

要等到成熟后，才能放入冰箱保存，以免抑制其成熟，影响甜度。

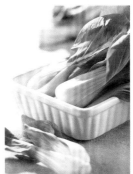

叶菜类

菜叶容易因水分流失而变黄枯萎，放入冷藏室可保新鲜。

保存前，先用水喷过，再用厨房纸巾或报纸包好，直接放入冰箱的保鲜盒，或是根部朝下直立于冷藏室。

可室温也可冷藏 柠檬、柳橙、葡萄柚、圆白菜、大白菜等

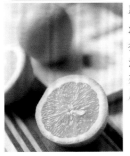

蔬果类

准备在一两天内吃掉的蔬果，可放于室温保存，存放时先排列好，再放在阴凉通风处。

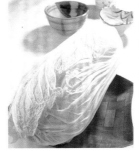

包叶类

若要冷藏圆白菜、大白菜，先把菜心切开，再用沾湿的厨房纸巾塞入菜心处，直接放入冰箱保鲜室或用密封保鲜袋冷藏，要维持纸巾的湿度。

方便快速的辅助工具

制作蔬果汁虽然简单容易，还是有一些不可缺少的基本配备，让你操作起来更轻松、方便，做出来的蔬果汁更加美味。

❶ 果汁机

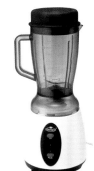

果汁机速度可分为强、中、弱等三级，一般先用弱速开始，等食材搅打均匀之后，再用强速搅打。

它的特色在于打出来的果汁是和果渣混合在一起，不喜欢果渣口感的人，要额外进行滤渣；但站在营养学的角度，保留果渣，才能摄取丰富的膳食纤维。

适合使用的蔬果

纤维较细，或是淀粉含量高的蔬果，如西瓜、木瓜、香蕉等。

注意事项

使用完果汁机后，可先用水初步冲洗，再放一些水启动空转5秒，这样比较容易把果汁机中的细缝清洗干净。

❷ 蔬果榨汁机

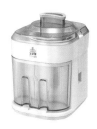

蔬果榨汁机和普通果汁机最大的不同点在于，前者可以将果汁和果渣分离，打出来的蔬果汁口感也比较绵细。有些材质较硬的蔬果，使用普通果汁机，会造成刀片断裂、磨损，因此更适合用榨汁机操作。

适合使用的蔬果

纤维多及材质坚硬的蔬果类，如芦笋、西芹、胡萝卜、苦瓜、苹果等。

注意事项

虽然蔬果榨汁机的刀片很锋利，但坚硬的果核及外皮，还是会耗损刀片的寿命。

❸ 自动榨汁机

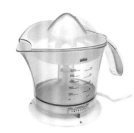

只要将水果横切，直接放在机器上，左右转动就可挤出汁液，可以节省力气。

适合使用的蔬果

柠檬、柳橙、葡萄柚等柑橘类水果。

注意事项

放置水果压挤处容易沾染到果汁的汁液，最好用完后马上清洗，或是浸泡柠檬水帮助清洗。

④ 压汁机

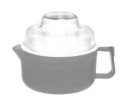

压汁机即传统的手动挤汁器，需要用人力压挤出汁液；除了制作果汁外，也适合制作婴儿辅食。

适合使用的蔬果

柠檬、柳橙、葡萄柚等柑橘类水果。

注意事项

放置水果压汁处有很多隙缝，使用完要马上清洗，但千万不要用菜瓜布，以免刮伤表面，令表面藏污纳垢。

⑤ 削皮器

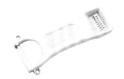

削皮器可削除苹果、梨、香瓜、木瓜等蔬果的外皮。

适合使用的蔬果

带皮的各式蔬果，以薄皮为佳。

注意事项

削皮器两侧容易残留果渣，可用小牙签或牙刷清除。使用完最好马上清洗，以免果渣干后不易清洗。

⑥ 水果刀

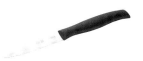

水果刀可用于将水果切成适当的大小及形状，以方便机器打汁或榨汁。

适合使用的蔬果

体积中、小型的水果，如苹果、番石榴、柳橙、西红柿等。

注意事项

使用完马上清洗并擦干，以免生锈。

⑦ 砧板

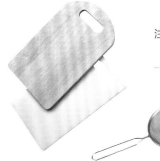

砧板有木头和塑料材质之分，塑料材质的比较适合切蔬果。

注意事项

若发现砧板上有刀痕，必须马上更换新的，以免藏污垢。

⑧ 滤网

滤网可用来过滤蔬果汁的果渣及残渣，以提升蔬果汁的口感。

注意事项

滤网有很多隙缝，每次使用完要马上泡水并刷洗干净。

⑨ 量杯

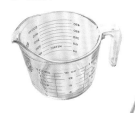

量杯是附有容量刻度的杯型容器，常用容量为240毫升（1杯的量）。

⑩ 量匙

一组有4支，共分为1大匙、1小匙、1/2小匙、1/4小匙，是制作饮品的基本度量工具。

增添风味的调味品

制作蔬果汁虽然简单，还是有一些不可缺少的基本食材，让你操作起来更轻松、方便，做出来的蔬果汁更加美味。

❶ 蜂蜜

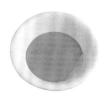

蜂蜜热量低，甜味自然，甜度适中，还带有淡淡的香味，十分宜人，又比果糖浓稠。由于蜂蜜的气味常因花种而异，并非单纯的甜味，因此添加前须考虑与饮品的材料是否相合。

❷ 黑糖

黑糖是一种从甘蔗中提炼萃取的物质，其所含热量和甜度比一般的白糖低，且含有丰富的钙、铁、镁及多种维生素，加入蔬果汁中有行气化痰和活血的作用。

❸ 果糖

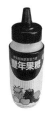

果糖是饮品重要的调味料，可以增加甜度。不同的糖制品还具有不同的香气，可使饮品独具风味。

❹ 枫糖

枫糖是由枫树的树液提炼制成，味道有点类似布丁底层的黑色焦糖。制造过程是以高温加热，以除去多余的水分，做出来的甜度相当高，又不像蔗糖那样腻口，也没有蜂蜜的黏稠，口感清爽甘甜。

❺ 代糖

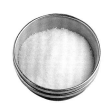

代糖是一种人工合成的调味剂，有糖的味道却没有热量，很适合减肥的人或是糖尿病患者使用。

❻ 椰汁

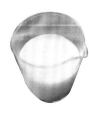

椰汁香气浓厚，口感滑顺，尝起来还有天然的微甜味，最适合搭配消暑的饮品。

❼ 鲜奶

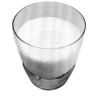

鲜奶含有丰富的钙、磷、维生素A、维生素D，是制作健康蔬果汁必备的食材之一。

❽ 优酪乳

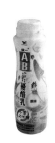

优酪乳是以牛奶为原料，经过乳酸发酵形成，口味略酸，可增添营养和口感。

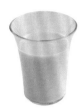

❾ 豆浆

　　豆浆含有丰富的蛋白质及多种矿物质，是兼具营养和风味的添加物；但嘌呤含量高，容易胀气及痛风的人，最好不要喝太多。

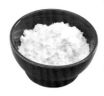

⑬ 杏仁

　　杏仁有特殊的香味，可用于蔬果汁中增添风味。含有多种营养成分，但热量偏高，不宜过量添加。

❿ 养乐多

　　养乐多含有活性乳酸菌，可以帮助消化，改善消化不良的症状。酸酸甜甜的口感，可以增添蔬果汁的风味。

⑭ 燕麦

　　燕麦富含膳食纤维及营养元素，可以降低血中胆固醇含量，是非常健康的添加物，可多食用。

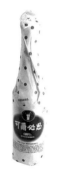

⓫ 可尔必思

　　可尔必思只含糖分，多喝容易肥胖；但其酸酸甜甜的味道，可以用来增添蔬果汁的风味。

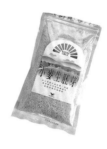

⑮ 小麦胚芽

　　小麦胚芽含有丰富的蛋白质、膳食纤维及矿物质，是很有营养的添加物。但因膳食纤维丰富且嘌呤含量较高，消化功能不佳及尿酸过高的人，不宜食用过多。

⓬ 黑芝麻

　　黑芝麻带有淡淡的香味，含有丰富的钙、铁，特别适合女生食用。

食材选购的小技巧

◇ 糖类可从颜色来判断，蜂蜜颜色越深、香气越浓表示越香醇；其他颗粒状的糖则以松散、未结块为佳。

◇ 鲜奶、优酪乳、养乐多等饮品，要注意保存期限。

◇ 芝麻、燕麦、杏仁等五谷杂粮，则要挑选干燥的，以闻起来带有淡淡香味者为佳。

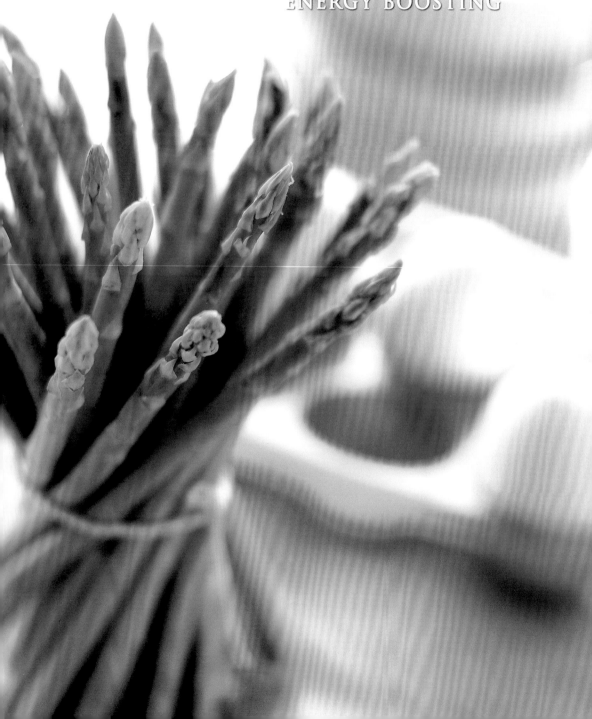

CHAPTER TWO
BODY REFRESHING AND
ENERGY BOOSTING

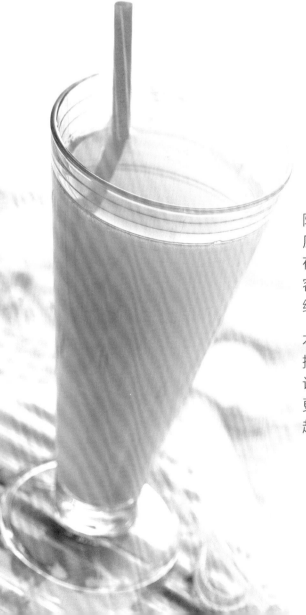

Chapter 2
上班族舒心活力汁

随着工作、生活节奏加快，
压力几乎成了上班族必须面对的课题。
在压力的"大举入侵"下，
容易产生各式各样的"文明病"，
给上班族带来身心伤害。

本章针对上班族常见的"文明病"，
提供各种舒心活力蔬果汁，
让你每天不但可以享用蔬菜水果的美味，
更可以摄取身体所需的营养，
赶跑恼人的压力。

提升活力10大蔬果排行榜

上班族压力过大,容易造成免疫力失调,引起一连串身心不适,影响工作及生活品质,以下提供10种增强免疫力的蔬果,让你远离各种病痛!

资料来源:陈怡婷(前永越健康管理中心营养师)

❶ 大蒜

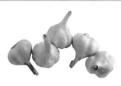

大蒜含有丰富的维生素B_1、维生素B_2、维生素E及硒。对工作压力大及常熬夜的人来说,足够的维生素B_1和维生素B_2有消除疲劳、抗炎的作用。而大蒜中的维生素B_1更可与其他物质结合形成硫胺素,具有恢复精力的效果。

此外,大蒜中含有的维生素E及硒,是很强的抗氧化剂,可以减缓细胞氧化,达到增强免疫力的功效。只是大蒜中的蒜素容易因加热而破坏,生吃才可以得到更多的营养。

❷ 柠檬

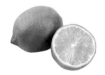

只要吃1个柠檬,就可以摄取每天维生素C需求量的一半,可见其维生素C的含量很丰富。柠檬是很多想美白去斑、提升免疫力的人的首选水果。

柠檬中的柠檬酸,有促进新陈代谢、消除疲劳的功用,建议经常食用;但纯柠檬汁酸度太高,应稀释后再饮用,胃肠不好的人则不建议饮用。

❸ 阳桃

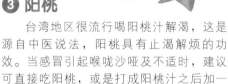

台湾地区很流行喝阳桃汁解渴,这是源自中医说法,阳桃具有止渴解烦的功效。当感冒引起喉咙沙哑及不适时,建议可直接吃阳桃,或是打成阳桃汁之后加一点盐,有润喉的效果。

阳桃中含有大量的维生素C,可有效提升免疫能力,是夏日消暑又可预防感冒的上佳选择;阳桃或阳桃汁的钾含量很高,肾功能不佳的人士,最好避免食用。

❹ 苹果

西方有一句谚语:"每天一个苹果,医生远离我。"主要是因为苹果含有大量的维生素C,可提升免疫能力;还有丰富的铁,通过维生素C的作用,可增强人体对铁的吸收,使人气色好、血液循环更好。

苹果中含有苹果多酚,是当红的抗氧化物质,再加上维生素A及维生素C共同作用,能延缓身体衰老。此外,苹果的膳食纤维及果寡糖,可促进肠道蠕动,加速将有害物质排出体外,促进肠道健康。

❺ 姜

中医食疗观点中，经常把姜和寒凉性或平性的食物共同烹调，利用它的热性改善食物的属性，达到食补的目的。

姜中含有的姜素能促进肠道蠕动，可和较不易消化的食物搭配一起烹调。而且还有丰富的维生素C及姜辣素，对预防感冒以及减轻咳嗽、喉咙痛等症状有很好的效果；人们通常会用生姜来改善风寒感冒的不适，而老姜则是用来祛寒。

❽ 橘子

橘子含有大量维生素A及维生素C，能促进呼吸道黏膜的健康，减少呼吸道疾病的发生，并可增强人体抵抗力、预防感冒。

中药称风干后的橘子皮为"陈皮"，它具有止咳祛痰的功效。但橘子属性偏寒，咳嗽时最好不要吃。把橘子加盐烤过，就能变成热性食材，对咳嗽患者具有缓解不适的效果。

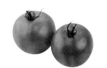

❻ 西红柿

当身体细胞过度氧化，往往是老化及疾病的开始，要多吃含有天然抗氧化营养素的食物，可增强免疫力、保持年轻态。而西红柿是现今新一代的抗氧化佳品，它含有的β-胡萝卜素、茄红素、维生素A及维生素C、番茄多酚都有很强的抗氧化作用。

但要特别注意，西红柿中的营养成分会溶于油脂中，加热后较容易吸收，建议煮熟后再吃；或者制作西红柿蔬果汁时，滴入少许橄榄油，吸收效果更好。

❾ 芥蓝

通常建议多吃含钙量高的食物，除了一般传统观念中的乳制品和小鱼干外，深色蔬菜也是钙质的重要来源。芥蓝是蔬菜中钙质含量较高的，多吃可增加钙的摄取及增加骨密度，并有助眠的效果。

除此之外，芥蓝营养丰富，有丰富的膳食纤维及维生素C，能促进肠道排出废物、提升免疫力；还富含和脑部发育有关的叶酸，建议准备怀孕及怀孕初期的准妈妈应多补充。

❼ 球生菜

球生菜中含有丰富的矿物质，其中的钙除了可以增加骨密度、预防骨质疏松外，更有助眠的功用；而钠、磷、钾及镁更是神经传导的重要物质，再加上球生菜中的B族维生素，能促进肝脏代谢、消除疲劳，对压力较大、睡眠品质较差的人而言，球生菜是很好的抗压食物之一。

食用球生菜最好用生吃的方式，可以减少维生素C及钾的流失。

❿ 圆白菜

圆白菜中丰富的B族维生素，可促进肝脏细胞代谢废物，消除疲劳，使人精力旺盛；而且还有大量的维生素C，能预防感冒、提升免疫力，是现代上班族必备的营养素。另外有研究显示，圆白菜中所含的"异硫氰酸盐"，有抑制癌细胞生长的作用。

烹煮圆白菜，最好用油炒，避免用水烫，以免水溶性的B族维生素及维生素C在亨饪过程中流失。

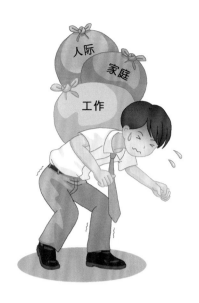

压力大

主要对症蔬果：猕猴桃、橘子、菠菜

随着社会的多元化发展，现代人经常要身兼数职，或多或少面临人际关系、工作、家庭及课业等压力。适量的压力可以激发潜能，但若超过个体的负荷，长时间积累又无法纾解，就会发生"压力症状群"，并引发一连串的身心病痛，不可不注意。

舒缓压力需补充的营养素

⊕ B族维生素

B族维生素是克服压力的首推营养素，包含维生素 B_1、维生素 B_2、维生素 B_6、维生素 B_{12}、叶酸及烟酸。其中以维生素 B_1、维生素 B_2、维生素 B_6 和维生素 B_{12} 最能舒缓神经、稳定情绪；而缺乏 B 族维生素中的叶酸，会减少大脑血清素的释放，容易引起焦虑不安。麦片、燕麦、绿叶蔬菜、牛奶等都含有丰富的 B 族维生素，是天然的抗压食物。

⊕ 维生素C

肾上腺皮质激素是对抗压力所需的荷尔蒙，而维生素 C 可以帮助制造肾上腺皮质素，可多补充。维生素 C 含量丰富的食物有柑橘、猕猴桃及番石榴等水果。

⊕ 钙

矿物质中的钙是天然的神经稳定剂，能够安抚情绪、松弛神经。天然食物中，杏仁、牛奶、酸奶的钙含量都很丰富。

⊕ 镁

镁可以让肌肉放松、心跳规律，是良好的解压矿物质。蔬果中以香蕉、菠菜、空心菜等深绿色蔬菜含量丰富，可从中获取营养来源。

医师的小叮咛

多 吃降压食物，能提升身体抗压指数，将压力于无形中纾解。猕猴桃和橘子都含有丰富的维生素C，建议经常食用。而且橘子还含有丰富的柠檬酸，能协助人体制造肾上腺皮质激素，以对抗压力。黄瓜、圆白菜、橘子均含有丰富的B族维生素，可以帮助情绪平静，对抗压力。

此外，在五谷根茎类的选择上，可以食用富含纤维质的胚芽米、五谷米等杂粮类食物，不仅可以摄取丰富的B族维生素，还可以减少便秘的出现。

橘子蜜汁 镇定神经

材料
橘子2个，碎冰50克。

调味料
蜂蜜、柠檬汁各2小匙。

做法
1. 橘子去皮，剥瓣，去籽备用。
2. 橘子瓣放入果汁机中，加入碎冰一起搅打均匀，倒入杯中。
3. 加入调味料调匀即可。

为什么橘子蜜汁可以镇定神经？

经常抽烟的人，其维生素C的消耗量比平常人大；压力大的时候便容易紧张，肾上腺素分泌量也较多，因此对维生素C的需求量也比一般人大。所以，饮用含有高柠檬酸的橘子蜜汁，可协助人体制造肾上腺皮质激素，以镇定神经，有效对抗压力。

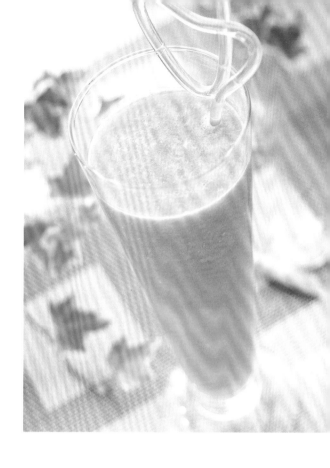

猕猴桃蔬菜汁

材料
猕猴桃2个，圆白菜100克，小黄瓜1根，冷开水50毫升。 舒解压力

调味料
柠檬汁、蜂蜜各1小匙。

做法
1. 猕猴桃洗净，去皮，切块；圆白菜、小黄瓜洗净，切碎。
2. 所有材料一起放入果汁机中，加入冷开水打匀成汁，滤除果菜渣，倒入杯中，加入调味料调匀即可。

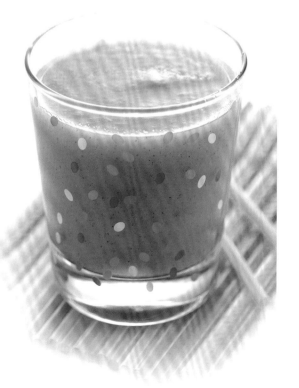

为什么猕猴桃蔬菜汁能舒缓压力？

猕猴桃含有丰富的维生素C，一个便可补充人体每日建议摄取量的一半；可松弛神经、舒缓压力。猕猴桃蔬菜汁含有大量蛋白分解酶，适合在食用肉类后搭配饮用，可帮助消化，减轻胃部不适，让心情放松。

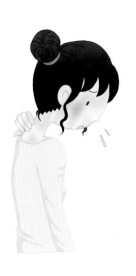

疲劳

主要对症蔬果：葡萄、圆白菜、菠菜

您累了吗？虽然只是一句广告词，却道尽了现代人的心声！

造成疲劳的原因，其中90％是情绪紧张、生活及工作压力、抑郁症等心理认知的问题，进而引起肌肉紧绷，使人容易疲倦；10％则是疾病，也就是生理上的问题造成疲劳感。

 消除疲劳需补充的营养素

➕ B族维生素

B族维生素在提供能量与营养代谢的过程中，扮演着极重要的辅助角色，可以调节内分泌系统，是克服疲劳的重量级营养素。市面上很多提神饮料都有添加B族维生素，而所吃的食物中，以小麦胚芽、牛奶、麦片的B族维生素含量最丰富。

➕ 维生素C和维生素E

维生素C和维生素E具有抗氧化作用，能清除对身体有害的自由基，加速体力恢复。多吃蔬菜、水果及坚果类食物，是补充抗氧化营养素的最佳方法。

➕ 镁

镁可以让肌肉放松、心跳规律。深绿色蔬菜是镁的最佳来源，坚果类及小麦胚芽、麦片等全谷类中的镁含量也很多。

➕ 铁

铁可以造血功能，使血液中的供氧量增加，自然可改善疲劳的情形。建议可从红色肉类及蔬菜、水果中摄取。

➕ 锌

锌能够使机体正常分泌荷尔蒙。植物性食物中以芝麻、核桃及黄豆的含量较丰富，适量食用以上食材，是补足锌的好方法。

医师的小叮咛

疲劳的感觉，在大多数时候可视为一种正常的生理反应，在健康状态下，大多数人只要适当休息，身体就会自行调节，短时间内就可消除这暂时性的疲劳感。

不过，如果休息之后，疲劳感仍然无法缓解，甚至觉得腰酸背痛、全身无力；或是睡眠很充足，却有越睡越累的感觉，猛打哈欠，日常生活与活动也因而受影响。那么您可要注意，自己是不是已经累出毛病，患了"慢性疲劳症状群"，此时必须找医生就诊。

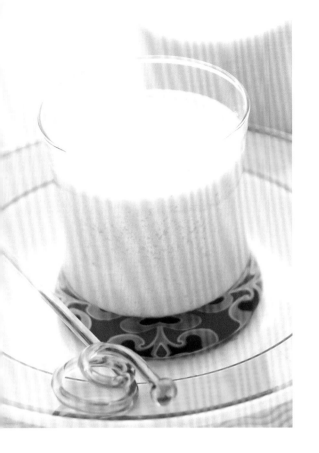

李子鲜奶汁

材料

李子3个，鲜奶250毫升。

消除疲劳

调味料

蜂蜜1小匙。

做法

1. 李子洗净，对半切开，去核，切成小块。
2. 李子和鲜奶放入果汁机中，打匀成汁，倒入杯中，备用。
3. 加入蜂蜜调匀即可。

为什么李子鲜奶汁可以消除疲劳？

　　李子含有碳水化合物、维生素、果酸、氨基酸等营养成分；除补充营养外，还有解渴和提神的功能。

　　这道饮品添加含有丰富蛋白质的鲜奶，可以为人体补充主要的营养，改善体力不足的现象。

葡萄圆白菜汁

材料

葡萄20颗，圆白菜100克。

滋补强身

调味料

蜂蜜、柠檬汁各2小匙。

做法

1. 葡萄洗净；圆白菜洗净，切片备用。
2. 所有材料放入果汁机中打匀，滤渣，倒入杯中。
3. 加入调味料调匀即可。

为什么葡萄圆白菜汁可以滋补强身？

　　葡萄圆白菜汁中的葡萄可以消除疲劳、恢复体力；圆白菜中丰富的维生素C可被人体吸收，帮助恢复体力，使人精力充沛！

为什么小孩要多吃圆白菜？

　　圆白菜含有微量元素——锰。它可促进人体代谢；对代谢特别旺盛的儿童而言，多吃些圆白菜，有助发育成长。

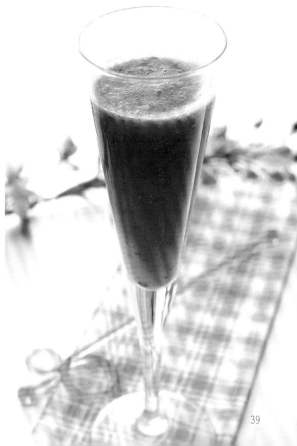

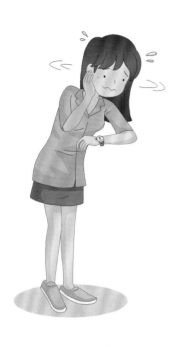

焦虑

主要对症蔬果: 香蕉、木瓜、菠萝

焦虑是一种内在忧虑、不安、担心所引起的身体或心理紧张感。这种情绪的产生可能是对某些特定事物，或是对想象的、未知的危险所表现出来的反应。

压力是带来焦虑的主要原因。面对同样的压力，有的人容易焦虑，有的人则不会，所以个体本身的抗压力也很重要。当压力过大或者抗压性太差时，焦虑就会越来越强，引发病态性的焦虑。

 舒缓焦虑需补充的营养素

(+) B族维生素

B族维生素是合成神经传导物质的必需营养素，其中维生素 B_6、维生素 B_{12}、叶酸等的补充，对维持大脑与神经系统的正常运作十分重要，适量补充，有安定神经、维持心情平稳的功效。

(+) 钙与镁

钙是天然的神经稳定剂，能够抚慰情绪、松弛神经，以乳制品的含量最多。而镁可以让肌肉放松、心跳规律，蔬果中的香蕉、深绿色蔬菜、葡萄干等含镁量丰富。

(+) 抗氧化维生素

脑细胞受到自由基的破坏后，也有可能会影响人的情绪，所以，平日应该多补充具有对抗自由基的食物。维生素A、维生素C、维生素E是抗氧化维生素的代表，可利用蔬菜、水果及芝麻、核桃等坚果类食物补充。

医师的小叮咛

有些人会因情绪压力大而感到焦虑，进而出现腹痛、腹胀、腹泻或便秘等排便异常症状。饮食方面，应该避免摄取容易胀气或引发腹泻的食物，如豆类、洋葱、韭菜、西蓝花、苹果、西瓜等。对油腻食物难以消化或是有乳糖不耐症者，更需避免油炸食物和乳制品。

此外，多摄取富含膳食纤维的蔬菜和水果，可以促进肠胃蠕动，改善排便功能，降低便秘引起的焦虑感。木瓜和菠萝均含有蛋白质分解酶，可以帮助消化肉类等高蛋白质食物，减少因消化不良造成的胃部不适感；且其富含维生素A和维生素C，可以缓解情绪，让心情放松。

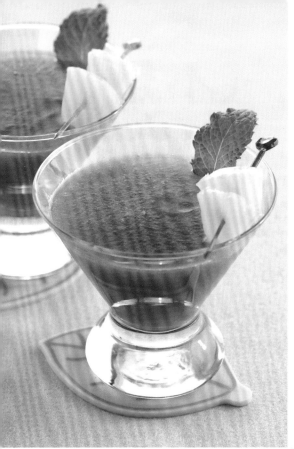

木瓜菠萝汁

缓解焦虑

材料
木瓜200克,菠萝100克,冷开水30毫升。

调味料
柠檬汁1小匙。

做法
1. 木瓜去皮,对半切开,去籽后切小块;菠萝去皮,切小块备用。
2. 所有材料放入果汁机中,打匀成汁,倒入杯中。
3. 杯中加入柠檬汁,搅拌均匀即可。

为什么木瓜菠萝汁可以缓解焦虑?

　　菠萝含有菠萝蛋白酶,是一种类似木瓜酶的天然分解蛋白质成分,饭后饮用对饮食保健最为有益。木瓜菠萝汁含维生素A、维生素C及膳食纤维,有助于放松心情,避免焦虑引起的焦躁感。

小白菜苹果牛奶

平复情绪

材料
小白菜100克,青苹果1/4个,牛奶240毫升。

调味料
柠檬汁2小匙。

做法
1. 小白菜洗净,去根部,切小段;青苹果洗净,去皮及核,切小块。
2. 将小白菜、青苹果块放入果汁机中搅打成汁,过滤菜渣倒入杯中。
3. 加入柠檬汁和牛奶,一起调匀即可。

为什么小白菜苹果牛奶可平复情绪?

　　小白菜苹果牛奶有利通肠胃、消除胀气和体内燥热的作用,有助于缓和内热引起的口干舌燥,进而纾解焦躁的情绪。

　　吃对食物有调节情绪的效果,达到改变心情的功效。因此,抗压除了从"心"做起,也不妨从饮食着手!

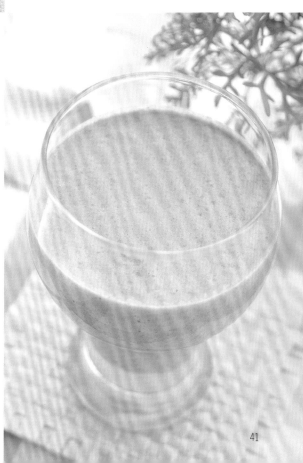

元气不足

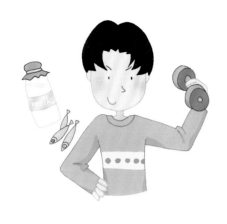

主要对症蔬果：香蕉、葡萄、西蓝花

按照中医的说法，人体最基本的气即元气，是由肾中精气、脾胃吸收运化的水谷之气和肺吸入的空气结合而成。元气分布于全身各处，表现为各脏腑、经络等不同组织的生理活动。

而西医的观点认为，当营养不均衡、过于劳累又缺乏适当休息，再加上没有运动，长时间积累下来会有精神不济、日间嗜睡的情形出现，也就是中医所说的没有元气。

增强元气需补充的营养素

⊕ B族维生素

B族维生素可以提振精神、消除疲劳。建议多吃莴苣、西蓝花、菠菜等深绿色蔬菜及杂粮类、坚果类等食物。

⊕ 钾

当人体中的钾浓度偏低时，会觉得比较疲倦、无力、肠蠕动变差。而香蕉、西红柿等含有丰富的钾，除了可让人有元气外，还有降血压作用，非常适合高血压患者食用；不过肾脏功能不佳者，最好酌量食用，以免造成身体负担。

⊕ 铁

当血中含氧量不足时，很容易造成脸色苍白、疲倦，而铁是和造血有直接关联的营养素，它可使血液中的供氧量增加。菠菜、葡萄干、百香果、樱桃都含有丰富的铁质，建议可搭配含维生素C的食物一起食用，帮助铁质的吸收。

⊕ 纤维质

纤维质最明显最直接的功能就是帮助肠胃蠕动、预防便秘，肠道一通畅，人就显得神清气爽、充满活力。

医师的小叮咛

补 充元气的三要素：充足的休息——增进肾中精气；营养的均衡——增进水谷之气；适度的运动——增进吸入的空气。只要做好这三项，你便可以元气十足、精力充沛。

然而，现代人的饮食比较偏重肉类或精制食物，尤其是经常外食的人，较少摄取足够的蔬菜、水果，很容易出现元气不足。蔬果含有丰富的钾和膳食纤维，是提升元气不可或缺的营养素，每天应尽量吃3份蔬菜和2份水果；除可获得钾外，还有膳食纤维以及维生素A、维生素C和B族维生素。

葡萄香蕉汁

材料

葡萄20颗,香蕉1根,牛奶100
毫升,碎冰50克。 精力充沛

调味料

蜂蜜1大匙。

做法

1. 葡萄洗净;香蕉去皮,切块。
2. 所有材料放入果汁机中,加入碎冰打匀,倒入杯中。
3. 加入蜂蜜调匀即可。

为什么葡萄香蕉汁能让人精力充沛?

　　葡萄具有滋补强身、延年益寿的作用;香蕉所含的钾,能防止血压上升;镁则有消除疲劳的效果。葡萄香蕉汁富含多种营养素,当然让人精力充沛。

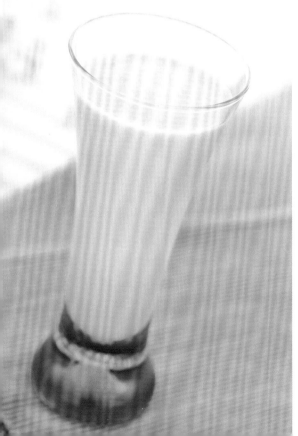

鳄梨牛奶

材料

鳄梨1个,鲜奶200毫升。 补充元气

调味料

柠檬汁1大匙。

做法

1. 鳄梨洗净去皮,对半切开,去核,切成小块,放入果汁机中,并加入鲜奶打匀成汁,倒入杯中备用。
2. 加入柠檬汁调匀即可。

为什么鳄梨牛奶可以补充元气?

　　鳄梨含有β-胡萝卜素与多种矿物质,搭配可以补充优良蛋白质的牛奶,被视为补充元气的佳品。但这道饮品热量和脂肪偏高,需要控制体重及限制脂肪摄取的人,应特别注意饮用的量。

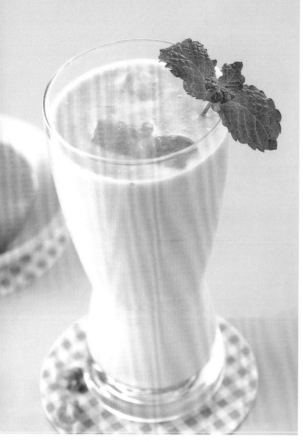

杏桃汁　振奋精神

材料

杏干4个，水蜜桃1个，牛奶200毫升，冰块适量。

调味料

柠檬汁1大匙。

做法

1. 杏干去核，在水中浸泡10分钟，捞出切碎。
2. 水蜜桃剥皮，切成两半，去核，切小块备用。
3. 将杏干和水蜜桃放入榨汁机中榨成汁，加入牛奶、冰块调匀，最后滴上柠檬汁。

为什么杏桃汁可以让人精神饱满？

　　杏含有丰富的胡萝卜素、维生素E、柠檬酸、苹果酸和葡萄糖，有助清热降火、消除疲劳之效；水蜜桃的钾含量高于钠，可利尿消肿。

　　两种水果的膳食纤维再添加牛奶，有助肠胃蠕动、改善便秘；当人肠胃通畅时，精神自然饱满。

芒果橘子蛋蜜汁

材料

芒果100克，橘子半个，蛋黄1个，鲜奶240毫升，小麦胚芽1大匙。　消除疲劳

调味料

蜂蜜1小匙。

做法

1. 芒果洗净，去皮，去核；橘子去皮，去籽备用。
2. 所有材料放入榨汁机中搅打均匀，全部倒入杯中。
3. 杯中加入蜂蜜调匀即可。

为什么芒果橘子蛋蜜汁能消除疲劳？

　　芒果的胡萝卜素加上橘子中的维生素C，还有牛奶中的钙质，蛋黄和小麦胚芽中的B族维生素和维生素E，结合成这道高营养价值的果汁，有助于消除疲劳、增强体力。

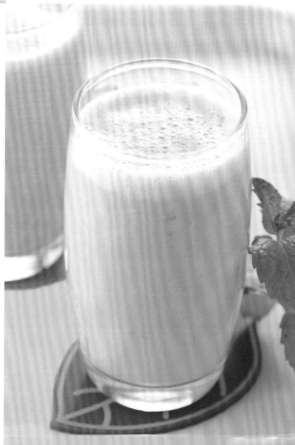

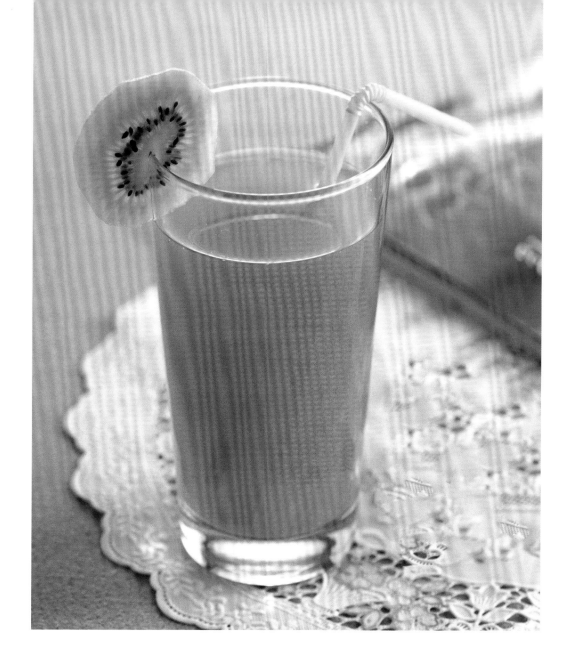

猕猴桃葡萄柚汁

材料

猕猴桃2个,葡萄柚1/2个,冷开水、冰块各适量。

调味料

柠檬汁1小匙。

做法

1. 猕猴桃去皮,切小丁;葡萄柚去皮,榨汁备用。
2. 全部材料放入果汁机,搅打均匀,倒入杯中,调入柠檬汁即可。

为什么喝猕猴桃葡萄柚汁可以补充元气?

猕猴桃有清热降火的效果,维生素C含量丰富,搭配富含维生素B_6和多种矿物质的葡萄柚,可以促进新陈代谢。

喜欢吃甜点或泡面、速食的人,容易造成B族维生素摄取不足,适量饮用猕猴桃葡萄柚汁,可有效补充元气!

失眠

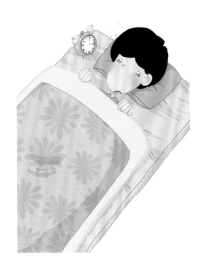

主要对症蔬果：芹菜、菠菜、油菜

所谓失眠，是指晚上不容易入眠、不易维持熟睡，或即使保持足够的熟睡状态，仍无法消除疲劳、恢复体力，以致影响白天的正常作息。它是现代人常见的毛病，也是最常见的睡眠障碍。

失眠是许多人都有过的经历，排除生理疾病及药物作用等因素，常见引起的原因可能有：压力过大、生活起居不规律、用脑过度、活动过少，特别是长期坐办公室工作者最易遇到。

 改善失眠需补充的营养素

➕ 钙

钙与神经传导物质的合成有关，有助于神经的安定及情绪的舒缓，奶类、坚果类及深色蔬菜等食物的钙含量丰富，可以添加在蔬果汁中，有助于改善失眠。

➕ 镁

镁可以让肌肉放松、心情平稳，是失眠者最好营养素来源。深绿色类蔬菜含量丰富，可多加补充。

➕ B族维生素

B族维生素可帮助安定神经，保持情绪平稳。有研究报告证实，服用维生素 B_{12} 补充剂可以改善慢性失眠情况；平日可以多摄取富含维生素 B_{12} 的食物，如牛奶、动物肝脏、肉类、鸡蛋等。

医师的小叮咛

有失眠困扰的人，睡前可以补充一杯温牛奶。因为牛奶含有色氨酸，具有镇静作用，可以帮助睡眠平稳，尤其对神经衰弱、睡眠不佳的人有明显作用。对有失眠困扰的老人，牛奶搭配富含叶酸的蔬菜，可帮助安眠。而且牛奶富含钙质和蛋白质，是不错的营养补充品，可以防止骨头中钙的流失，预防骨质疏松。

临床认为，失眠和情绪变化的关联较大。除药物外，应针对心理状态进行评估与疏导。

草莓乳果汁

材料
草莓12颗，牛奶100毫升，
优酪乳50毫升。

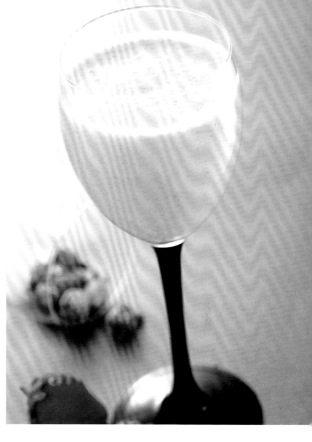

安神助眠

调味料
蜂蜜1小匙。

做法
1. 草莓洗净，去蒂，切块备用。
2. 所有材料放入果汁机打匀，倒入杯中。
3. 杯中加入蜂蜜调匀即可。

为什么草莓乳果汁可安神助眠?

　　草莓乳果汁中的草莓，果肉柔软多汁，有浓郁的芳香气味，还含有丰富的维生素C及果胶等。而且果汁中还添加牛奶，富含B族维生素，可改善慢性失眠。睡前一杯草莓乳果汁，可让您一夜好眠!

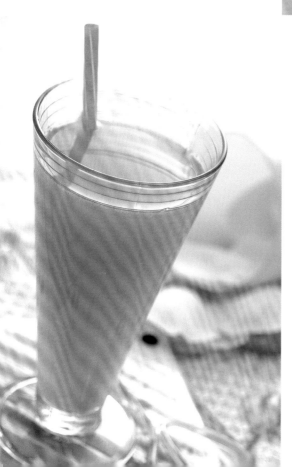

芹菜汁

放松心情

材料
芹菜100克，温开水300毫升。

做法
芹菜洗净，切碎，冲入温开水即可。

为什么芹菜汁可以放松心情?

　　现代人睡得越来越晚，甚至日夜颠倒，如何改善睡眠品质，成为现代人的必修课题。芹菜中含有一种α-芹子烯的物质，对大脑中枢神经有安定和抗痉挛作用，可起到放松心情、改善睡眠的效果。

睡不着怎么办?

　　失眠虽然不是病，长期下来却让人痛苦不堪，可对精神造成极大损耗。一般常见的对症方法就是吃安眠药，但一旦成瘾，没有服药就几乎无法入睡。其实借由调整饮食、规律运动，还是可以改善其症状的。

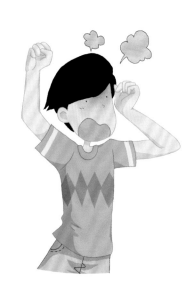

易怒

主要对症蔬果：葡萄柚、柠檬、胡萝卜

现代人工作压力越来越大，身体荷尔蒙失调已有年轻化的趋势，如记忆力变差、容易疲倦、动不动就发脾气等，临床可见荷尔蒙失调的症状。如果出现这些症状，最好赶紧就医，对症下药。

按照中医的说法，易怒就是所谓的"火气大"，是指一个人全身有燥热的感觉，而生理上常伴随嘴破、口干、小便赤黄、便秘等现象。以中医的分类来说，通常这种人属热性体质，只要吃了"上火"的食物，就容易出现"火气大"的症状。

 ## 稳定情绪需补充的营养素

➕ 维生素A

维生素A能有效地抑制焦躁的情绪，胡萝卜、红薯、木瓜、圆白菜、西蓝花及芥菜等的维生素A含量丰富，可以帮助改善易怒的情绪。

➕ B族维生素

情绪容易激动、易怒通常和缺乏B族维生素，尤其是维生素B_1、维生素B_{12}和烟酸有关。缺乏维生素B_1会焦躁易怒；缺乏烟酸会有精神紧张、焦虑不安、易怒等症状；缺乏维生素B_{12}会有神经衰弱的情形。

因此，饮食中要多摄取富含B族维生素的食物，如蛋类、牛奶、乳制品、绿色蔬菜、糙米、胚芽米、芝麻、燕麦等。

➕ 维生素C

多摄取富含维生素C的蔬菜水果，可以调节荷尔蒙，帮助稳定情绪，其中以番石榴、柑橘类水果、西蓝花、甜椒含量丰富，可补充人体所需的维生素C。

➕ 钙

钙是天然的神经稳定剂，可以有效改善易怒的情绪。乳制品、绿色蔬菜和小鱼干等食物，除了富含B族维生素外，也含有丰富的钙质，建议可以多加食用。

医师的小叮咛

维生素与矿物质是克服易怒极为重要的营养成分，建议多摄取维生素A、B族维生素、维生素C及钙质来增进健康，即可有效改善焦躁的情绪。

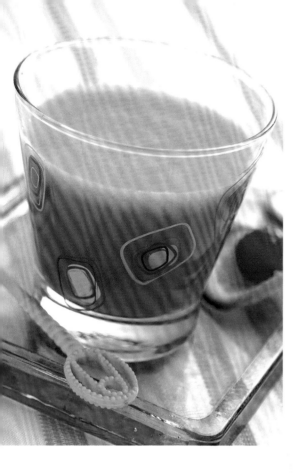

苹果葡萄柚汁

材料

苹果2个，葡萄柚1个，
冷开水30毫升，碎冰适量。

舒缓情绪

调味料

蜂蜜、柠檬汁各1小匙。

做法

1. 苹果洗净，去皮，切块；葡萄柚洗净，对半切开，用压汁机榨汁备用。
2. 苹果加冷开水，放入果汁机中打匀，滤渣，放入摇杯中，加入葡萄柚汁和调味料摇匀，再倒入杯中，加入碎冰即可。

为什么苹果葡萄柚汁可以舒缓情绪？

　　苹果含有许多膳食纤维，而葡萄柚也含有粗纤维，二者皆有助肠道蠕动的作用，且能增加肠道中的水含量，促进排泄，肠胃顺畅，情绪自然就舒缓了。

菠萝柠檬汁

材料

菠萝100克，冷开水50毫升，
碎冰适量。

退火消气

调味料

柠檬汁、蜂蜜各1小匙。

做法

1. 菠萝去皮，切小块，放入果汁机加水打匀成汁，滤除果渣，倒入杯中备用。
2. 杯中加入调味料和碎冰调匀即可。

为什么菠萝柠檬汁可以退火消气？

　　维生素C可以协助人体制造肾上腺皮质激素以对抗压力；火气大的人肾上腺素分泌量较多，对维生素C的需求量也比一般人大。而菠萝柠檬汁有益维生素C的补充，可有效缓解火气大的症状。

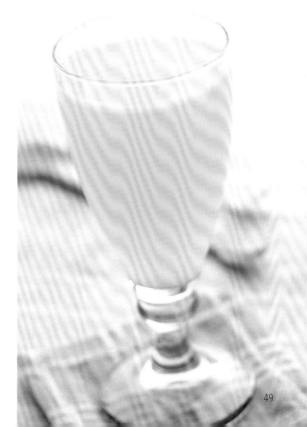

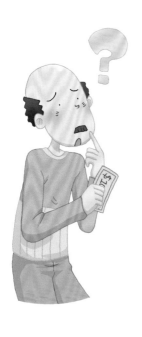

健忘

主要对症蔬果：草莓、柳橙、苹果

随着年纪的增长，人会逐渐出现健忘的现象，一般人大约35岁以后便偶尔会出现；到了42岁左右，记忆力约下降20%；而70岁时则相当于10岁小孩的记忆力。

而有些人是因为脑袋中"塞"了太多的东西，做事情又要分轻重缓急，有一些事情自然会被"挤"出头脑外，遇事心不在焉，或是紧张都很容易记不住。尽管常常发生健忘现象，但对日常生活并没有太大影响，这些现象又叫"记忆障碍"。

增强记忆力需补充的营养素

➕ 锌

研究已证实，在患有阅读困难症的学生中，其体内往往缺乏锌；在动物研究中也发现，缺乏锌会造成动物的模仿能力大大降低。建议记忆力差的人可多吃全谷类、坚果类、蛋、牡蛎、海鲜、肉类等含锌量较高的食物。

➕ 维生素C

维生素C有助于强化记忆力，提高思考反应灵敏度，许多水果、蔬菜都含有丰富的维生素C，尤其是柑橘类水果，建议每天要吃5份以上不同种类的蔬菜、水果。

➕ 维生素E

维生素E可改善记忆力衰退症状，深绿色蔬菜、坚果类食物都含有丰富的营养来源，可以打成汁一起食用，改善记性差带来的困扰。

➕ 铁

缺铁会使大脑的运转速度降低。可以多吃含铁丰富的蔬果，如西红柿、草莓、鳄梨等，红肉类食物含铁量也丰富。

医师的小叮咛

对于正常老化的健忘目前尚未有特殊的治疗，但有很多方法可以帮助我们克服健忘，如消除干扰因素、利用提示或以环境及类似的音韵来学习及记忆。当受到课业或事业的困扰，不断地"磨炼"头脑，或许记忆力还会变强。

此外，豆制品、蛋类、坚果类食物、动物内脏都富含卵磷脂，可以使大脑产生大量的乙酰胆碱，迅速恢复记忆力，可以试试！

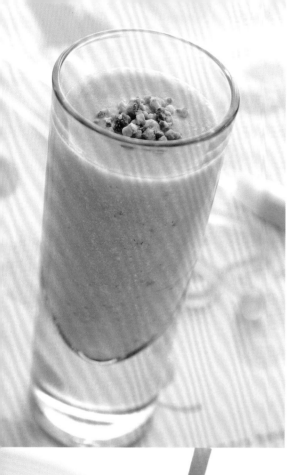

草莓菠萝汁

材料

草莓12颗,菠萝汁30毫升,
腰果5克。

改善健忘

调味料

蜂蜜1小匙,柠檬汁15毫升。

做法

1. 草莓洗净,去蒂,切块备用。
2. 所有材料放入果汁机中打匀,倒入杯中。
3. 杯中加入调味料调匀即可。

为什么草莓菠萝汁可改善健忘?

　　草莓和菠萝含有丰富的维生素C;而腰果中含有维生素E,有助于强化记忆力,提高思考反应灵活度。这两种营养素搭配在一起,做成的草莓菠萝汁可以改善记忆力衰退的症状。

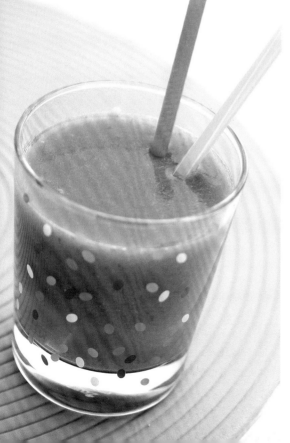

莴苣蔬果汁

材料

莴苣60克,芹菜30克,
小西红柿5个,苹果1/2个,冷开水1杯。

增强记忆力

调味料

酸乳酪2大匙,小麦胚芽粉1大匙。

做法

1. 莴苣、小西红柿、苹果洗净,苹果去皮,去核,切块;芹菜连叶洗净。
2. 全部材料放入榨汁机中榨汁备用。
3. 杯中加入调味料混合拌匀即可。

为什么莴苣蔬果汁可增强记忆力?

　　莴苣不仅开胃、解郁,还能促进生长发育、增强体力、抗老化、利尿,并帮助哺乳期妇女增加泌乳量。这道莴苣蔬果汁含有丰富的钙和膳食纤维,可以整肠、消除便秘,身体变轻松,记性自然就跟着好起来。

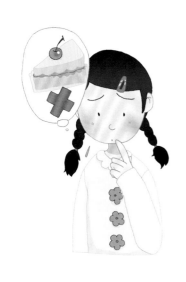

食欲不振

主要对症蔬果：菠萝、木瓜、芒果

食欲不振就是缺乏食欲或不想进食，对以往所吃的食物吃不下或不感兴趣。通常肠胃出问题，就是从食欲不振或食欲减退的症状开始，任何疾病也都可能使患者失去胃口，由最常见的感冒、发炎到严重的癌症，都会出现这种现象。

此外，情绪因素也会减低食欲，像紧张得吃不下饭，难过得忘记吃饭等，其他包括厌倦、压力和焦虑也是原因之一。外在的因素如饮酒、吸烟、药物的使用及气候变化，也会导致食欲不振。

促进食欲需多吃的食物

＋ 高蛋白、高热量食物

少量多餐，提供高蛋白高热量的饮食、点心、饮料或营养补充品，来补足食欲差导致身体缺乏的营养素。牛奶、蛋、燕麦、核桃、芝麻等，都是提供营养素的来源，建议可多吃以补充营养。

＋ 含有消化蛋白酶的蔬果

消化蛋白酶可以分解蛋白质，促进食物消化吸收，进而增进食欲。菠萝含有蛋白质分解酶和膳食纤维，可以帮助蛋白质食物的消化以及肠胃道蠕动，减少便秘情形；但因酸度较高，肠胃功能不好的人，较适合餐后食用。

而木瓜中的木瓜酶也是蛋白质分解酶，也有帮助消化的功能，建议可多食用。

＋ 偏酸性的水果

菠萝、柳橙、芒果等略带酸味的水果，可以刺激唾液分泌，增加食欲，且在烹调上也可以使用糖醋的方式，酸酸甜甜的口感非常开胃。

医师的小叮咛

从中医的角度而言，想拥有好胃口千万不可吃太多生食。冷饮虽能消暑止渴，但过量却会损伤胃黏膜，使胃黏膜血管收缩，胃液分泌减少，引起食欲下降和消化不良，中医称之为脾胃"气虚"。

至于脾胃"阴虚"的人，可用西洋参、麦门冬炖白莲子来改善没胃口的症状。

芒果香蕉椰奶汁

材料

芒果1个，香蕉1根，
椰子水1杯，可可仁1小匙，
牛奶150毫升。

增进食欲

调味料

蜂蜜1小匙。

做法

1. 芒果洗净，去核，去皮并切小块；香蕉去皮，切块备用。
2. 所有材料倒入果汁机，搅打成汁，倒入杯中加入蜂蜜调匀即可。

为什么喝芒果香蕉椰奶汁能增进食欲?

芒果含有丰富的抗氧化剂，对身体具有很好的保护作用。由于芒果打出来的汁太浓，与椰子汁混合饮用，具有清凉爽口、防暑除烦的效果，夏日胃口不佳、心烦难眠者尤其适宜饮用。

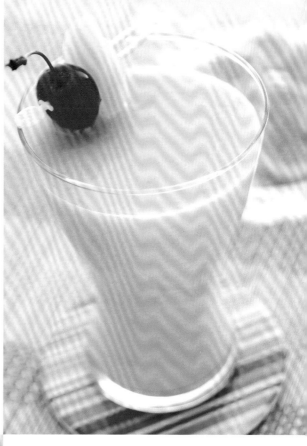

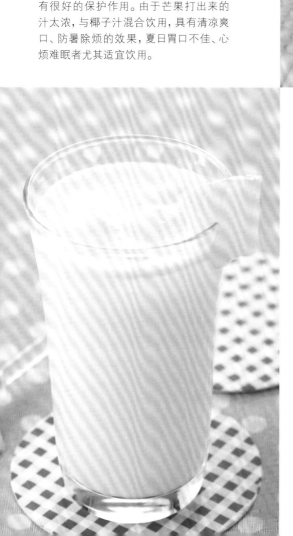

菠萝鲜奶汁

材料

菠萝100克，鲜奶200毫升。

胃口大开

调味料

蜂蜜少许。

做法

1. 菠萝去皮，切成小块，放入果汁机中打匀成汁，滤除果渣，倒入杯中备用。
2. 杯中加入鲜奶，充分搅拌均匀，再加入蜂蜜调匀即可。

为什么菠萝鲜奶汁能让人胃口大开?

食物中所含的维生素C，容易被身体吸收，可解热除燥、促进食欲、通畅大小便。菠萝鲜奶汁富含维生素C与钙，常饮可达到养颜美容的功效。胃口不好的时候，来一杯闻着清香、喝着酸甜的菠萝鲜奶汁，自然可以让人胃口大开。

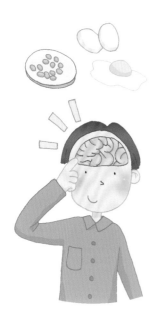

脑力退化

主要对症蔬果：葡萄柚、百香果、芹菜

大脑皮质中，DHA是神经传导细胞的主要成分，而胎儿在母体中即开始在大脑积累DHA，等到出生后，则需由饮食中摄取。随着年龄的增长，脑中的DHA会逐渐减少，就容易引起脑部功能的退化。

有研究发现，患老年痴呆症的人，血液中DHA的含量平均比正常人少30%～40%；而普通人若缺乏DHA，也会造成记忆力和学习能力降低。

预防脑力退化需补充的营养素

+ DHA

DHA和脑部发育有直接的关联，可以维持脑部功能，遇事清晰判断。深海鱼类和市售的鱼油含量丰富，可多摄取。

+ 多糖类

脑部运作是以血液中的葡萄糖作为主要的能量来源，想要提升脑力可以多食用多糖类，使血糖缓慢上升，不会刺激胰岛素的大量分泌，较不会造成肥胖且可以促进脑部的运作。水果及蔬菜比巧克力、糖果、零食等富含单糖类的食物要好得多，是很好的营养来源。

+ 膳食纤维

膳食纤维可以延缓血糖上升的速度，使脑细胞不会出现一过性高血糖情形，以致头脑思绪不清楚。

+ 蛋白质

摄取足够的肉、鱼、豆、蛋和牛奶等富含蛋白质的食物，可使脑部的肾上腺素及去甲肾上腺素的浓度升高，提升大脑的灵敏度及判断能力。

医师的小叮咛

中医观点，要补充脑力、增强记忆力，可从补肾、疏肝、养血来进行调理，多吃补养心血、固肝肾的食物，如核桃、芝麻、桂圆等；不熬夜、少饮酒，适时放松，多运动，保持空气流通，使脑不致缺氧。另外，可多补充和脑细胞有关的营养素，唤醒被遗忘的记忆。

有时适量吃点甜食能补充碳水化合物，迅速恢复脑力；因为大脑要将短暂记忆转换成永久记忆时，会消耗大量的葡萄糖，因此适量补充碳水化合物，能使大脑运作更加快速，进而增加脑力。

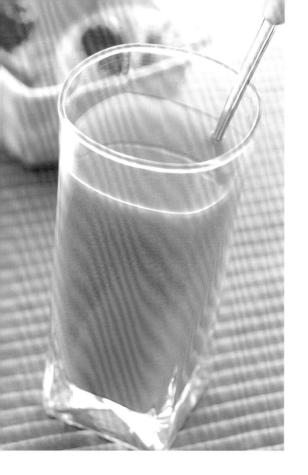

活力蔬果汁

材料

莴苣200克，胡萝卜100克，苹果100克，冷开水50毫升。

补充脑力

调味料

蜂蜜、柠檬汁各1大匙。

做法

1. 莴苣洗净，剥小片；胡萝卜去皮，切块；苹果洗净，去皮，去核，切块备用。
2. 所有材料和水放入果菜榨汁机内榨成汁后，不必滤渣，倒入杯中。
3. 杯中加入蜂蜜和柠檬汁调味即可。

为什么活力蔬果汁可以补充脑力？

　　每天早晨喝1杯营养素充足的活力蔬果汁，可供给脑部及神经活力，达到补充脑力的效果。

　　此外，几乎所有含渣的蔬果汁，都有帮助排便的功能，对习惯性便秘的人来说，还可借蔬果汁调整肠道功能。

葡萄柚柳橙苹果汁 清利头目

材料

葡萄柚1个，柳橙1个，苹果1/2个。

调味料

柠檬汁、蜂蜜各1大匙。

做法

1. 葡萄柚洗净，对半切开，以榨汁机榨汁备用。
2. 苹果洗净，去皮，对半切开，去核，切小块备用。
3. 柳橙洗净，去皮，切块，去籽，放入果汁机中，加入榨好的葡萄柚汁和苹果块打匀成汁；滤除果渣，倒入杯中备用。
4. 加入调味料调匀即可。

为什么葡萄柚柳橙苹果汁能清利头目？

　　葡萄柚、柳橙和苹果都是膳食纤维含量丰富的水果，喝下后可促肠蠕动，令身体轻盈，也令思绪敏捷。

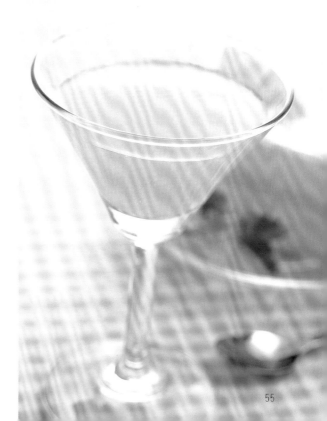

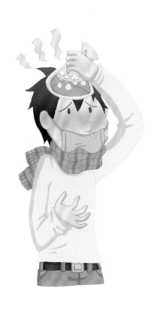

感冒

主要对症蔬果：柳橙、橘子、番石榴

感冒是生活中常见的一种疾病，病毒主要是经由空气传播，使上呼吸道受到感染。当过度疲劳，或身体抵抗力减弱，干燥的空气使喉咙及鼻子的黏膜受伤时，病菌就会入侵体内。

感冒时常伴头痛、鼻塞、流鼻涕、打喷嚏、怕风怕冷、全身发热等症状。免疫力低下的人，感冒极易引发严重的并发症，如肺炎、脑膜炎、心肌炎等，甚至造成死亡。所以任何人都不可以轻视感冒。

 舒缓感冒需补充的营养素

＋ 维生素A

维生素A可保护表皮、黏膜，使细菌不易侵害机体，增加抵抗传染病的能力，加速感冒痊愈的速度。胡萝卜、菠菜、西红柿、芒果等深红、深黄、深绿色蔬菜及水果中含维生素A较多，感冒时建议多吃。

＋ B族维生素

B族维生素能增强免疫力，让身体产生天然抵抗力。其中以绿叶蔬菜、牛奶、麦片等含B族维生素丰富，可添加在蔬果汁中。

＋ 维生素C

维生素C是抗氧化营养素，能抵抗对身体有害的自由基，增强免疫力，是预防感冒的上佳营养素。水果中以番石榴、猕猴桃及柳橙、橘子、柠檬等柑橘类水果含维生素C最丰富。

＋ 锌

锌能促进免疫系统的健康，对抗感冒。以肉类、海鲜类含量丰富，五谷杂粮中也含有丰富的锌，可用在蔬果汁中，以增添风味。

医师的小叮咛

感冒要从平日预防着手，增强机体免疫力，提高抵抗力。饮食方面首重均衡饮食，三餐以五谷根茎类为主食，每天至少250克蔬菜、2份水果、200~300克肉鱼豆蛋类、2杯牛奶、1份坚果类及适量油脂。蔬菜和水果尤其重要，它们富含各种维生素及天然植物抗氧化剂，可以增强抵抗力。

此外，足够的水分也很重要，每天8大杯水（每杯250毫升），可以让呼吸道保持湿润，减少病菌感染概率。切记不宜摄取过多的脂肪，以免抑制免疫系统功能，丧失对入侵病毒的防卫与作战能力。

芒果胡萝卜柳橙汁 对抗病毒

材料

芒果1/2个，胡萝卜40克，柳橙1/2个，冷开水1/2杯。

做法

1. 芒果和柳橙去皮，柳橙去籽，芒果去核，分别切成小块；胡萝卜去皮，洗净，切成块状。
2. 所有材料放入榨汁机中，榨成汁即可。

为什么芒果胡萝卜柳橙汁能对抗感冒病毒？

感冒时要多摄取维生素A、B族维生素和维生素C等营养素。成熟的芒果中含有丰富的胡萝卜素，可增强免疫功能。胡萝卜和柳橙含丰富的维生素A和维生素C，有助强健体质，轻松对抗感冒病毒。

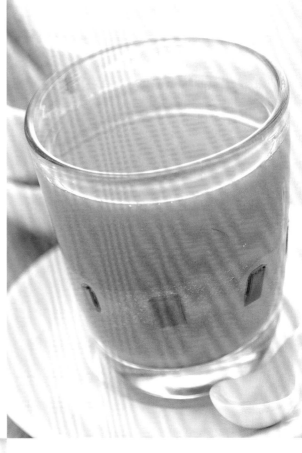

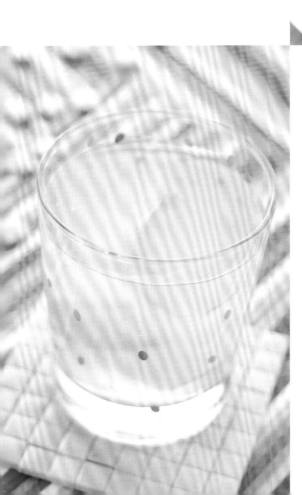

姜梨蜂蜜饮 止咳化痰

材料

水梨1个，老姜50克，冷开水1杯。

调味料

蜂蜜1小匙。

做法

1. 将水梨洗净，去皮，去核，切块；老姜洗净，切片备用。
2. 所有材料放入榨汁机中，搅打均匀，再倒入杯中。
3. 加入蜂蜜调匀即可。

为什么姜梨蜂蜜饮可止咳化痰？

水梨具生津止渴、清热润肺、止咳化痰的功效；老姜含有挥发性姜油醇、姜油酚，有活血、祛寒除湿、发汗等功能，可刺激心血管和皮肤，使全身毛孔舒张，进而散热出汗。这道蔬果汁适合风寒感冒引起喉咙痛时饮用；如果能在感冒时加热饮用，效果更好！

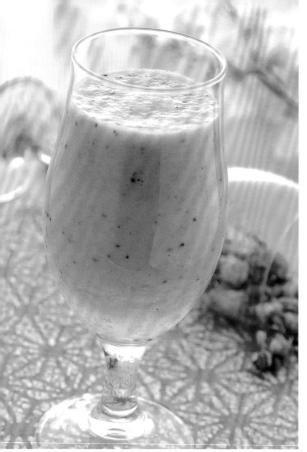

猕猴桃菠萝
优酪乳汁

增强抵抗力

材料

猕猴桃3个，菠萝250克，
原味优酪乳100毫升，冷开水120毫升。

做法

1. 猕猴桃洗净，去皮，切小丁；菠萝去皮，切成
   小块备用。
2. 猕猴桃与菠萝放入果汁机，加入冷开水搅
   打均匀，倒入杯中，加入优酪乳拌匀即可。

为什么猕猴桃可以改善感冒症状？

　　猕猴桃含有丰富的维生素C，具有保
护细胞、增强白细胞活性的作用。当身体
缺乏维生素C时，人很容易受到病菌的伤
害，患感冒的概率会大大提高。在感冒期
间，更是需要补充含有大量维生素C的水
果，可以增强抵抗力，帮助身体复原。

大蒜胡萝卜汁

材料

大蒜1瓣，胡萝卜1根，
甜菜根1个，芹菜1根，
冷开水250毫升。

抑制病毒

做法

1. 大蒜去皮；胡萝卜洗净，去皮，切小块；甜菜根
   洗净，切小块；芹菜洗净，切小段备用。
2. 以上材料放入榨汁机，加冷开水榨成汁，倒入
   杯中即可。

为什么感冒要喝大蒜胡萝卜汁？

　　大蒜胡萝卜汁是一种具有强效抗氧化
功效的混合汁，能够防止病毒感染、净化血
液、提高心脏和循环功能、降低胆固醇。如
果初期感冒能及时饮用1杯本品，可以较好
地抑制感冒病毒。

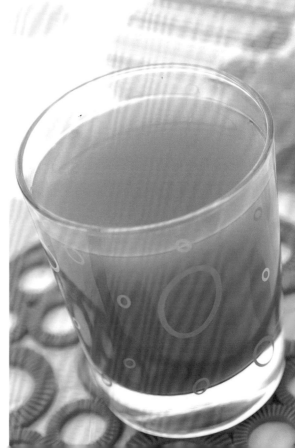

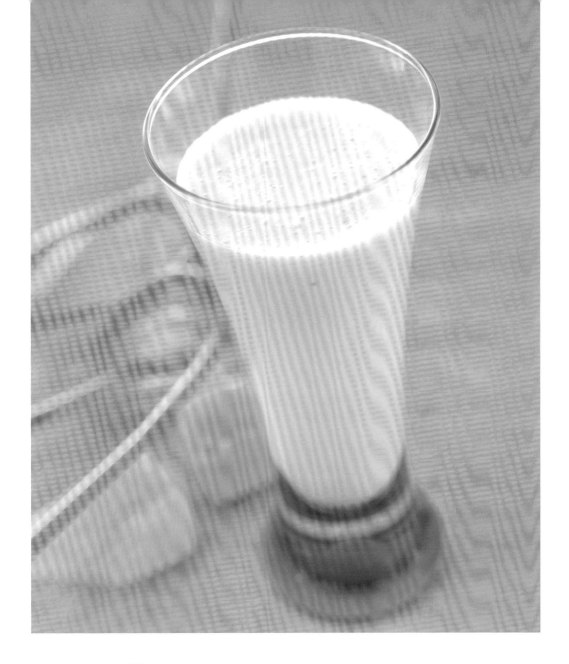

柳橙香蕉优酪乳

材料

柳橙2个,香蕉1根,优酪乳200毫升。

调味料

柠檬汁、蜂蜜各2小匙。

做法

1. 柳橙洗净,去皮,对半切开再切小块,去籽;香蕉去皮,切块备用。
2. 柳橙块和香蕉块一起放入果汁机中,再加入优酪乳打匀成汁,倒入杯中。
3. 杯中加入调味料调匀即可。

为什么柳橙香蕉优酪乳能预防感冒?

香蕉含有羟色胺,能使人放松心情;优酪乳则含有提升免疫力的乳酸菌,柳橙更是美容养颜不可缺少的天然食材。这道蔬果汁富含维生素A、B族维生素、维生素C,有舒缓神经和预防感冒的功效。

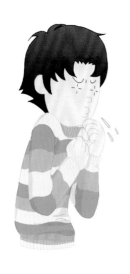

发热咳嗽

主要对症蔬果：水梨、阳桃、葡萄柚

发热咳嗽是感冒的常见症状。发热的形成，最常见的原因是细菌或病毒感染，导致体温不正常上升，通常会持续两三天，约1周内便会逐渐缓解。

咳嗽则要视哪一段呼吸道发炎而定。如为鼻黏膜发炎就会鼻塞、流鼻涕、打喷嚏；当鼻咽分泌物倒流入咽喉时就会引发咳嗽；咽喉部位的黏膜发炎时，会咳嗽、喉咙痒、喉咙痛；当疾病严重，引发气管、支气管及肺部等下呼吸道感染并发症时，则会引起更剧烈的咳嗽症状。

 ## 改善发热咳嗽需补充的营养素

✛ 维生素A

维生素A可以保护呼吸道黏膜，使细菌不易侵害，进而维持呼吸系统健康。感冒时多吃胡萝卜、西红柿、南瓜、芒果等橘黄色的蔬果，或是上海青、菠菜、油菜等深绿色蔬菜，均可以缓解感冒不适。

✛ 维生素C

感冒时，会增加体内维生素C的消耗，因此，可以多补充富含维生素C的水果，像柳橙、猕猴桃、葡萄柚、芒果等。

✛ 锌

锌可以对抗病毒、增强免疫力、缩短感冒时间。当感冒不适时，可以多摄取芝麻、核桃、南瓜子等坚果类食物。

✛ 水

多喝水能帮助有害物质的排出，如果有发热症状，喝水也有降低体温的效果，建议每天至少补充2000毫升的水。

医师的小叮咛

发热咳嗽时，应多喝水及含有维生素C的蔬果汁，勤洗手，不用手摸脸、眼、鼻、口，少去公共场所，以免二次感染。保持充足的睡眠，多休息，饮食以清淡为主。因人体有自然恢复的本能，而大鱼大肉会让身体忙着消化食物，分散对抗细菌的功能。

平常有抽烟习惯的人，感冒期间最好不要抽，以免增加维生素C的消耗，而且抽烟对肺及气管有害，感冒时吸烟会加重呼吸系统的不适。需要注意的是，感冒发热3天以上没有改善者，建议立刻去看医生以免耽误病情。

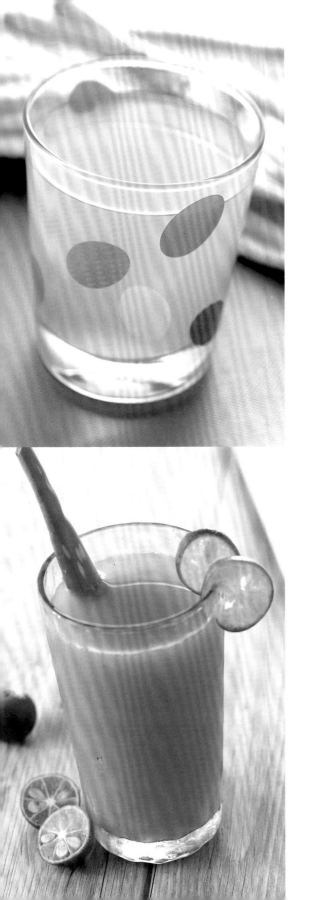

阳桃菠萝汁

材料

阳桃2个，菠萝100克，冷开水200毫升。

清肺化痰

做法

1. 菠萝去皮切块。
2. 阳桃洗净，切块，放入果汁机中，再加入菠萝和冷开水一起打匀成汁，滤除果渣倒入杯中即可。

为什么阳桃菠萝汁可以清肺化痰？

　　阳桃有促消化、滋养机体的保健功能；菠萝具有利尿、解热、解暑、解酒、降血压等功效。阳桃菠萝汁对于高血压、热咳、咽喉肿痛、支气管炎、消化不良、宿醉等症状有很好的食疗效果。

金橘芦荟 小黄瓜汁

缓解咳嗽

材料

金橘6颗，芦荟1片（约5厘米），小黄瓜1根，冷开水120毫升。

做法

1. 小黄瓜洗净切丁；芦荟洗净，削除外层厚皮，切丁；金橘洗净，对切一半，挤汁。
2. 将小黄瓜丁、芦荟丁放入果汁机中，加入金橘汁和冷开水，用高速搅拌打碎成汁，倒入杯中，调匀即可。

为什么金橘芦荟小黄瓜汁可以缓解咳嗽症状？

　　金橘别名金枣，外观很像小一号的橘子，从外皮到果肉皆富含维生素C，有预防感冒、止咳化痰的功效。芦荟和小黄瓜则有清热消肿的作用，搭配金橘打汁饮用，可改善因细菌感染、咽喉肿痛引起的支气管炎和多痰症状，进而缓解咳嗽症状。

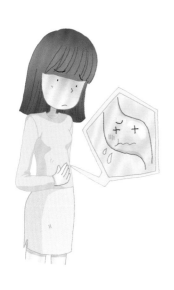

肠胃吸收差

主要对症蔬果：猕猴桃、橘子、菠菜

肠胃道吸收差主要是由不当的饮食习惯和衰老造成，如喜欢吃过冷、过热的食物、吃太多肉及油炸类食物而膳食纤维摄取不足等。不良的饮食习惯或是年龄增长，皆会使身体分泌消化酶的能力逐渐下降，造成食物中的营养素无法被消化，增加胃肠道的负担。

另外，情绪压力扰乱了肠胃的正常运作和功能，进食时吃得太急、没有定时定量等，也是造成胃肠道吸收不良的原因。

促进肠胃吸收需补充的营养素

+ B族维生素

B族维生素参与能量代谢，帮助脂肪、碳水化合物、蛋白质的消化，对肠胃功能不佳者，是很好的营养素选择。想要补充B族维生素，可以将燕麦、牛奶、小麦胚芽、芝麻、核桃、杏仁等和蔬果一起打成汁，即可轻松摄取丰富的营养成分。

+ 锌

长期缺乏矿物质中的锌，容易使肠道绒毛萎缩，造成对营养素的吸收率下降，甚至出现慢性腹泻的情形。因此，适当摄取含锌量丰富的食物很有必要，如植物性食物中的芝麻、核桃及黄豆，均含锌量丰富，是补锌的好来源。

+ 酶

许多天然食物均含丰富的酶，但高温烹调会使食物中的酶受到破坏。其中，又以木瓜和菠萝含蛋白质分解酶，最为人熟知，它可以帮助蛋白质类食物消化、促进营养素吸收。尤其是菠萝蛋白酶，可帮助胃肠道溃疡黏膜的愈合，改善肠胃功能。

医师的小叮咛

建议每天喝1杯蔬果汁，最好选在清晨早餐前饮用，可促进肠胃蠕动，帮助排便；蔬果汁里含有维生素D，也是促进肠胃吸收钙的必要成分。发酵乳也能促进肠道有益菌丛的生长繁殖，增强肠胃吸收能力；多喝优酪乳类的乳酸饮料，也是不错的选择。

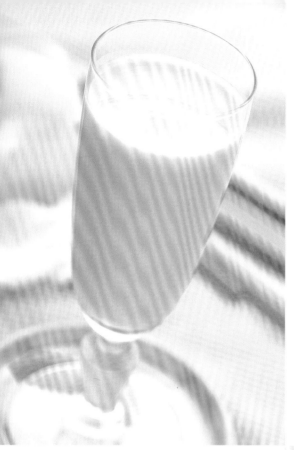

李子酸奶汁

材料
李子2个，优酪乳100毫升，
冷开水30毫升。

整肠健胃

调味料
蜂蜜1小匙。

做法
1. 李子洗净，去皮及核，切块备用。
2. 李子和优酪乳放入果汁机，加冷开水打匀，
   倒入杯中。
3. 加入蜂蜜调匀即可。

为什么李子酸奶汁可以整肠健胃？

　　李子含水量丰富，具生津解渴、利尿
及解酒的功效；它的天然蛋白质能有效消
除疲劳。而优酪乳含有乳酸活菌，可以激活
肠胃道有益菌，帮助肠道正常蠕动。

葡萄柚菠萝汁

材料
葡萄柚2个，菠萝80克，
碎冰50克。

促进消化

调味料
蜂蜜2小匙。

做法
1. 葡萄柚洗净后，对半切开，放入榨汁机榨成
   汁，备用。
2. 菠萝去皮，切块备用。
3. 将葡萄柚汁、菠萝放入果汁机打匀，倒入摇
   杯中，加入碎冰及蜂蜜摇匀即可。

为什么葡萄柚菠萝汁能促进消化？

　　葡萄柚能刺激肠胃蠕动，而菠萝中的
蛋白水解酶，能促进蛋白质类食物的消化
与吸收。这道葡萄柚菠萝汁对消化系统有
很大帮助。

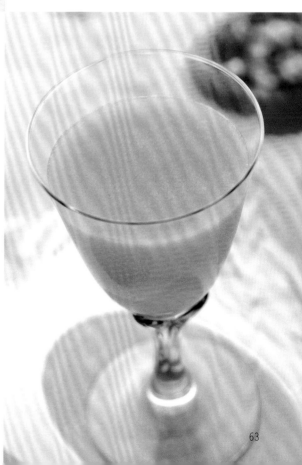

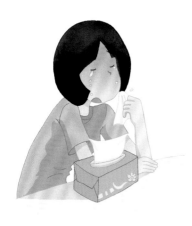

抑郁症

主要对症蔬果：橘子、柠檬、猕猴桃

抑郁症是现代人很常见的疾病。但往往因为疏忽，或一般人将其误与"精神病"相提并论，而不敢承认，错失及早治愈的良机。

一般人的负面情绪在数日即可获得改善，如果郁闷低落的情绪持续两周以上，或是对日常生活中的各种活动都失去了兴趣，并且出现暴饮暴食、失眠、脾气暴躁、精神不济、不认同自己、注意力不集中或自杀念头，就该寻找专业医师诊断。

 ## 对抗抑郁症需补充的营养素

+ B族维生素

研究证实，B族维生素和抑郁症具有相关性，中老年妇女如缺乏维生素 B_{12}，患重度抑郁症的概率会增加。

+ 维生素C

研究显示，人如果长期处于抑郁状态，身体对 B 族维生素及维生素C的需求量也会增加，感觉抑郁时可以多摄取，如猕猴桃、番石榴及柑橘类水果，都是这些营养素的很好来源。

+ 维生素E

抑郁症患者血中维生素 E 的浓度较低，导致体内的抗氧化防卫能力下降，适当补充维生素E，有助于增强患者体内的抗氧化能力。芝麻、核桃及小麦胚芽、麦片等都是维生素E含量丰富的食物，可多加食用。

医师的小叮咛

治疗抑郁症除了服用药物之外，饮食方面也很重要，应该在均衡饮食的基础下，适量补充抗抑郁营养素来改善症状，如绿色蔬菜、柑橘类水果、牛奶、坚果类都富含B族维生素、维生素C及维生素E，是上佳的抗郁营养素。

此外，适量摄取单糖类食物如糖果，也可使人放松心情；含有多糖类的食物如奶类、香蕉等，则可使大脑感觉安宁。

柠檬优酪乳汁

材料
柠檬1个，优酪乳150毫升，
碎冰适量。

对抗抑郁

调味料
蜂蜜1小匙。

做法
1. 柠檬洗净，对半切开，榨成汁备用。
2. 除碎冰外的所有材料放入摇杯中，加入蜂蜜摇匀，倒入杯中，加入碎冰即可。

为什么喝柠檬优酪乳汁可以对抗抑郁？

　　柠檬含有大量的维生素C，可以增强机体对优酪乳中钙的吸收。这两者都是抗郁的重要营养素，适量补充可以达到放松紧张情绪的效果。情绪低落时，喝1杯柠檬优酪乳汁，可以让心情好起来。

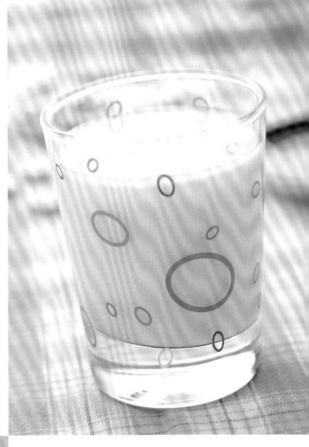

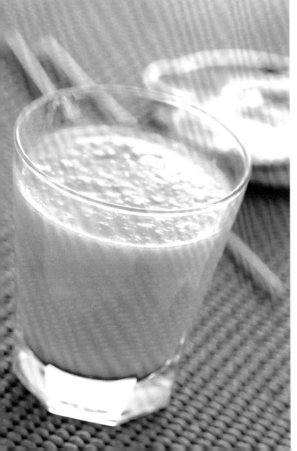

橘子芒果汁

材料
橘子1个，芒果1个，
碎冰50克。

提振精神

调味料
蜂蜜1小匙。

做法
1. 橘子去皮，剥块备用。
2. 芒果洗净，去皮及核，切块备用。
3. 将橘子、芒果放入果汁机中，加入碎冰一起打匀，倒入杯中。
4. 杯中加入蜂蜜调匀即可。

为什么橘子芒果汁可以提振精神？

　　橘子含有精油成分，能刺激人体发汗，达到提振精神、加速代谢循环的作用；再加上含有丰富维生素A和维生素C的芒果，更有醒酒、消除疲劳的功效。两种食材加在一起，可有效达到提振精神的效果，不妨一试！

消化不良

主要对症蔬果：菠萝、木瓜、猕猴桃

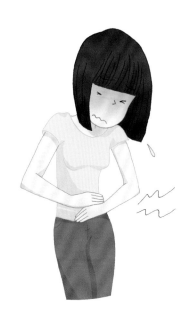

　　先了解消化的过程，然后就可以知道为什么会出现消化不良。消化系统从口腔开始，经过喉咙、食管、胃、小肠、大肠到肛门，约9米长；消化后的食物主要靠小肠吸收，最后在大肠被微生物分解，废物由大肠排出。整个消化的过程在正常情形下大概要12个小时，可提供身体所需及赖以生存的能量与营养。

　　消化不良主要是由饮食习惯偏差、暴饮暴食、三餐不定时定量、喜欢吃生冷食物、情绪不稳等，加上消化系统出问题，使肠胃运作失常而导致。

改善消化不良需补充的食物

＋ 含乳酸菌的食物

　　当消化酶分泌不够时，会造成消化不良，可以适量补充乳酸菌、优酪乳、养乐多、可尔必思等富含乳酸菌的食物。当大量的乳酸菌进入肠道后，会分泌乳酸，使肠道pH值降低，抑制坏菌生长，促进好菌生长，进而调整肠道健康。

＋ 蔬菜、水果

　　蔬菜、水果含有丰富的膳食纤维，一方面有助肠胃蠕动，另一方面，部分水果中含有能帮助食物消化的酶，像菠萝、木瓜等都有蛋白质分解酶，有健胃整肠、帮助消化的效果，可改善消化不良症状。

医师的小叮咛

　　要预防消化不良，应避免暴饮暴食，且尽量养成三餐定时定量的习惯，以助肠胃在正常时间分泌适量的消化液。此外，补充乳酸菌，除可帮助消化外，还能促进肠胃蠕动，是不错的选择。

　　另外，避免烟、酒、咖啡、浓茶、辛辣等刺激性食物及不必要的调味料，减少对豆类及容易胀气的食物的摄取；巧克力、糯米等含油量高，也是不易消化的食物。

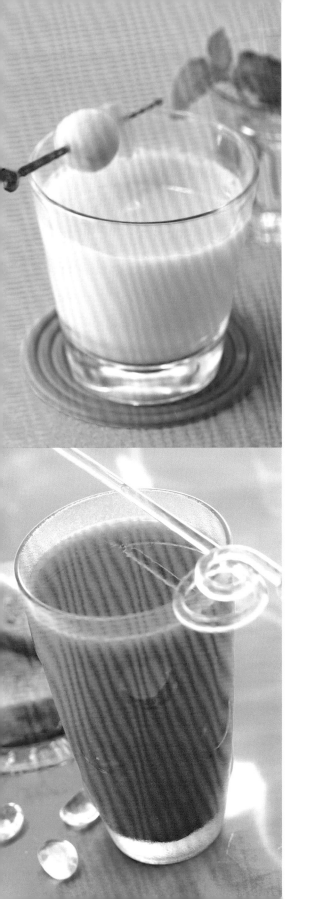

哈密瓜优酪乳

材料

哈密瓜1/2个,优酪乳250毫升 鲜奶200毫升,冰块1杯。

帮助消化

做法

1. 哈密瓜洗净,去皮和籽,切丁备用。
2. 将哈密瓜、优酪乳及鲜奶放入果汁机,搅打均匀,倒入杯中,放入冰块即可。

为什么哈密瓜优酪乳可以帮助消化?

　　哈密瓜含胡萝卜素、B族维生素、维生素C、膳食纤维及多种矿物质。它的食用功效与香瓜差不多,可排除体内的毒素,搭配优酪乳不但营养加倍,更能有效帮助消化,不过打汁之后较为浓稠,加冰块饮用口感较佳。最好在半小时内喝完,以维持鲜度。

西瓜菠萝汁

材料

西瓜100克,菠萝80克, 冷开水30毫升。

改善消化不良

调味料

柠檬汁1小匙,蜂蜜1大匙。

做法

1. 西瓜去皮及籽,切块;菠萝去皮,切块备用。
2. 将西瓜块、菠萝块放入果汁机中,加入冷开水打匀成汁,滤渣,倒入杯中。
3. 杯中加入调味料调匀即可。

为什么西瓜菠萝汁能改善消化不良?

　　西瓜含有充沛的水分,可快速消暑解渴,并且含有许多钾,具有利尿降火的作用,能降低体温,让人觉得清爽;菠萝汁液丰富,膳食纤维含量多,能促进肠胃蠕动。西瓜菠萝汁是很好的消暑佳品,能改善消化不良症状。

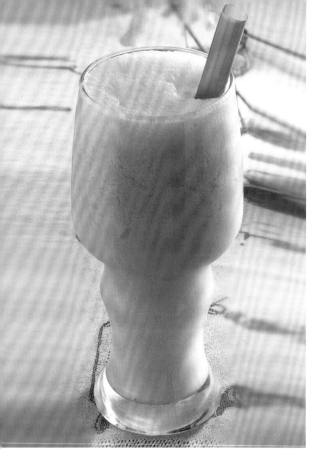

养乐多双梨汁

材料

梨2个，菠萝1/4个，
养乐多1瓶，冷开水100毫升。

> 促进肠胃蠕动

做法

1. 梨去皮，去核，切小丁；菠萝去皮，洗净，切小丁。
2. 梨和菠萝放入果汁机中，加入养乐多和冷开水打均匀，再倒入杯中即可。

为什么养乐多双梨汁可促进肠胃蠕动？

　　梨有生津润燥、清热化痰的功效；菠萝的水溶性纤维能有效降低胆固醇，对高血压、心脏病和肝病患者的新陈代谢有良好的辅助疗效。加入养乐多打成的蔬果汁具有止渴、预防心血管疾病和促进肠胃蠕动的功效。

猕猴桃酸奶

材料

猕猴桃2个，酸奶60毫升，
冷开水100毫升。

> 清理肠胃

做法

1. 猕猴桃洗净，去皮，切块备用。
2. 所有材料放入果汁机中，打匀成汁，倒入杯中即可。

为什么喝猕猴桃酸奶能够清理肠胃？

　　猕猴桃具有美白肌肤、预防感冒及便秘的功效。酸奶内含有乳酸菌和可以清理肠胃的益菌，有整肠健胃的功效，有益健康，加上酸酸甜甜的口味，因此可做成冰品。

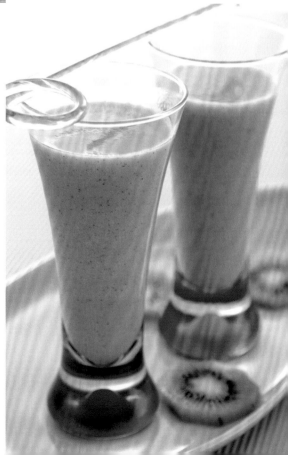

火龙果菠萝汁

材料
红心火龙果1个，菠萝2片，
小冰块适量，冷开水50毫升。

调味料
冰糖1大匙。

做法
1. 红心火龙果和菠萝均洗净，
   去皮，切块，备用。
2. 处理好的材料放入榨汁机
   中，加冷开水和冰块打匀，
   倒入杯中，加冰糖拌匀即可。

饮用火龙果菠萝汁为何有助消化？

　　火龙果含丰富的维生素C
和膳食纤维，不仅有美白养
颜、消暑退火的功效，而且因
膳食纤维能够促肠蠕动，进而
达到整肠健胃的功效；搭配菠
萝所含的蛋白酶和消化酶作
用，更有生津止渴、帮助消化
的功效。

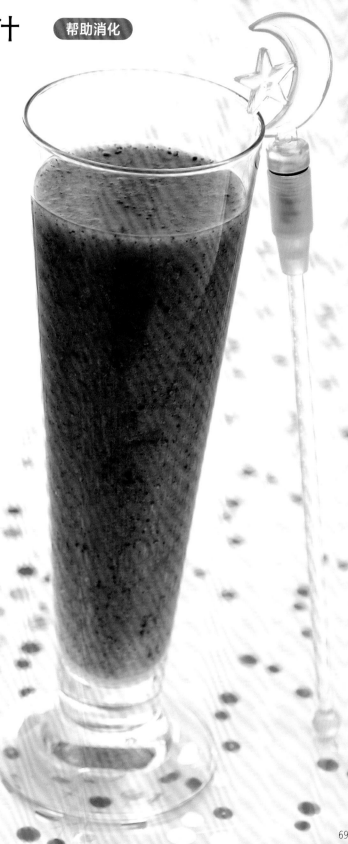

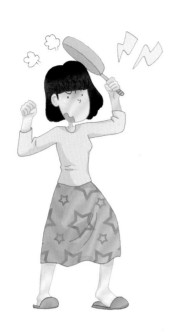

火气大

主要对症蔬果：西瓜、菠萝、西红柿

火气大常见的原因为饮水过少、食物过咸或过干、紧张焦虑、失眠、熬夜、便秘及机体衰老等引起口干舌燥、肝火旺盛等。但也有可能是身体其他疾病所表现出的症状，如糖尿病、身体免疫性疾病等，需找出背后可能的致病因素，对症下药。

以中医观点来看，口干舌燥即火气大，身体容易上火发炎，需要降火、抗发炎才能改善症状。

 ## 消除口干舌燥需补充的营养素

+) 维生素B$_2$

如果常常出现嘴角破、口干的现象，可能和缺乏维生素 B$_2$ 有关。维生素 B$_2$ 可促进细胞的再生、消除口角炎及舌炎。因此，平日应以富含 B 族维生素的全谷类食物为主食，且宜多吃富含维生素 B$_2$ 的食物，如牛奶、燕麦、绿色蔬菜及乳制品、肉类等。

+) 抗氧化营养素

抗氧化营养素可以保护身体免受自由基伤害，达到抗发炎的功效。其中，胡萝卜和南瓜等能提供维生素 A；甜椒、猕猴桃、番石榴等富含维生素 C；西红柿则有茄红素；芝麻及杏仁等则含有丰富的维生素 E，都是可多吃的食物。

+) 多酚类

多酚类能够抑制发炎反应的植物性化学物质，常见于草莓、蓝莓及蔓越莓中，这些水果也同时含有抗氧化营养素——花青素。

医师的小叮咛

渴是自我保护的一种信号，身体内脏腑的运作、气血的运行、废物的代谢都需要依赖水分，所以如果缺水，会对生命机体造成危害。

饮食方面要清淡，可以常食偏酸的苹果、葡萄、柚子、柑橘、柠檬、菠萝等，能刺激唾液分泌助消化，以减少口干带来的不适。此外，摄取足够的水分也很重要，每天至少8大杯水，也可以防止上火。

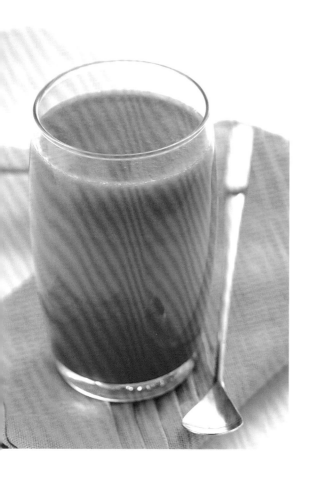

胡萝卜芹菜苹果汁

材料

胡萝卜1根，芹菜50克，苹果1个，冷开水250毫升，冰块适量。

做法

1. 胡萝卜去皮，洗净，切成长条；芹菜洗净，切小段；苹果去皮及核，切小块。
2. 将处理好的材料放入榨汁机，加入冷开水榨成汁，倒入杯中，加入冰块调匀即可。

为什么胡萝卜芹菜苹果汁可以有效止渴？

芹菜可缓解头痛及焦躁情绪；胡萝卜能消除眼睛疲劳，增加身体抵抗力；苹果可以促进肠胃蠕动；同时吃胡萝卜、芹菜、苹果可提供维生素A、维生素C，增强抵抗力，缓解火气大所引起的不适。

阳桃柳橙汁

材料

阳桃2个，柳橙1个。

调味料

柠檬汁、蜂蜜各1小匙，冰糖2大匙。

做法

1. 阳桃洗净，切块，放入锅中，加半锅水煮沸，转小火熬煮40分钟，放入冰糖调匀，待凉备用；柳橙洗净，榨汁，备用。
2. 阳桃水倒入杯中，加入柳橙汁和其余调味料一起调匀即可。

为什么阳桃柳橙汁能生津润喉？

阳桃可促进消化，有助于生津、止渴、润肺、利尿；柳橙果肉可滋润健胃，丰富的膳食纤维，能促进消化、改善便秘。这道阳桃柳橙汁，有助于舒缓心理压力，达到生津止咳、顺气润喉的功效。

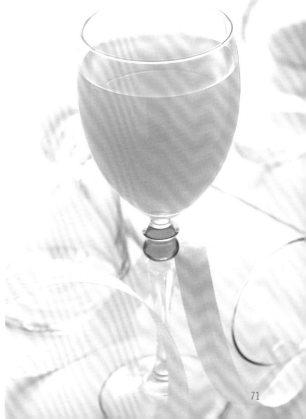

小黄瓜水梨汁

材料

小黄瓜2根，梨1个，
冷开水少量。

清热降火

调味料

蜂蜜、柠檬汁各1小匙。

做法

1. 小黄瓜洗净，切块；梨洗净，去皮及核，切小块备用。
2. 所有材料一起放入榨汁机中打匀，最后加入蜂蜜和柠檬汁调匀即可。

为什么小黄瓜水梨汁能清热降火?

　　水梨具有消除疲劳的功效，可加速酒精代谢；小黄瓜含水量丰富，具有利尿作用，可将分解的酒精迅速排出体外，减少宿醉症状，清爽的口感还有清热降火效用。

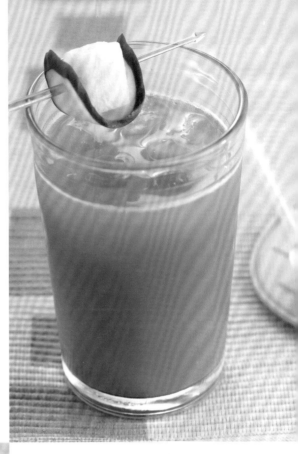

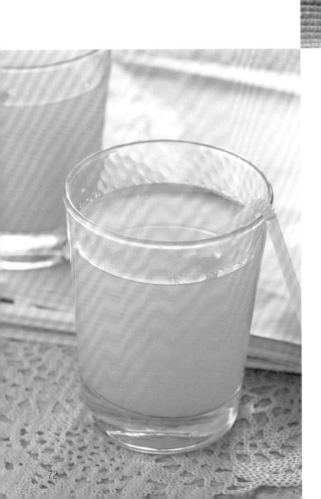

苹果柳橙苦瓜汁

材料

苹果1个，柳橙1个，
冰块、冷开水各适量，
苦瓜1/8个。

解燥止渴

调味料

蜂蜜1小匙。

做法

1. 苹果、柳橙均洗净，去皮，切小丁；苦瓜洗净，去籽，切块备用。
2. 除冰块外的全部材料放入果汁机，搅打均匀，去渣后倒入杯中，加入蜂蜜和冰块即可。

为什么苹果柳橙苦瓜汁能够解燥止渴?

　　苦瓜含有维生素C及多种矿物质，具有清热降火、利尿消肿的功效；加入柳橙和苹果打汁，更具有解燥止渴的效果。

哈密瓜菠萝汁

材料

哈密瓜200克，菠萝100克，冷开水30毫升。

调味料

蜂蜜1大匙。

做法

1. 哈密瓜洗净，对半切开，去皮及籽，切小块；菠萝去皮，切小块备用。
2. 所有材料一起放入果汁机中打匀成汁，滤渣后，再倒入杯中。
3. 杯中加入蜂蜜调匀即可。

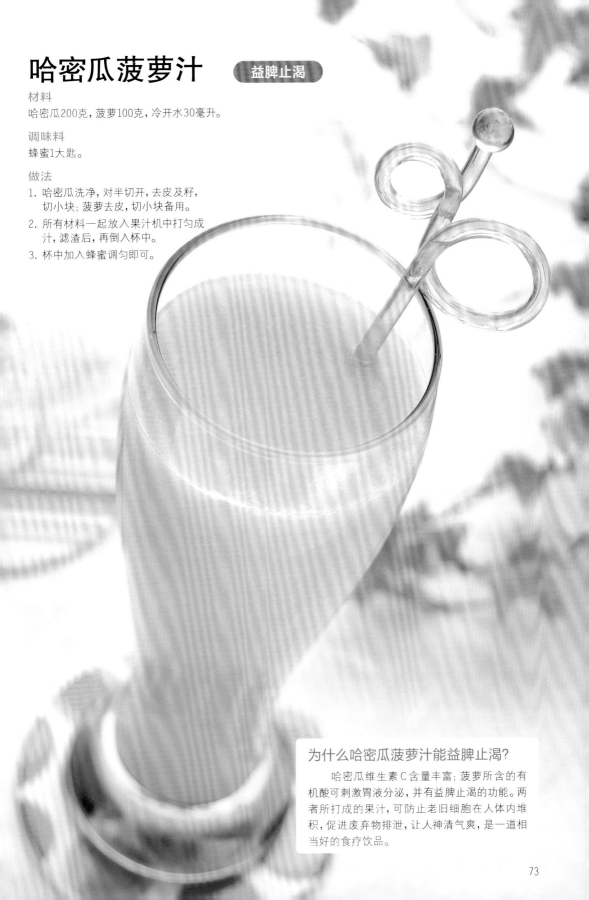

为什么哈密瓜菠萝汁能益脾止渴？

　　哈密瓜维生素C含量丰富；菠萝所含的有机酸可刺激胃液分泌，并有益脾止渴的功能。两者所打成的果汁，可防止老旧细胞在人体内堆积，促进废弃物排泄，让人神清气爽，是一道相当好的食疗饮品。

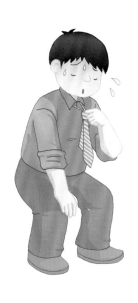

中暑

主要对症蔬果：柳橙、香蕉、苦瓜

正常情况，人在酷热环境下，体温上升时，身体会借增加排汗及呼吸次数来散热，以降低体温。不过，当环境的温度过高时，体温上升过快，神经中枢失去调节体温的能力，产热与散热失序，再加上水分的补充不够，体内电解质失去平衡，便会产生中暑的症状。

若体温继续上升而又未能及时散热，可能会出现全身痉挛或昏迷的现象，这就是中暑重症。此时须立即替患者降温并进行急救，以免发生生命危险。

 预防中暑需补充的营养素

⊕ 维生素C

维生素 C 可参与身体的氧化还原反应，提高对暑热的耐受力。可以选择比较消暑的蔬菜和水果，如苦瓜、菠萝、柳橙及葡萄柚等。

⊕ 钾

钾可以维持体内水分的平衡、调节电解质平衡、维持血压稳定，避免脱水引起的身体不适。五谷类、香蕉、瘦肉等食材的钾含量都很丰富，建议多摄取。

⊕ 水

水具有调节体温、维持身体正常循环及排泄、维持电解质平衡等作用；正常人1天喝水量为2000毫升，建议夏天喝2500～3000毫升，或依照排汗量来调节水分摄取，以补充身体流失的水分，防止脱水。

医师的小叮咛

长时间在高热的环境中，或闷热的室内，很容易中暑。当出现头痛、头晕、口渴、多汗、四肢无力发酸、注意力不集中及动作不协调等症状，就很可能是中暑了。

中暑时，要将患者移到阴凉的地方，将其双脚提高，以增加脑部的血液供应，替患者除去外衣及其他束缚物，用湿冷毛巾擦拭身体，以降低体温。若患者清醒，可补充水分和盐分，短时间内即可恢复。

还有一种民俗疗法"刮痧"。它主要是透过经络的传导作用，促进血液、淋巴液的循环功能，加快输送氧分给肌肉和末梢神经，促进全身的代谢功能。

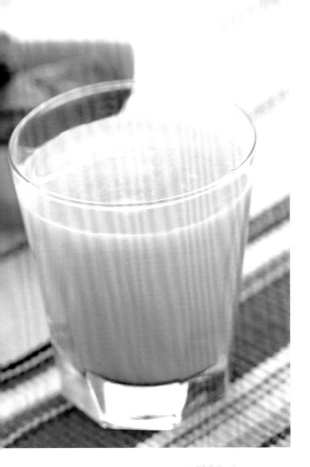

苹果苦瓜鲜奶汁

材料
苹果1个，苦瓜1/2个，
鲜奶100毫升，菠萝汁30毫升。

消暑退火

调味料
蜂蜜、柠檬汁各1大匙。

做法
1. 苹果洗净，去皮，去核，并切成块；苦瓜洗净，去籽，切块备用。
2. 将所有材料放入果汁机中打匀，滤渣、倒入杯中。
3. 加入调味料调匀即可。

为什么苹果苦瓜鲜奶汁能消暑退火？

　　苦瓜本身即具有清凉、降火的功效，而且还有被誉为"脂肪杀手"的苦瓜素（RPA）成分在内。其中添加的菠萝汁，可以促进代谢，还有解热、退火、消除水肿及增进食欲的功效。两者合一，当然是上佳消暑蔬果汁。

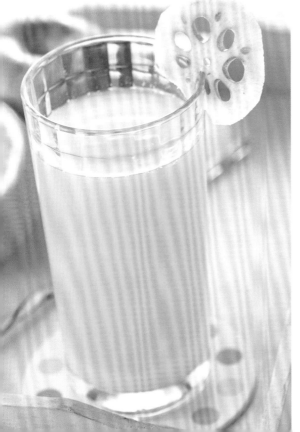

莲藕柳橙苹果汁

材料
莲藕1/3条，柳橙1个，
苹果1/2个，冷开水30毫升。

预防中暑

调味料
蜂蜜1小匙。

做法
1. 苹果洗净，去皮，去核；柳橙洗净，均对半切开，切小块；莲藕洗净，去皮，切小块备用。
2. 将所有材料放入果汁机中打匀成汁，滤过渣，再倒入杯中。
3. 杯中加入蜂蜜调匀即可。

为什么莲藕柳橙苹果汁可以预防中暑？

　　莲藕中钾的含量丰富，对高血压具有改善作用，且自古即用来补血与止血，被视为药用植物。每100克莲藕的维生素C含量，足以媲美1个柠檬，与同样富含维生素C的柳橙搭配，可以消暑解热、预防中暑。

口臭

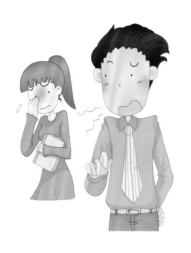

主要对症蔬果：百香果、菠萝、金橘

口臭是一种"慢性"症状，在早上起床时最为明显。引起口臭的主要原因，是口腔卫生欠佳、积累的牙结石导致牙周病、唾液不足引起口腔异味等。因为唾液有清洁口腔的功效，唾液分泌不足，口腔内的废弃物质便会聚积在舌头、牙龈及面颊中产生口臭。

另外，吸烟、进食味道浓烈的食品，都会引起暂时性的口臭。鼻窦炎或肝炎等慢性病，有时也会引起口臭。

消除口臭需多吃的食物

➕ 薄荷、酸梅

口臭一般可借由多吃薄荷、梅子等以促进唾液分泌，进而缓解臭味。

➕ 绿茶、红茶

绿茶中的儿茶素有除口臭的效用，而红茶中的茶黄质也可以发挥除臭的功效。不过，红茶必须喝到绿茶的2倍，在较高浓度的情况下，才能消除恼人的口臭。

➕ 水果

在食用味道重的食物或是饱餐过后，可以喝1杯蔬果汁或是吃1份水果；因为水果的芳香气息，可以改善口腔的气味。

➕ 淡竹叶、薰衣草茶

倦怠、疲劳、晚睡引起的虚火型口臭，可饮用淡竹叶、薰衣草茶；因这两种茶有消心火、芳香健胃、去口臭的效果。

医师的小叮咛

除了牙齿的问题外，有些食物也会造成口臭，如带挥发油性质的大蒜、洋葱、青椒、葱、姜、辣椒等；喜欢吃油炸的肉类较容易上火；吃得过饱造成胃肠负担大，影响消化功能，引起急、慢性肠胃炎，这都是引起口臭的原因；有抽烟、喝酒习惯的人容易上火，影响肠胃蠕动及肝功能，也容易出现口臭。

百香果菠萝汁

材料
百香果1个，菠萝汁1大匙，
养乐多1瓶。

口气清新

调味料
蜂蜜、柠檬汁各1大匙。

做法
1. 百香果洗净，对半切开，挖出果肉。
2. 所有材料及调味料放入摇杯中摇匀，倒入杯中即可。

为什么百香果菠萝汁能让口气清新？

　　百香果的特有香气浓郁而持久；菠萝富含维生素C，具有保护细胞的功效；养乐多是对人体有益的乳酸菌。百香果结合菠萝的清香做出来的百香果菠萝汁，可让人口气清新，香味持久。

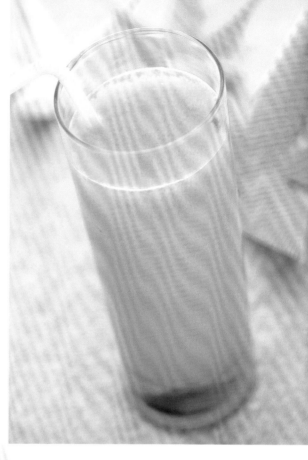

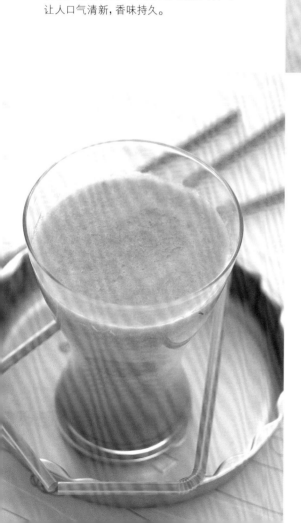

金橘橘子汁

材料
橘子1个，金橘5颗，碎冰1杯。

预防口臭

调味料
蜂蜜2小匙，柠檬汁1大匙。

做法
1. 橘子剥去外皮，剥块去籽，放入果汁机中打匀，倒出备用。
2. 金橘洗净，对半切开，榨成汁备用。
3. 所有材料放入摇杯中，加入调味料摇匀，倒入杯中即可。

为什么金橘橘子汁可以预防口臭？

　　金橘与橘子都含有精油成分，能刺激人体排汗，达到提振精神、加速代谢的作用，加上丰富的维生素C，具有降火退燥的功效，可有效预防口臭。

打嗝

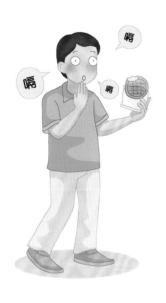

主要对症蔬果: 青木瓜、山药、秋葵

打嗝是由于胸腔与腹腔之间的横膈膜受到刺激，横膈肌不由自主地收缩，同时吸气期声门关闭，空气瞬间经过两侧声带骤然收缩的间隙，因而发出一种间断而短促的声音。

打嗝原因有两种：一种是非器质性的原因，通常发生在吃饱饭后持续几分钟，有可能是吃得太急、太饱，或是吃到刺激性食物所造成，或是吃东西时吞进太多的气体造成，大多数是短暂发作，可以自行缓解。另一种是器质性的原因，可能因某些疾病或手术所引起，通常会持续较久或反复发作，需由医师小心评估诊治。

 改善打嗝需多吃的食物

+ 山药

山药具有改善消化道、增强体质等功效，既是食物也是药物，可以改善消化不良症状。

+ 青木瓜

青木瓜含有的蛋白质，很容易被胃液和胰液消化，而且青木瓜所含的木瓜蛋白酶，对人体的消化机能有非常大的助益。其中以未成熟的青木瓜流出的汁液中所含的酶，营养价值最高。

+ 秋葵

秋葵可促进胃液分泌，提高食欲，改善消化不良等症状。

+ 陈皮

陈皮含挥发油，对消化道有轻微刺激作用，能促进胃肠蠕动，是中医常用来健胃的药材。

医师的小叮咛

大多数的打嗝都属非器质性原因，打嗝时可以尝试多喝水，憋气至无法忍受，并反复做3~5次，可获得明显改善。此外，突然被人大吼、拍背，或拿1个塑料袋套住口呼吸，以增加二氧化碳的浓度，调节神经系统，也可抑制打嗝。

此外，打嗝时弯身喝水、吃饭时不说话、咀嚼并吞咽干面包、吸吮碎冰块等均可改善打嗝症状。放慢进食的速度，吃8分饱或是少量多餐，适度运动，可以帮助肠胃蠕动、消除胀气。若是肠胀气，建议少吃甜食、发酵食物及豆类、圆白菜、西蓝花、洋葱、牛奶等产气食物。

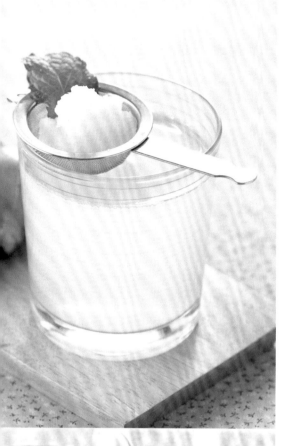

白萝卜姜汁

材料
白萝卜1/2根，姜30克。

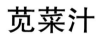
缓解打嗝

调味料
蜂蜜1大匙。

做法
1. 白萝卜与姜洗净，去皮磨碎，用纱布过滤汁液。
2. 倒入杯中，加入蜂蜜拌匀即可。

为什么白萝卜姜汁可以缓解打嗝?

民间有一句话说"冬吃萝卜夏吃姜，不劳医生开药方"。从营养学的角度来看，白萝卜含有大量维生素C与膳食纤维，白萝卜姜汁具有开胃、助消化的功效，可以改善打嗝症状。

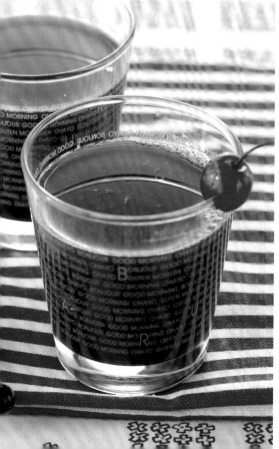

苋菜汁

减轻打嗝

材料
苋菜200克，冷开水少许。

做法
1. 苋菜洗净，切段备用。
2. 苋菜加冷开水放入果汁机，打匀成汁，再用纱布过滤汁液，倒入杯中即可。

为什么苋菜汁可以减轻打嗝症状?

苋菜含有丰富的钙、磷、铁、胡萝卜素、维生素B₁、维生素B₂、维生素C，能清热、凉血。

苋菜含铁量是菠菜的1倍，含钙量则是菠菜的2倍，所含钙、铁进入人体后，很容易被吸收和利用，对小儿发育和骨折愈合有促进作用。苋菜汁具有行气散血、解毒、改善反胃与打嗝的功效。

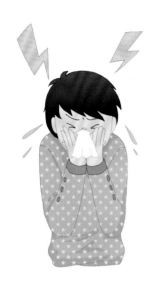

抵抗力差

主要对症蔬果：甜椒、西蓝花、菠菜

一群人处在同样的环境中，抵抗力却各有不同，抵抗力差的，最容易受到疾病的侵袭。

年龄、体质和习惯是影响抵抗力的3个因素，其中以年龄最为重要。随着年龄的增加，人体的免疫系统会逐渐衰退。此外，营养不均衡、生活作息不规律、过度劳累及压力等，都会影响免疫系统的功能。

 增强抵抗力需补充的营养素

➕ 抗氧化营养素

抗氧化营养素有维生素 A、维生素 C 及维生素 E，它们都是提升免疫力的必备营养素。维生素 A 可增进免疫细胞的活力，提高免疫细胞的数量；维生素 C 能激发身体抗体，增强抵抗力，增强机体对感染的耐受力；维生素 E 能增加抗体，增强免疫细胞的作用，减少空气污染对肺的伤害。

十字花科蔬菜如西蓝花、菜花、大白菜、圆白菜等，含有丰富的植物抗氧化剂，可以增强身体的抵抗力。

➕ B族维生素

B 族维生素可增强免疫系统，促进新陈代谢，缺乏 B 族维生素则会使免疫系统退化。

➕ 锌

锌可增强抵抗力及帮助伤口愈合，其中以海产类中的锌含量最为丰富，但核桃、芝麻、南瓜子等坚果类中锌含量也不少，可加在蔬果汁中做配料。

➕ 适量的蛋白质

蛋白质是构成身体组织的主要成分，摄取足够身体就有基本的防御能力。

医师的小叮咛

多吃新鲜蔬菜和水果，减少对高油脂食物的摄取，充分摄取蛋白质食物，才可以增强身体对病菌的抵抗力。每天应摄取4份（约200克）的肉、鱼、豆、蛋类，2杯（约500毫升）低脂牛奶，至少吃4~5种含类胡萝卜素的深黄、深绿色蔬菜，2~3份富含维生素C的水果，以及富含维生素E的坚果类食物。

炒菜时，可适当运用大蒜，因大蒜的硫化物可以刺激免疫细胞的增生；还可使用一些香料，如姜黄、小茴香、丁香等，以对抗有害病菌。

葡萄柚柳橙汁

材料

红肉葡萄柚1个，
柳橙1/2个。

增强抵抗力

做法

1. 红肉葡萄柚洗净，剖半备用。

2. 柳橙洗净，剖半备用。

3. 将柳橙和红肉葡萄柚放入榨汁器中榨汁，倒入杯中即可。

为什么葡萄柚柳橙汁能增强抵抗力？

　　葡萄柚含有丰富的维生素C和柠檬酸，可维持红细胞的浓度，帮助伤口愈合及促进铁质的吸收；柳橙可以祛痰降火气，具生津止渴、解酒的功效，搭配葡萄柚所含的果胶，除了能降低胆固醇外，还有增强抵抗力的作用。

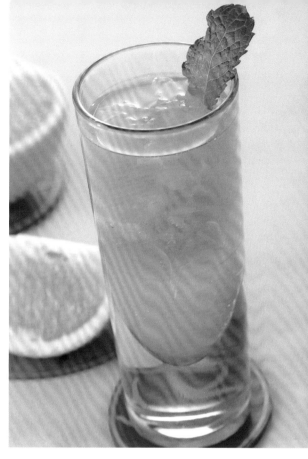

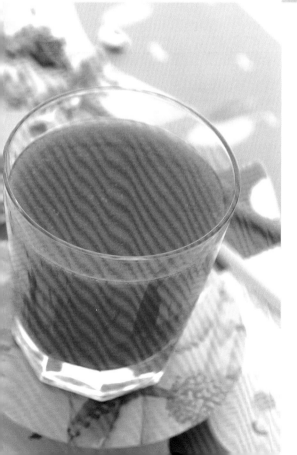

红黄甜椒汁

材料

红甜椒、黄甜椒各1/2个，
冷开水120毫升。

增强抵抗力

做法

1. 红甜椒、黄甜椒洗净，剖半，去籽，切成长条状，备用。

2. 将红、黄甜椒放入榨汁机，加冷开水打成汁，倒入杯中即可。

为什么红黄甜椒汁能增强抵抗力？

　　甜椒又叫彩椒，含有丰富的维生素C，不但可以预防感冒，对促进血液循环也很有帮助；另外，还有含量丰富的胡萝卜素、维生素A等，除了可以增强抵抗力，也可预防牙龈出血和癌症的发生。

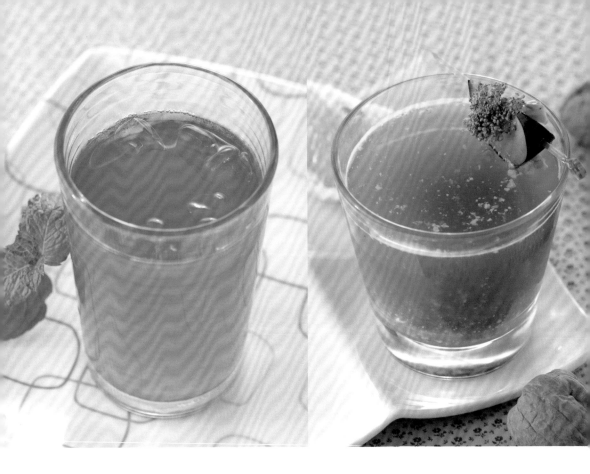

菠菜汁

材料

菠菜300克,冷开水100毫升,碎冰1/2杯。

做法

1. 菠菜叶洗净,放入榨汁机加冷开水打成汁,滤渣备用。
2. 碎冰放入杯中,再倒入菠菜汁,并以搅拌棒拌匀即可。

为什么菠菜汁可以强身健体?

　　每个人体内有许多细微病毒,一旦疲倦或体力衰弱时,抵抗力容易变差,令病毒有机可乘;因此平日要养成良好的饮食习惯,多摄取均衡的营养,提高身体免疫力。

　　菠菜含大量维生素A、钙及铁,可增强抵抗力、改善肤质、调理贫血及感冒。特别是维生素C有助于伤口愈合,使血管坚韧,达到强身健体的功效。

西蓝花养生汁

材料

西蓝花100克,鳄梨70克,核桃10克,养乐多1/2杯。

调味料

柠檬汁、蜂蜜各少许。

做法

1. 西蓝花去梗,切成小朵,洗净备用。
2. 鳄梨去皮,去籽,切成小块,淋上柠檬汁拌匀。
3. 核桃切碎,放入榨汁机中,加入西蓝花、鳄梨榨成汁,倒入杯中加入蜂蜜、养乐多调匀即可。

为什么西蓝花养生汁能增强体力?

　　西蓝花又称青花菜,所含维生素C特别丰富,可有效预防癌症;养乐多中的乳酸菌和鳄梨中的膳食纤维,合起来有助预防癌症,还有增强体力与提升免疫力的效果。

紫甘蓝红橘汁

材料

促进健康

紫甘蓝100克,胡萝卜1/3根,
芹菜1根,橘子1个,冷开水1杯。

调味料

蜂蜜、柠檬汁各1小匙。

做法

1. 紫甘蓝和芹菜洗净,切小块;胡萝卜洗
   净,去皮;橘子去皮,去籽,剥瓣备用。
2. 所有材料放入榨汁机,搅打均匀,倒入杯
   中,加入调味料调匀即可。

为什么紫甘蓝红橘汁能促进健康?

紫甘蓝可以改善胃溃疡、消化不良及高
血压症状,是蔬果汁的上佳材料;胡萝卜所含
的胡萝卜素能提升视力及免疫力。常喝紫甘蓝
综合果汁,能增强抵抗力、促进身体健康。

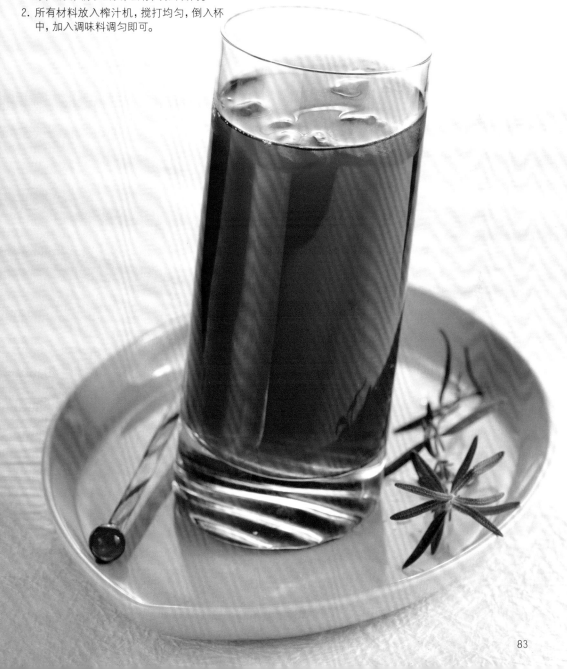

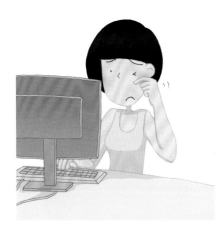

眼睛酸涩

主要对症蔬果：胡萝卜、油菜、菠菜

眼睛酸涩是很常见的眼部疾病，尤其对电脑族、夜猫族，以及老年人来说，几乎是很难避免的。引起眼睛酸涩的原因很多，如长时间阅读或使用电脑眼睛过度使用，再加上睡眠不足，就很容易导致眼睛酸涩。

另外，眼睛发炎、慢性青光眼、干眼症患者也都容易出现这样的情况。

改善眼睛酸涩需补充的营养素

+ 维生素A

蔬菜和水果中含有丰富的 $\beta-$ 胡萝卜素，是维生素A的主要活性成分"视黄醛"，也是视觉色素"视紫质"的主要组合成分，因此维生素A与视力有密切关系。视紫质负责执行在微弱灯光下的视觉反应，当维生素A摄取不足时，眼睛在黑暗地方的视觉感应会较差。

平日应该多摄取富含 $\beta-$ 胡萝卜素的蔬果，如橘色系的胡萝卜、木瓜、杏桃干、芒果、西红柿；绿色系的红薯叶、油菜、菠菜等。

另外，维生素A是脂溶性的维生素，经过油炒烹调后，更加有利于人体的吸收。因此，像西红柿、菠菜、油菜等食材比较适合用油炒的方式烹调。

+ B族维生素

B族维生素与神经病变有关，缺乏时易造成视神经病变，眼睛容易畏光、视力模糊、流泪等。当眼睛不舒适时，可多摄取坚果类及牛奶等乳制品，就可获得丰富的B族维生素。

+ DHA

DHA可通过血液视网膜屏障，使视网膜细胞柔软，进而刺激感光细胞，让信息快速传递到大脑，提升视觉反应。天然食物中以深海鱼类的DHA含量最丰富，如鳕鱼、三文鱼及秋刀鱼都可多摄取。

> ### 医师的小叮咛
>
> **长**期坐在电脑屏幕前的人，若忽视眼睛保健，容易发生视力模糊、眼睛干涩的症状。使用电脑时，偶尔用力眨眼放松，或闭目养神片刻，以促进角膜表层润滑，防止眼睛干涩，避免出现眼睛发痒、灼热、疼痛和畏光等症状。
>
> 另外，平常多摄取富含维生素A、B族维生素及DHA的食物，也可达到保健眼睛的目的。

胡萝卜苹果汁

材料

胡萝卜100克，
苹果150克，冷开水200毫升。

调味料

柠檬汁2小匙。

做法

1. 胡萝卜去皮，切成小块；苹果去皮，去核并切成丁备用。
2. 所有材料一起放入果汁机，搅打均匀，滤渣，倒入杯中。
3. 加入柠檬汁调匀即可。

为什么胡萝卜苹果汁能够安神护眼？

　　胡萝卜含有维生素A、B族维生素、维生素C和矿物质，可保护视力、稳定情绪；再加入富含膳食纤维的苹果，不但能让你有好气色，还有安神护眼的效果。

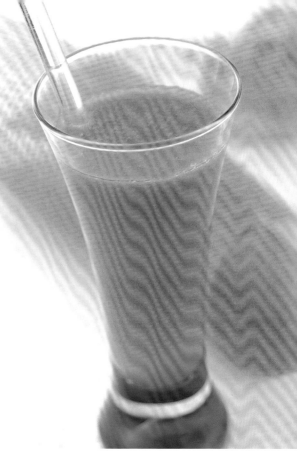

胡萝卜小黄瓜汁

材料

胡萝卜1根，小黄瓜1根，
核桃20克，冷开水50毫升。

做法

1. 胡萝卜洗净，去皮；小黄瓜洗净，去蒂及皮，一起放入榨汁机中，榨成汁备用。
2. 核桃放入清水中浸泡6个小时，取出，切碎，放入榨汁机中，加入冷开水中高速搅拌呈奶油状，倒入杯中，加入胡萝卜及小黄瓜汁拌匀即可。

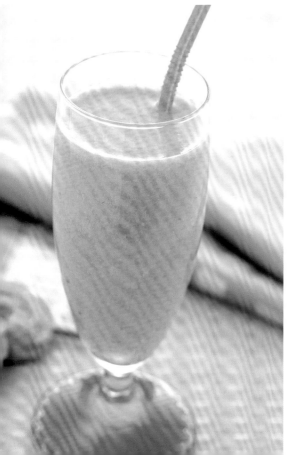

为什么胡萝卜小黄瓜汁能清血明目？

　　胡萝卜含有丰富的胡萝卜素，可在人体内转化为维生素A，改善皮肤干燥、眼睛干涩等症状，还有清热、退火、清血明目等作用；而核桃有丰富的油脂及蛋白质，搭配蔬菜，可让消化吸收更顺利。

手脚冰冷

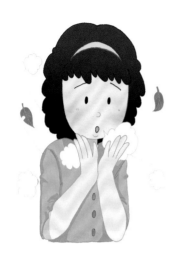

主要对症蔬果：葡萄、苹果、菠菜

手脚常常冰冷，是因为神经末梢血液循环障碍所导致的。此外，当外在环境发生变化，或是罹患感冒等疾病时，或是心脏病、糖尿病、贫血等患者，也经常会出现手脚冰冷的症状。

每年秋冬时节，常有人会出现手脚冰冷、面色苍白、气短疲倦的现象，在中医里称其为虚寒体质，特别在心肺气虚的情形下，更容易出现手脚冰冷症状。灸法是中医的一种治病方法，特别适合这种体质。

改善手脚冰冷需补充的营养素

✚ 烟酸

烟酸可以稳定神经和循环系统，对手脚冰冷相当有效果。烟酸的来源，有芝麻、花生、蛋、优酪乳及豆浆等。若多吃蔬菜和水果，因其含有维生素 B_1、维生素 B_2 和维生素 B_6，可以进一步改善症状。

✚ 铁

铁是组成血红素的主要成分，缺铁容易导致血液循环变差、手脚冰冷。可多补充百香果、甜柿等水果及深色蔬菜、芝麻、干果类食物。

✚ 维生素E

维生素 E 具有扩张末梢血管的作用，对末梢血液的畅通很有帮助。芝麻、核桃、腰果、松子等坚果，含有丰富的维生素 E，可以改善手脚冰冷的症状。

医师的小叮咛

手脚冰冷要特别注意血液循环。可以多吃性平、性温的食物，如芝麻、花生、葡萄、木瓜、苹果、姜等，尤其是姜茶，女性若适当饮用，可以缓解经期不适。另外，保持运动习惯，也是帮助手脚远离低温的好方法。

在秋天进行灸疗，可使冬天不怕冷，这是配合节气的中医养生方式。如"熏脐疗法"选择生姜、川芎、丁香等活血理气的温热药材，由艾灸热力渗透经络，可达到改善循环、温肾健脾的功效。

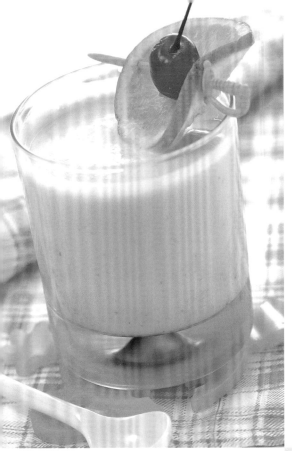

葡萄鲜奶汁

材料

葡萄150克，鲜奶15
毫升，冷开水120毫升。

改善手脚冰冷

调味料

蜂蜜1小匙。

做法

1. 葡萄洗净，放入果汁机中，加入冷开水打匀
   成汁，滤除果渣，倒入杯中。
2. 鲜奶倒入碗中搅打至发泡备用。
3. 杯中加入蜂蜜充分调匀，最后加入发泡的鲜
   奶即可。

为什么葡萄鲜奶汁能改善手脚冰冷？

这杯葡萄鲜奶汁具有美化肌肤、活血
养颜、防老抗衰的功效。因为果汁中富含维
生素A、B族维生素、维生素C、铁、钙、蛋白
质和果酸，对加速血液循环有非常大的帮
助，很适合女性饮用。

苹果菠菜汁

材料

苹果2个，菠菜100克，
冷开水30毫升。

促进血液循环

调味料

柠檬汁、蜂蜜各1大匙。

做法

1. 苹果洗净，去皮，对半切开，去核，再切成小
   块，备用。
2. 菠菜洗净，切段，放入果汁机中，再加苹
   果块、冷开水打匀成汁，滤除果渣，倒入
   杯中。
3. 加入柠檬汁、蜂蜜调匀即可。

为什么喝苹果菠菜汁能促进血液
循环？

苹果、菠菜富含多种维生素，二者合
打成汁可以让气血循环顺畅，让冰冷的四
肢逐渐回温，并改善恶性贫血。

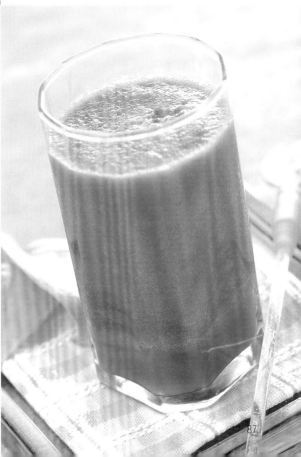

肠道老化

主要对症蔬果：木瓜、梨、圆白菜

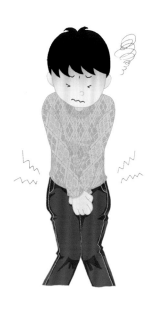

现代人三餐经常不够规律，吃下的食物以高蛋白、高脂肪、低纤维居多，造成肠道中的有益菌减少、有害菌增加，影响肠道健康。再加上生活压力大，易致排便不顺畅，出现便秘。

在此情况下，首受其害的是肝脏。肝脏的功能为代谢、解毒，若受到影响，皮肤、免疫系统也会出现问题，疲倦、感冒接踵而来。而且肠道问题不解决，不仅会提高罹患大肠癌的概率，也会增加患心脏病、老年痴呆、高血压、肝硬化等疾病的概率。

 改善肠道老化需补充的营养素

(+) 膳食纤维

膳食纤维能增加粪便的体积，刺激肠道蠕动，帮助排便，减少粪便在肠内停留时间，以缩短有害菌在体内的时间。一般建议量为每日摄取 20～30 克，许多蔬菜、水果中含有丰富的膳食纤维，每天吃 4～5 份蔬菜、2～3 份水果，可满足 1 天所需。

另外，燕麦、麦片、薏仁等五谷杂粮也含有丰富的膳食纤维。最简单的方法，是把五谷杂粮当成主食，或是和蔬菜、水果打成汁一起饮用。

(+) 乳酸菌

乳酸菌可以促进肠道有益菌生长、抑制有害菌生长，改善肠胃蠕动，减轻便秘症状。建议每天补充，而且 1 次要摄取 10 亿个以上的乳酸菌。最好饭后食用，因为此时胃部的酸度较低，乳酸菌更容易活着抵达肠道。

医师的小叮咛

肠道若年轻，首先会表现在皮肤上，皮肤会亮丽有光泽；其次也因为吸收能力好，排便正常，不会积累毒素，各器官的健康状况也较好。要让身体健康，脸蛋更年轻水润，从现在开始，就要进行"肠道回春术"。

解决肠道老化问题，最重要的是养成规律的排便习惯。除了多摄取膳食纤维外，可把握吃完早餐后的20～30分钟，养成定时排便的习惯，因为此时排便会引起强烈的胃结肠反射，让粪便顺畅地排出。

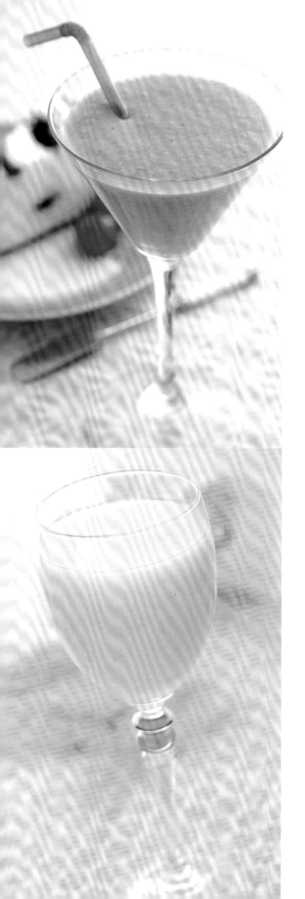

木瓜圆白菜鲜奶汁

材料

木瓜1/4个，紫甘蓝80克，鲜奶150毫升。

做法

1. 木瓜去皮，对半切开，去籽并切块；紫甘蓝洗净，沥干水分，切小片。
2. 所有材料放入果汁机中打匀成汁，滤除蔬果渣，倒入杯中即可。

为什么木瓜圆白菜鲜奶汁能促进肠蠕动？

　　紫甘蓝含维生素A、B族维生素、维生素C、维生素E、维生素K及铁、钙、钠等矿物质，对肠胃不佳、便秘、食欲不振等症状有改善作用，还有防止皮肤粗糙、预防低血压、利尿解毒等功效。而木瓜含有丰富的膳食纤维，可促进肠蠕动。

水梨优酪乳汁

材料

梨2个，优酪乳100毫升，冷开水30毫升。

做法

1. 梨洗净，去皮及核，切块备用。
2. 梨和优酪乳加冷开水，放入果汁机中打匀，倒入杯中即可。

为什么水梨优酪乳汁能清肠润肺？

　　水梨本身具有止咳化痰的作用，尤其能降火气，对于火气大所引起的喉咙痛有很好的疗效，还有消肿消炎、减轻发炎及疼痛症状等功效；优酪乳可以促进胃液分泌和增进肠蠕动，有清肠润肺的功效。

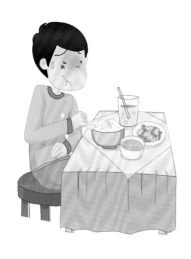

便秘

主要对症蔬果：火龙果、葡萄柚、苹果

便秘是指排便不畅、排便困难、排便次数少或大便干硬等情况。便秘虽无大害，但经常会让人觉得肚子胀，有时候也是一些疾病的警讯。

便秘是现代人经常出现的现象，忙碌的生活、食用过度精制化或低纤维的速食、喝水太少、不常运动，以及便意强烈的时候，却没有马上排便，都是常见的导致便秘的原因。此外，情绪不佳或焦躁、服用某些药物或营养品，也可能会引起便秘。

 解决便秘需补充的营养素

+ 膳食纤维

膳食纤维可以增进肠道蠕动、缩短食物通过肠道的时间，进而改善便秘症状，并减少有害物质与肠黏膜接触，降低得大肠癌的概率。蔬菜、水果、燕麦、麦片、坚果等都含有丰富的膳食纤维，建议多食用。

+ 水

每天应喝8大杯的水，尤其是早上空腹喝1杯温水，具有刺激大肠蠕动的效果。

+ B族维生素

B族维生素可以帮助脂肪、碳水化合物及蛋白质的体内代谢，增加肠道吸收。肠道中不积累粪便，自然就不会便秘。全谷类、坚果类及绿叶蔬菜都含有丰富的B族维生素，可多摄取，或添加在蔬果汁中，即可轻松补充。

医师的小叮咛

便秘持续2个星期以上，就要及时看医生。如果不是疾病所引起的便秘，可通过饮食和运动来予以改善。

要解决便秘问题，首先要从饮食习惯着手，每天摄取300~500克蔬菜和2~3份水果，补充足量的膳食纤维。而且水果含有果胶，可以增加胆酸的排泄，降低血中胆固醇，预防和降低患心血管疾病的概率。

另外，优酪乳中添加了乳酸菌、菲比氏菌。建议每天喝200毫升，可以改善便秘的症状，而且能增加肠内有益菌生长，降低有害物质的积聚，同时也可帮助钙的吸收。

火龙果蜂蜜汁

材料
火龙果300克，
冷开水200毫升。

促进肠胃蠕动

调味料
柠檬汁、蜂蜜各1小匙。

做法
1. 火龙果剥皮，切块。
2. 所有材料放入果汁机打匀，倒入杯中备用。
3. 放入调味料调匀即可。

为什么火龙果蜂蜜汁能促进肠胃蠕动？

火龙果味甜性凉，具有高纤维、低热量的特点，又含丰富B族维生素和维生素C、多种矿物质及叶绿素等营养成分，能帮助肠蠕动、清除宿便，还有利尿清肺、消暑解渴的功效。

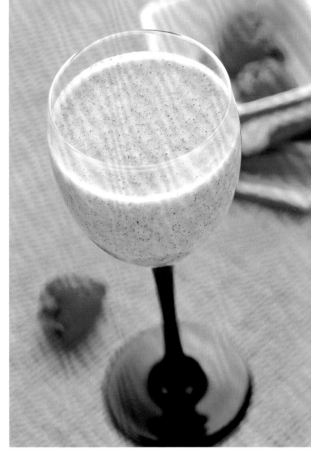

葡萄柚苹果汁

材料
葡萄柚2个，红苹果1个，
冷开水1/4杯。

缓解便秘

调味料
蜂蜜1小匙。

做法
1. 葡萄柚洗净，横切成两半，以榨汁器榨成汁；苹果洗净，切小块。
2. 苹果和葡萄柚汁放入果汁机，加入冷开水一起打成汁，再倒入杯中。
3. 加入蜂蜜调匀即可。

为什么葡萄柚苹果汁能缓解便秘？

苹果含丰富的果胶质和膳食纤维，能刺激肠道，使大便松软、排泄顺畅。而葡萄柚苹果汁中含有机酸，会刺激肠蠕动，有整肠作用，可有效改善便秘情况。

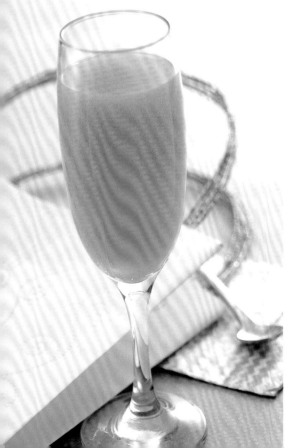

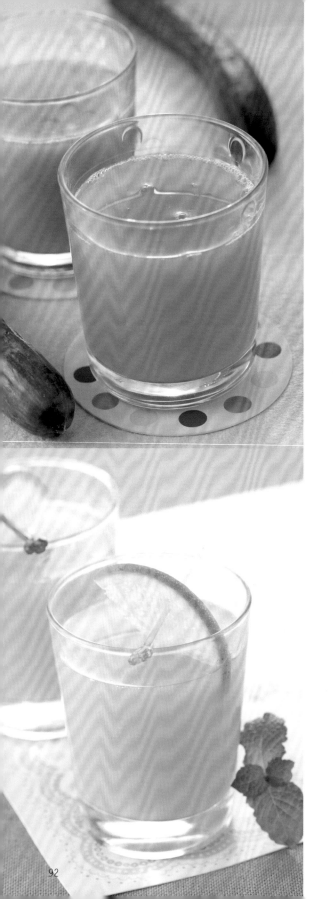

小黄瓜多多汁

材料
小黄瓜100克，养乐多2瓶，
冷开水120毫升。

促进排便

调味料
蜂蜜1大匙。

做法
1. 小黄瓜洗净，削去外皮，切小块。
2. 将小黄瓜块放入果汁机，加入养乐多、蜂蜜和冷开水高速搅打成汁，倒入杯中即可。

为什么小黄瓜多多汁可以促进排便?

小黄瓜清凉退火、生津解热，具有利尿消肿和解毒的功效。养乐多则是一种乳酸菌饮料，常喝能促进肠道益菌的生长，健胃整肠。以小黄瓜搭配养乐多打汁是简易的排毒食物，常吃可清理胃肠积热，促进排便。

鲜橙银耳汁

材料

润肤助消化

柳橙4个，低脂牛奶200毫升，
银耳5克。

做法
1. 柳橙洗净，对切一半，用榨汁机挤成柳橙汁。
2. 银耳洗净，泡水至膨胀，切碎，放入果汁机中，加入牛奶搅打均匀，倒入杯中，加入现榨柳橙汁拌匀即可。

为什么鲜橙银耳汁有润肤助消化的作用?

银耳口感细嫩柔滑，具有净化肠道、促进细胞再生的作用。柳橙含大量维生素C，可促进胶原蛋白的合成，加速体内新陈代谢，防止黑色素沉淀，既美白抗老，又能帮助消化。

香蕉菠萝西红柿汁

材料

香蕉1根，菠萝50克，西红柿30克，冷开水150毫升，冰块6～8块。

调味料

蜂蜜1小匙。

做法

1. 香蕉去皮切小块；菠萝去皮洗净切小块，在盐水中浸泡10分钟，捞出冲净；西红柿洗净切丁。

2. 将香蕉、菠萝和西红柿块放入果汁机，加入冷开水和冰块搅打成汁，倒入杯中，依个人喜好加入蜂蜜调匀即可。

为什么香蕉菠萝西红柿汁可以通便排毒？

香蕉膳食纤维含量丰富，具有通便的效果。菠萝含有能分解蛋白质的菠萝蛋白酶；西红柿含丰富的柠檬酸、苹果酸和糖类等，皆有排毒、助消化的作用。当工作压力大，胃部感到胀满时，来1杯香蕉菠萝西红柿汁，可缓解不适症状。

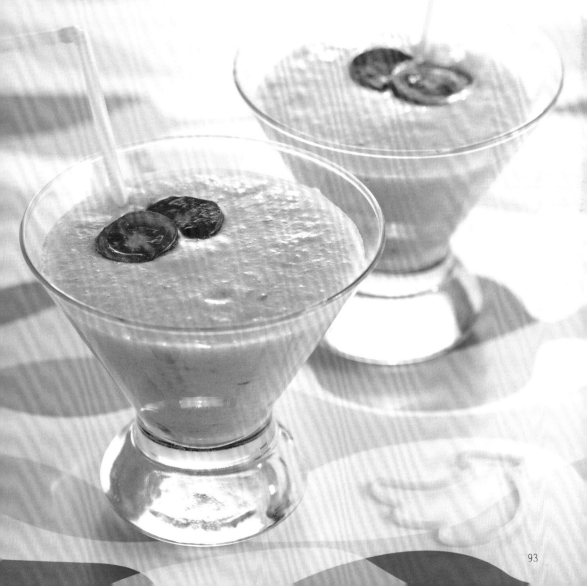

痔疮

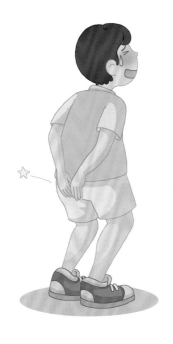

主要对症蔬果：苹果、葡萄、芹菜

痔疮包括内痔、外痔、混合痔，是肛门直肠底部及肛门黏膜的静脉丛发生曲张，所形成的1个或多个柔软静脉团。当排便持续用力时，容易造成此处静脉内压力反复升高，静脉就会肿大。

肛门为长约2厘米的管状器官，以齿状线与直肠相连接。长于齿状线以上的痔疮称为内痔，反之则称为外痔。严重的内痔于解便时会露出肛门外，需考虑以外科切除的方法来治疗。无论内痔还是外痔，都可能发生血栓；血栓发生时，痔中的血液凝结成块，就会引起疼痛。

而引起痔疮的原因主要与长期便秘和用力排便有关，大多由平日饮食中缺乏足够的蔬菜和水果所引起。

改善痔疮需补充的营养素

➕ 膳食纤维

蔬菜和水果含有丰富的膳食纤维，可以增加粪便的容积，刺激大肠壁肌肉蠕动，顺利将粪便排出。膳食纤维具有吸着水分、保水及膨胀效果，因此也要喝足够的水分才能促进排便除此之外，每天至少摄取300克青菜、2份水果，并选择富含膳食纤维的五谷类和豆类食物，均能有效帮助预防痔疮。

➕ 水

足够的水分可以防止粪便过于干硬，使粪便湿润柔软，易于排出，进而避免患痔疮。每天至少要喝2000毫升的水。

医师的小叮咛

预防痔疮的最好方法就是改变饮食，多运动，以促进骨盆腔的气血循环。为了预防便秘引起痔疮，要养成定时排便习惯，适量补充水分，多摄取高纤维蔬果、避免油炸及辛辣食物、不熬夜、不抽烟、少喝酒，不胡乱服用泻药，也不要随意灌肠，以免导致肠胃功能紊乱，排便反射功能退化，加重痔疮静脉的压力，使便秘变得更严重。

苹果泥

预防痔疮

材料
苹果1个。

做法
苹果去皮及核，切小块，放入盐水中浸泡10分钟，再放入果汁机慢速搅拌成泥状即可。

为什么苹果泥可以预防痔疮？

　　由于苹果的纤维质含量很高，可帮助肠胃正常活动、缓解便秘。出现便秘时，最好先不要服用泻药，只要多食用苹果泥即可改善症状，又可达到预防痔疮的效果。打好的苹果泥除了可以吃，也可以敷在脸上，有缓解皱纹、祛除斑点和美白的功效，爱美的女性可以试试！

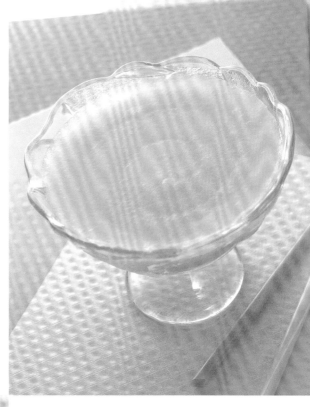

西瓜葡萄汁

材料
西瓜270克，
红葡萄汁10毫升。

防止便秘

调味料
柠檬汁1大匙。

做法
1. 西瓜去皮及籽，切小块，放入果汁机中打匀成汁，倒入杯中备用。
2. 加入柠檬汁及红葡萄汁充分调匀即可。

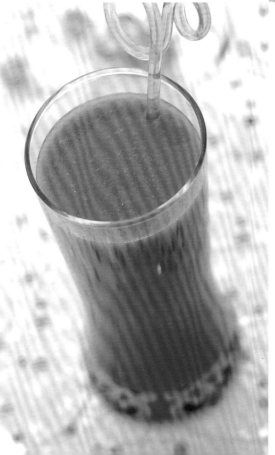

为什么西瓜葡萄汁可防止便秘？

　　西瓜甘甜多汁，钾含量丰富，对降血压、利尿很有帮助；葡萄具有通便润肠的效用。西瓜葡萄汁不但消暑，还可以防止便秘，减少痔疮的发生。

泌尿系统感染

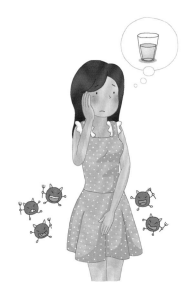

主要对症蔬果：蔓越莓、猕猴桃、柳橙

泌尿系统感染即俗称的尿道炎，是相当普遍又容易复发的疾病，会发生在各年龄层，但是不同的年纪与性别，诱发的因素不尽相同。

常见的感染原因包括饮水量过少，长时间憋尿，性行为、卫生习惯不良，如排尿后及排便后，擦拭时由肛门擦到阴道口都属不良卫生习惯。雌激素缺乏的更年期女性也易患上此病。

一般女性的尿道比男性短，患病的概率较高，尤其在闷热的夏季，更是容易受到感染。泌尿系统感染时，会有尿频，排尿疼痛、有灼热感，甚至出现轻微发烧的症状。

预防泌尿系统感染需补充的营养素

 维生素C

研究指出，多摄取维生素 C 可达到酸化尿液的作用，减少尿中细菌的生存，而且维生素 C 可以提升身体的免疫力，减轻发炎的症状。多吃猕猴桃、番石榴、橘子及柳橙等柑橘类水果，可减少泌尿系统感染的概率。

花青素

花青素能在尿道壁中形成薄膜，防止尿道细菌附着与感染，进而维持尿道的正常功能。大部分的泌尿系统感染是由大肠杆菌引起，而蔓越莓中含有丰富的花青素，可预防大肠杆菌黏附尿道的黏膜上皮细胞，达到预防泌尿系统感染的效果。

水

要预防泌尿感染，每天必须喝足 8 大杯或 2000 毫升的水，使泌尿系统畅通，并可冲掉附着于膀胱及尿道的细菌。

医师的小叮咛

泌尿系统感染多为急、慢性膀胱尿道炎，不好好治疗容易引起许多后遗症。预防泌尿系统感染除了要补充足够的水分外，还要养成有尿意就上厕所的好习惯。

此外，要保持会阴部的卫生，避免穿过紧的衣服尤其是紧身裤，多穿棉质内裤，以免过于闷热而加快细菌繁殖。性行为前后要多喝水，以增加排尿，将可能存在的细菌冲洗掉。

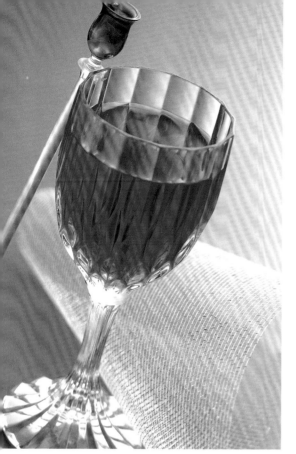

蔓越莓汁

材料

新鲜蔓越莓300克，
冷开水少许。

预防泌尿系统感染

做法

1. 新鲜蔓越莓洗净备用。
2. 新鲜蔓越莓放入果汁机，加入少许冷开水搅打均匀，倒入杯中即可。

为什么蔓越莓能预防泌尿系统感染?

蔓越莓的营养价值非常丰富，含有维生素A、维生素C、花青素、儿茶素等具有保护细胞的营养素。蔓越莓属于酸性食物，可以降低细菌繁殖速度，预防泌尿系统感染，非常适合女性朋友饮用。

橘子柳橙汁

材料

橘子2个，柳橙2个。

减少细菌滋生

调味料

蜂蜜1大匙。

做法

1. 橘子去皮，剥成小块，去籽；柳橙洗净，去皮，切块备用。
2. 所有材料放入果汁机打匀，倒入杯中，加入蜂蜜调匀即可。

为什么橘子柳橙汁能够减少细菌滋生?

柳橙与橘子混合之后含有丰富的纤维素，不仅能开胃、促进食欲，更能有效刺激肠胃蠕动、帮助消化。而且摄取维生素C丰富的橘子柳橙汁，可使泌尿系统维持酸性，不利细菌生长，就不易出现"难解"的困扰。

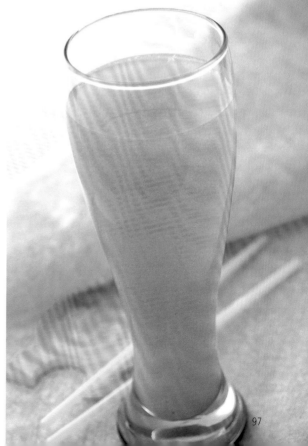

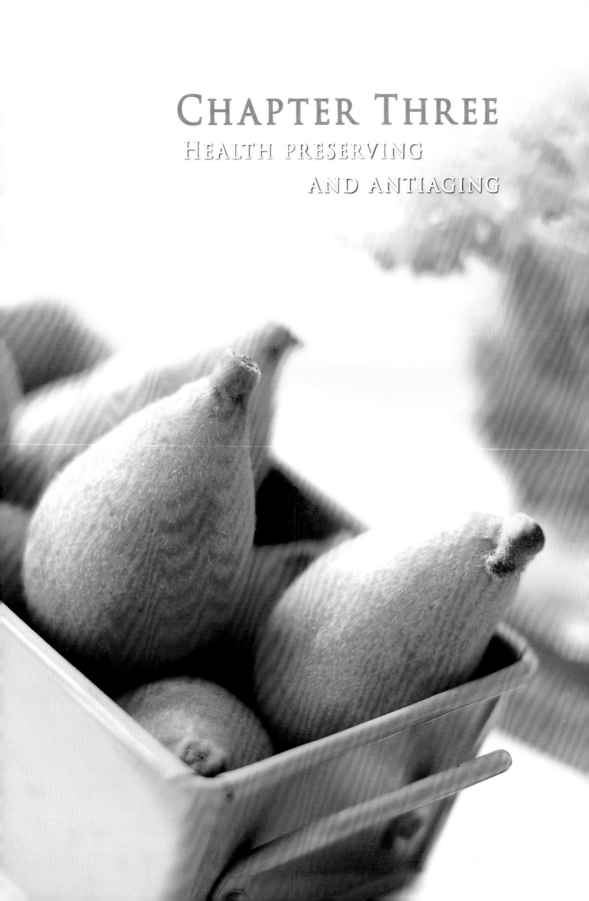

CHAPTER THREE
HEALTH PRESERVING
AND ANTIAGING

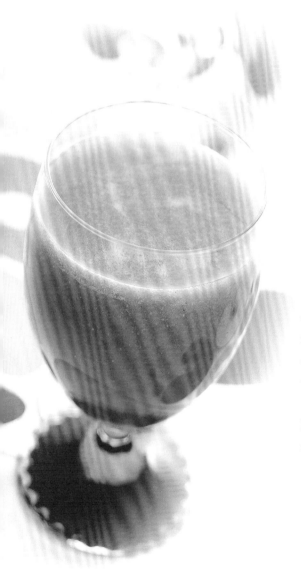

银发族健康长寿汁

俗语说"药补不如食补"，
利用蔬果中富含的维生素、
矿物质等营养成分，
调养身体、增进健康、预防疾病，
比药物治疗来得更为自然且健康。
不论是预防或调理疾病，
都会有不错的效果。

延年益寿10大蔬果排行榜

现代人吃得太好、喝得太好，造成慢性疾病患者越来越多，其实只要每天补充适量蔬果，就可以有效预防慢性疾病。以下提供10种预防慢性疾病的上佳蔬果，让你科学调养身体，守护健康。

资料来源：陈怡婷（前永越健康管理中心营养师）

❶ 葡萄

葡萄含有丰富的维生素A及维生素C，有很好的抗氧化作用，可减少胆固醇及血小板的凝结，进而达到降低血管阻塞的风险。而且葡萄中还有葡萄多酚，能清除体内自由基，避免身体细胞被氧化，降低患癌的风险。

有人建议每天喝1小杯红酒，可预防心血管疾病，主要是利用葡萄中的类黄酮物质，它们大多存在于葡萄皮中，尤其是红葡萄，所以红酒的营养价值比白酒高。此外，葡萄最为人所熟知是含丰富的铁，贫血的人可多食用，以干燥不加糖的葡萄干效果较佳。

❸ 阳桃

很多人习惯喝阳桃汁解渴，这是源自中医的说法，阳桃具有止渴解烦的功效。当感冒引起喉咙沙哑及不适时，建议可直接吃阳桃，或是打成阳桃汁之后加一点盐，有润喉的效果。

阳桃中含有大量的维生素C，可有效提升免疫能力，是夏日消暑又可预防感冒的上佳选择；阳桃或是阳桃汁的钾含量很高，肾功能不佳的人士，最好避免食用。

❷ 梅子

有一派理论说，体质偏酸性的人较容易患高血压、糖尿病及心脏病等慢性病。虽说体质的酸碱不能用单一食物去调整，但长期大鱼大肉，过量喝酒等，是可能造成酸性体质的。

梅子属于碱性食品的一种，适量的摄取可以帮忙调整体质，让身体更健康。在腌渍梅子或做梅子汁的时候，可以加入一些紫苏，能增强抗氧化效果，防衰抗老。

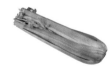

❹ 西芹

西芹含有大量的膳食纤维，且是属于非水溶性的纤维，其主要的功效是增加粪便体积及水分，让肠道畅通、排便顺畅。粪便停留在肠道的时间短，就可以减少有害物质在肠道发酵，有益肠道健康。

除此之外，西芹含有丰富的膳食纤维及水分，再加上热量又很低，需要减重的人，在感到饥饿的时候，可以选择吃西芹来控制体重。

❺ 火龙果

　　火龙果含有植物性蛋白质、维生素C、水溶性膳食纤维、β-胡萝卜素、钙、磷及铁等重要营养成分。其中维生素C及铁可在体内合成胶原蛋白，维持心脏及血管等体内组织的弹性，有助于延缓机体组织老化造成的心血管疾病。

　　红色的火龙果含有较多的花青素，它是一种很强的抗氧化剂，可防止细胞氧化而产生病变，也可有效预防动脉硬化。

❽ 木瓜

　　烹调时，木瓜中的木瓜蛋白酶具有分解蛋白质的特性，常用来软化肉质。对于消化不良或肠胃发炎的人而言，吃木瓜可帮助消化，减缓胃肠不适。而且木瓜也含有丰富的β-胡萝卜素，可在体内转换成维生素A，去除造成身体老化的自由基，常食用能保持身体年轻。

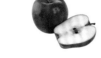

❻ 苹果

　　苹果中含有丰富的果胶，是属于水溶性的膳食纤维，能吸附血中胆固醇，预防因血中胆固醇过高而造成血管阻塞。而且苹果含有类黄酮物质，可有效降低患心脏病及中风的概率。

　　苹果也是含铁量较丰富的水果之一，再加上其本身的维生素C，可加强机体对铁的吸收率，有助于红细胞生成。对缺铁性贫血的人来说，每天1个苹果，即可增加铁的摄取。

❾ 圆白菜

　　圆白菜中含有能改善胃溃疡的营养素，再加上其中的维生素K，能增强凝血功能。患消化性溃疡的人，多喝圆白菜汁可保胃肠健康。而且圆白菜中含有多酚类物质等多种强效抗氧化物，可抵抗细胞氧化，避免细胞病变，属于能抗癌的蔬菜之一。

　　圆白菜中的维生素C含量也很丰富，除了提升免疫力外，还有预防感冒的作用。

❼ 彩椒

　　看到彩椒鲜艳的颜色，就可以猜到它含有丰富的β-胡萝卜素，可在体内转化成维生素A，有增强视网膜感光度的作用，避免眼睛干涩。而且维生素A更能保护呼吸道黏膜，增强抵抗力，减少呼吸道感染的概率。当然它也是强效的抗氧化剂，能保护细胞不受氧化破坏，延缓衰老。

　　彩椒中的维生素B_2，有去除过氧化脂质的作用，可以避免这一类的脂质堆积于血管，造成血管硬化。彩椒是预防慢性疾病的重要蔬果。

❿ 蔓越莓

　　蔓越莓中除有机酸具有酸化尿液的作用外，还含有丰富的花青素，能在尿道壁中形成薄膜，防止尿道细菌附着并引起感染，维持尿道的正常功能。尿道经常发炎的人，可以适量摄取蔓越莓或饮用蔓越莓汁。此外，花青素对改善眼睛疲劳、预防心血管疾病与癌症等方面，都有明显的效果。

　　蔓越莓中的多酚类物质含量也很丰富，具有很好的抗氧化效果。

胆固醇过高

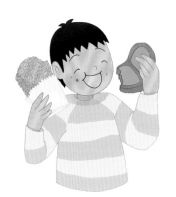

主要对症蔬果：葡萄柚、苹果、西红柿

胆固醇是一种像脂肪的物质，主要由肝脏制造，人体通常需要有一定分量的胆固醇，才能维持正常的机能，但如果胆固醇太多，就会造成动脉硬化等疾病。

胆固醇过高主要是饮食习惯造成，如长期食用高油脂与高热量食物，再加上抽烟、运动量不足等，都会引起胆固醇浓度升高。当血中胆固醇浓度过高，会造成血管硬化、阻塞，进而发生心脏疾病或脑卒中。

预防胆固醇过高需补充的营养素

➕ 膳食纤维

膳食纤维是调节高胆固醇血症的上佳营养素。它可与胆酸及胆盐结合，使胆固醇排出体外，身体为了维持一定的胆酸浓度，会促进胆固醇在肝脏进行氧化作用产生胆酸，进而增加胆固醇的消耗。而且纤维质含量高的食物通常所含脂肪都不高，适量食用可以达到调节胆固醇的效果。

➕ 卵磷脂

卵磷脂是构成细胞膜的重要物质。吃下卵磷脂后，身体会产生一种高密度脂蛋白。这种脂蛋白能够将血管里的胆固醇带走，进而防治血管硬化等疾病。

➕ 抗氧化物

自由基会促成坏胆固醇转变成有害的形态，沉积在动脉，而抗氧化物可以清除自由基。建议可多摄取抗氧化营养素，如β-胡萝卜素、维生素C、维生素E等。

蔬菜、水果也富含维生素C，可以促进胆固醇的代谢，具有降低胆固醇的功效。

➕ 不饱和脂肪酸

不饱和脂肪酸可以降低中性脂肪和低密度胆固醇的浓度。

医师的小叮咛

要降低胆固醇，首先要减少对动物内脏、蛋黄、海鲜、面包、蛋糕等高胆固醇食物的摄取。还有一些含有反式脂肪酸的油脂，如植脂末、人造奶油，也要尽量避免食用。

杏仁含有70％的单元不饱和脂肪酸，可以有效降低血液中的坏胆固醇（低密度脂蛋白），提高好胆固醇（高密度脂蛋白），可降低患心脏病的风险，建议多摄取。

苹果西红柿汁

材料

苹果2个，西红柿2个，
冷开水50毫升。

降低胆固醇

调味料

柠檬汁、蜂蜜各1大匙。

做法

1. 苹果洗净，去皮，对半切开，去核，并切小块；西红柿洗净，去蒂，切小块备用。
2. 所有材料放入果汁机，搅打成汁并滤渣，倒入杯中备用。
3. 加入调味料调匀即可。

为什么苹果西红柿汁能降低胆固醇？

苹果中所含的果胶属于水溶性纤维，不会增加肠胃消化负担；而西红柿中的茄红素可抗老化、预防心血管疾病。这道苹果西红柿汁可保护肠壁，让胆固醇难以附着于肠道，自然就不会有胆固醇过高的困扰。

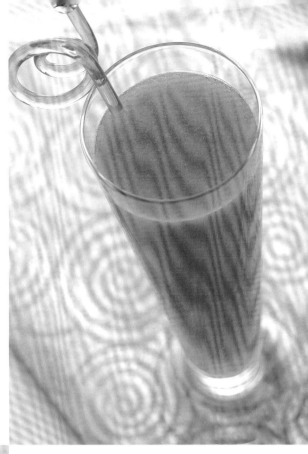

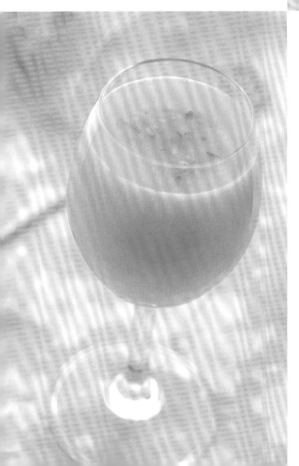

青椒菠萝葡萄柚汁

预防动脉硬化

材料

青椒120克，菠萝120克，葡萄柚60克，冷开水200毫升。

做法

1. 青椒洗净，剖开去籽，去蒂，切小块；菠萝去皮，去心，切小块；葡萄柚洗净，榨汁备用。
2. 所有材料放入果汁机，一起搅打均匀，滤掉蔬果渣，倒入杯中即可。

为什么青椒菠萝葡萄柚汁能预防动脉硬化？

青椒富含铁，有助于造血，还有丰富的维生素A、维生素C，可增强身体抵抗力；而菠萝的酶可帮助身体吸收青椒和葡萄柚的营养。多饮用这道果汁，可促进脂肪的新陈代谢，避免胆固醇附着于血管，如此即可预防动脉硬化。

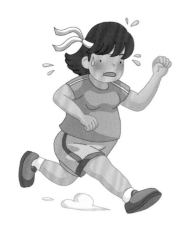

血管硬化

主要对症蔬果：木瓜、菠萝、芦笋

动脉血管内膜堆积过量的脂肪（主要是胆固醇），使血管内膜加厚变硬、失去弹性，血管变窄，易使血管受阻形成栓塞。

血中胆固醇过高，多半是不健康的饮食习惯造成的，如喜欢吃高油脂、油炸类食物，体重过重又不爱运动，若再加上抽烟、患糖尿病等，更是会让血管硬化情形加重。

血管硬化最怕发展成中风或导致心血管疾病的发生，最佳的预防方法就是注意日常的生活习惯，避免血管硬化。

 预防血管硬化需补充的营养素

+ 膳食纤维

膳食纤维可和胆酸结合排出体外，使血中胆固醇的含量降低，而且高纤维的食物热量低，对控制血脂也很有帮助。蔬菜、水果及全谷类含膳食纤维都很丰富，可有效预防血管硬化。

+ 不饱和脂肪酸

不饱和脂肪酸可以降低坏胆固醇和中性脂肪浓度，尤其是深海鱼类含不饱和脂肪酸丰富，建议多选用鱼类来替代肉类。

+ 卵磷脂

卵磷脂是构成细胞膜很重要的物质。吃下卵磷脂后，身体会产生一种高密度脂蛋白，能够将血管里的胆固醇带走，进而防止血管硬化。食物中蛋黄、豆制品含卵磷脂丰富。

医师的小叮咛

血脂肪（中性脂肪）及胆固醇过高，尤其是低密度脂蛋白，是造成动脉硬化的主因。建议饮食方面，减少对高胆固醇食物的摄取，例如，奶油、乳酪、美乃滋、蛋糕、蛋黄、海鲜类。少吃甜食、少喝饮料，避免糖分在体内转换成中性脂肪；避免过量摄取水果，水果中的果糖也会转换成中性脂肪。应该减少食用油脂，少吃猪皮、鸡皮、鱼皮等。

多吃蔬菜和豆类，可增加胆固醇的代谢，降低血中胆固醇，适量喝红酒，可防止动脉硬化的发生。

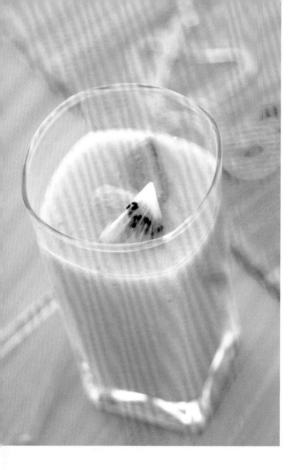

综合四果汁

材料

菠萝1/6个，百香果1个，水蜜桃1个，木瓜1/2个，什锦水果切片少许，冷开水30毫升。

做法

1. 菠萝削皮，切小块；百香果对半切开，挖出果肉，备用。
2. 木瓜去皮，去瓤，切小块；水蜜桃剖开，切小块，去核。
3. 除什锦水果切片外的所有材料放入果汁机中搅匀，滤去果渣，倒入杯中后，再加入水果切片即可。

为什么综合四果汁能预防血管硬化？

　　菠萝可帮助分解蛋白质；百香果可预防嘴角发炎、治疗贫血；木瓜可帮助消化、分解蛋白质，还可防治维生素C缺乏病、心血管疾病、消化性溃疡。综合四果汁结合众多营养素及丰富的纤维质，可以有效预防血管硬化、调节高血压。

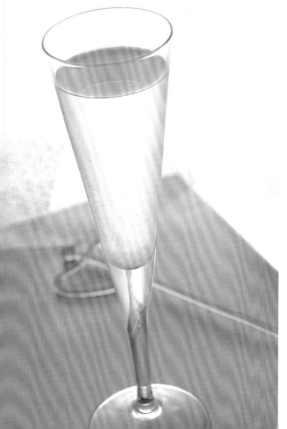

生菜芦笋汁

材料

生菜叶6片，芦笋4根，冰块1/4杯。

调味料

柠檬汁2小匙。

做法

1. 生菜叶洗净，切碎；芦笋洗净，切小段备用。
2. 将生菜叶和芦笋放入果汁机中榨汁，滤渣后倒入杯中。
3. 加入柠檬汁和冰块拌匀即可。

为什么生菜芦笋汁能保护血管？

　　生菜叶含丰富的膳食纤维，可以有效帮助消化，预防心肌梗死、中风、高血脂等；芦笋含蛋白质和大量叶酸，可预防心脏病；柠檬汁含有丰富的维生素C，是很好的利尿剂。这道生菜芦笋汁可以保护血管，预防心血管疾病。

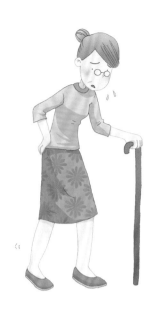

更年期

主要对症蔬果：木瓜、菠菜、油菜

更年期是指女性卵巢由正常功能逐渐衰退至丧失功能的过渡时期；一般而言，45～52岁时，女性开始步入更年期。

此时，人体内的荷尔蒙减少，会加速钙质的流失，且患心血管疾病的比例也会明显上升。此外，还会出现情绪不稳定、焦虑、失眠等精神方面的症状，以及面色潮红、盗汗、腰酸背痛、皮肤瘙痒、心悸、呼吸困难等生理反应。

 更年期的人需补充的营养素

(+) 钙

钙不仅可以纾解情绪，还能补充更年期后迅速流失的钙，建议每天喝2杯牛奶，以补足身体所需的钙。

除一般牛奶外，还可选择脱脂牛奶、低乳糖牛奶及发酵乳酪等，并多摄食其他含钙量高的食物，如小鱼干、豆类食品、黑芝麻及深色蔬菜等。

(+) 镁

镁可以缓解焦躁不安的情绪，还可以帮助钙吸收，预防骨质疏松症。可多食用深绿色的蔬菜，因其多半含有丰富的镁。另外，芝麻、南瓜子、腰果等坚果类食物也可多食用。

(+) 植物性雌激素

每天食用豆类制品也很重要，其含有与女性雌激素类似的植物性雌激素，可以纾解更年期的不适症状。

(+) B族维生素

更年期的人会有情绪不稳定等症状，B族维生素可缓解紧张情绪。牛奶、坚果类及深绿色蔬菜含B族维生素丰富，建议可多吃。

(+) 维生素D

要摄取足够的维生素D，有利于钙的吸收和利用，更年期妇女要多补充，建议可多食用牛奶、肝脏及蛋黄。

医师的小叮咛

更年期的人要保持良好的生活习惯，以降低罹患骨质疏松症、心血管疾病的概率，特别是要远离烟、酒、含咖啡因饮料，以及过咸或油腻的食物。此外，持续而且适量的运动，多晒太阳，能帮助身体多吸收钙质，可防止骨质疏松，维持活力。

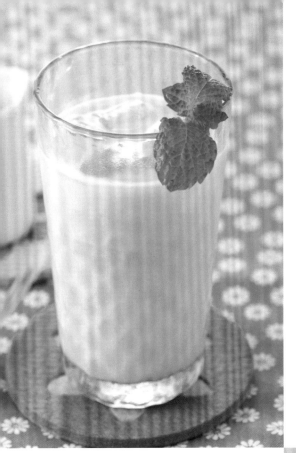

木瓜豆浆汁

材料

木瓜300克，豆浆250毫升，
蛋黄1个，啤酒酵母粉1大匙。

抗衰老

做法

1. 木瓜洗净，去皮去籽，切小块备用。
2. 全部材料放入果汁机，搅打均匀，倒入杯中
   即可。

为什么更年期女性多喝木瓜豆浆汁可以抗衰老？

　　木瓜有助于消化蛋白质；豆浆的植物
性蛋白质，含有人体所需的氨基酸、卵磷脂
及丰富的雌激素，能消除疲劳、养血保肝、
健脑安神；再搭配富含 B 族维生素的啤酒
酵母粉，有助于缓解更年期的不适感，营养
价值也很高。

葡萄柚猕猴桃汁

材料

葡萄柚1/2个，猕猴桃1个，
冷开水、冰块各适量。

养颜美容

调味料

蜂蜜1小匙。

做法

1. 葡萄柚对半切开，用榨汁机挤出汁；猕猴桃
   去皮，切小块。
2. 除冰块外的全部材料放入果汁机中打匀，
   倒入杯中，加入冰块和蜂蜜拌匀即可。

葡萄柚猕猴桃汁为什么能养颜美容？

　　葡萄柚和猕猴桃都含丰富的维生素 C，
热量却很低，还能防止黑斑、雀斑形成并
能缓解血管硬化，可调理高血压和便秘，对
更年期保健有良好效果。

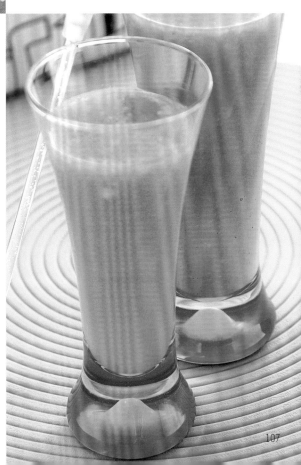

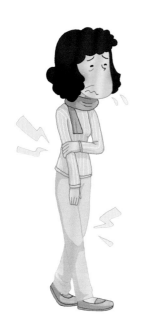

骨质疏松

主要对症蔬果: 火龙果、苋菜、芥蓝菜

人体有99%的钙存在于骨骼及牙齿中，但错误的饮食及生活习惯会导致钙流失，如平常吃过多富含蛋白质、磷、草酸等的食物，都会造成钙的流失。另外，过量的咖啡因及酒精、过度节食、缺少日晒等也会加速钙流失。

缺钙容易导致年老时得骨质疏松症，尤其是女性过了更年期，荷尔蒙改变，钙流失更加明显，因而增加了患骨质疏松症的风险。所以，应在更年期多摄取富含钙的食物。

 预防骨质疏松需补充的营养素

+ 钙

乳制品是钙最好的来源，而且吸收率较其他食物好，1杯(240毫升)牛奶有250～300毫克钙，每天只要喝1～2杯，就大约可以补充1天所需钙的一半。有胆固醇高和肥胖问题的人，不妨选择脱脂牛奶。

此外，很多深绿色蔬菜，如苋菜、芥蓝，含钙量丰富，也是很好的补充来源。

+ 维生素D

维生素D活化后，能促进钙质吸收，使血清中钙的浓度增加，钙吸收后随血液进入骨骼，使骨骼强健。

维生素D含量丰富的食物以鱼类最多，燕麦、麦片、牛奶也是很好的维生素D补充来源。

医师的小叮咛

一般来说，人在30岁以前可以保持钙的平衡，30岁以后钙逐渐流失，应多摄取富含钙的食物。钙不足，容易导致神经紧绷，工作所产生的疲劳无法获得纾解，易令人精疲力竭，脾气暴躁。

另外，现代人常熬夜，喜吃肉类、油炸类、加工类等酸性食品，导致体质酸化，身体为了维持血液的酸碱度，增加了骨骼中钙的析出；补充钙，首先要避免消耗过多的钙。建议平时早上多晒晒太阳，不熬夜、不过度劳累，配合运动，不让体质酸化，并多摄取蔬菜、水果等碱性食物，有助于补充钙质。

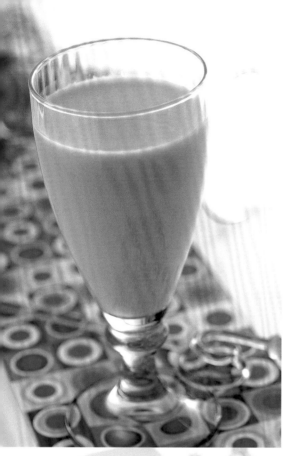

橘子牛奶

材料

橘子2个，牛奶150毫升，碎冰50克。

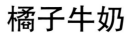

调味料

蜂蜜1小匙。

做法

1. 橘子去皮，剥块去籽备用。
2. 所有材料放入果汁机，搅打均匀，倒入杯中。
3. 加入蜂蜜调匀即可。

为什么橘子牛奶可以强化骨骼?

橘子含有丰富的维生素C、水分与碳水化合物；而其中的维生素C，可以增加人体对牛奶中钙质的吸收率，对于补充钙质，强化骨骼很有帮助。

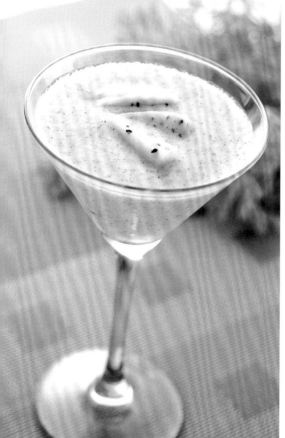

双果优酪乳

材料

火龙果1个，苹果1/4个，优酪乳100毫升。

做法

1. 火龙果洗净，去皮，切块；苹果洗净后，去皮，去核，切块备用。
2. 所有材料放入果汁机，打匀成汁，倒入杯中即可。

为什么双果优酪乳可以补充钙质?

火龙果含有丰富的水分、钙、磷、铁及维生素C，与同是含钙丰富的优酪乳组合，对人体补充钙质，自然有很大的效果。

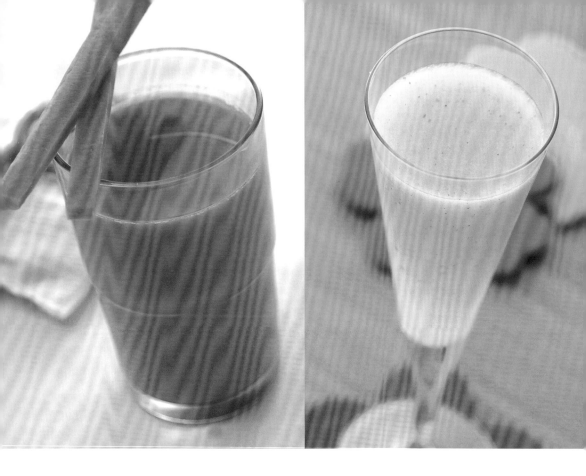

胡萝卜石榴汁

材料

胡萝卜1根，石榴汁1小匙，
圆白菜2片，冷开水、冰块各适量。

促进钙质吸收

调味料

柠檬汁1小匙。

做法

1. 胡萝卜去皮，洗净，切长条；圆白菜洗净，撕小片备用。
2. 除冰块外的全部材料放入榨汁机中，打匀，倒入杯中。
3. 加入柠檬汁和冰块调匀即可。

为什么胡萝卜石榴汁可以促进钙质的吸收？

圆白菜除含有维生素K，可促进皮肤黏膜健康外，还含有酶，可以促进消化、保护肠胃健康。胡萝卜石榴汁含维生素C、维生素E和钾，可促进骨胶原合成及加强钙的吸收。

番石榴西芹汁

材料

番石榴1个，西芹1根，
冷开水250毫升，冰块适量。

预防骨质疏松

调味料

蜂蜜1小匙。

做法

1. 番石榴洗净，切成小块；西芹洗净，去老茎，切成小块。
2. 除冰块外的所有材料放入果汁机中打成汁，最后加入蜂蜜和冰块调匀即可。

为什么喝番石榴西芹汁能预防骨质疏松？

西芹含有钙、铁和维生素，可以有效预防各种慢性病；尤其是停经后的妇女，因荷尔蒙的减少，钙的流失严重，容易造成筋骨酸痛、骨质疏松。想要预防骨质疏松，多喝含有钙的番石榴西芹汁，多晒太阳及运动准没错！

菠菜圆白菜汁

材料
菠菜100克，哈密瓜150克，
圆白菜50克，冰块适量。

调味料
柠檬汁1大匙。

做法
1. 菠菜洗净，去梗，切成小段；哈密瓜去皮，去籽，切成小块备用。
2. 圆白菜洗净，切成小块备用。
3. 除冰块外的所有材料放入榨汁机中榨成汁，最后加入柠檬汁和冰块调匀即可。

为什么菠菜圆白菜汁可补钙呢？

哈密瓜含丰富的碳水化合物、维生素A、维生素B、维生素C和胡萝卜素；圆白菜具有降低血压、促进白细胞活性的作用；而柠檬中的维生素C可以帮助吸收菠菜中丰富的铁和钙，令这道果菜汁具有出色的补钙功效。

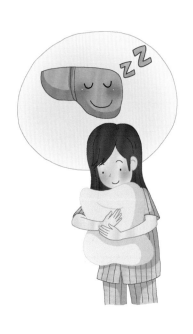

肝病

主要对症蔬果：葡萄、西红柿、莴苣

现代人生活节奏快，缺乏足够的休息，三餐又无法定时定量，饮食不均衡，很少摄取足够的蔬菜和水果，且喝水量不足，种种原因使得肝脏健康亮起红灯，成了健康的隐患。而肝病的种类繁多，其中最具代表性的就是肝炎。

肝脏能帮我们做过滤把关的工作，是人体很重要的解毒器官。一般肝脏出问题，开始可能并没有什么特别明显的症状，等感到不舒服时，通常已经无法挽回，这也是肝病患者人数居高不下的原因。

预防肝病需补充的营养素

➕ B族维生素

B族维生素含量丰富的全谷类和蔬菜，有助于肝脏的新陈代谢。尤其是B族维生素中的胆碱与肌醇，可协助肝脏的脂肪代谢，并消除肝脏中过多的脂肪，预防脂肪肝及肝硬化的发生。

天然食物中的啤酒酵母，除了含有丰富的胆碱与肌醇外，还有矿物质、优质蛋白质与微量元素，可协助肝脏工作。

➕ 卵磷脂

卵磷脂有丰富的养肝成分，可以保护肝脏、预防脂肪肝发生，尤以黄豆及豆制品中的含量最为丰富。

➕ 维生素A、维生素C及维生素E

维生素A、维生素C及维生素E具有抗氧化作用，可以预防肝脏受到致癌物质的伤害，减轻肝功能受损所引发的疲劳、消化不良等不适症状，还能对肝脏进行修补，并减轻有害物质对肝脏造成的损害。蔬菜、水果及全谷类都是很好的养肝食品。

医师的小叮咛

保护肝脏应避免喝酒，乱服成药或不明药物及摄取高热量或高糖分的饮食。市面上充斥着各式各样伤害肝脏的垃圾食品，首先就要向它们说"不"！多吃含有纤维质和维生素的水果或蔬果汁，减少油腻的食物，相信对您的肝脏会很有帮助。

葡萄优酪乳

材料

葡萄15颗，优酪乳100毫升。

强化肝功能

调味料

蜂蜜1小匙。

做法

1. 葡萄洗净备用。

2. 所有葡萄放入果汁机，加优酪乳打匀，倒入杯中。

3. 加入蜂蜜调匀即可。

为什么葡萄优酪乳能强化肝功能？

葡萄富含糖类、铁和维生素 B_{12} 等，具有消除疲劳、恢复体力、预防贫血的功效；新鲜牛奶经发酵后所产生的优酪乳，含有比牛奶更多的游离氨基酸，使蛋白质容易被消化吸收，可以有效地强化肝功能。

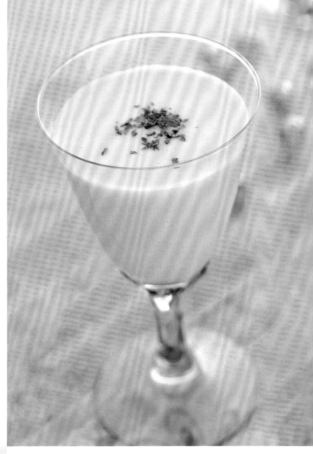

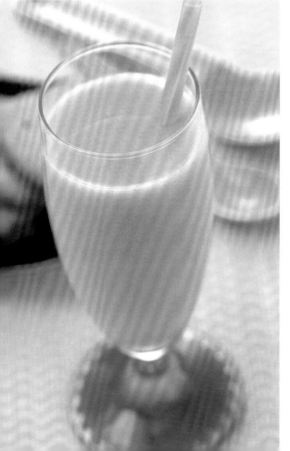

综合蔬果汁

材料

保护肝脏

芹菜30克，莴苣60克，
圣女果5个，苹果1/2个，冷开水250毫升。

调味料

酸乳酪2大匙，小麦胚芽粉1大匙。

做法

1. 莴苣、圣女果、苹果洗净，切块备用。

2. 所有材料放入果菜榨汁机中打匀，滤渣，倒入杯中。

3. 加入调味料调匀即可。

为什么喝综合蔬果汁能保护肝脏？

肝脏具有储存各种维生素的功能，要激活肝脏细胞，应适当摄取含蛋白质的酸乳酪；芹菜和小麦胚芽含有维生素 B_1 和维生素 B_2，有保护肝脏的功效。

心脏病

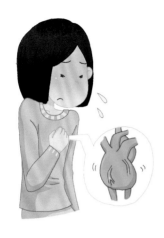

主要对症蔬果：菠菜、芹菜、绿芦笋

心脏病可说是一种现代文明病、富贵病，或是一定程度上的"好吃少动"病。随着人们生活水平的提高，饮食以高热量、高油脂及高盐分的食物居多，又不爱动，许多人都患上了心脏病，其致死率在各种疾病中位居前列。如果把与它相关的脑血管疾病、糖尿病、高血压死亡人数加起来，则死于心脑血管疾病的人数更加众多。

当心脏病患者或高危险群出现剧烈的胸痛，并伴有心悸、呼吸困难、头昏、意识不清、冷汗、四肢冰冷、脸面苍白等现象时，必须赶快送医院，否则极易在短时间内对身体造成严重的伤害，甚至因此丧命。

预防心脏病需补充的营养素

➕ 膳食纤维

膳食纤维不但可以改善便秘，还可以降低血中胆固醇并预防心脏病。相关部门建议每天必须摄取 20～30 克的膳食纤维，相当于 1 日至少要摄取 6 份的蔬菜和水果，且应尽量选择含纤维量较高的糙米、燕麦片、胚芽米等全谷类为主食来源。水果和燕麦片含有丰富的水溶性膳食纤维，有助降低胆固醇浓度，防治动脉硬化，有利心脏健康。

➕ 维生素B₆

有研究发现，维生素 B₆ 是很好的抗氧化剂，体内抗氧化成分较高的人，得心脏病的概率约为抗氧化成分较低族群的 1/3。

➕ 维生素E

维生素 E 可以防止并清除坏胆固醇在血管中堆积，预防心血管疾病发生。维生素 E 在核桃、小麦胚芽、芝麻等食物中的含量都丰富，为了身体健康可多吃。

➕ 叶酸

叶酸和心血管疾病有一定的关联，多摄取叶酸可预防心脏病发生，可多吃菠菜、芦笋、小麦胚芽及胡萝卜等食物。

医师的小叮咛

要远离心脏病，饮食上应避免油腻、高油脂及高糖分的食物，并将体重维持在理想范围；以腰围为例，男性腰围不宜超过90厘米、女性腰围不宜超过80厘米。还要养成每天运动的习惯，每次至少30分钟，不但可以纾解压力，也可以保护心脏的健康。

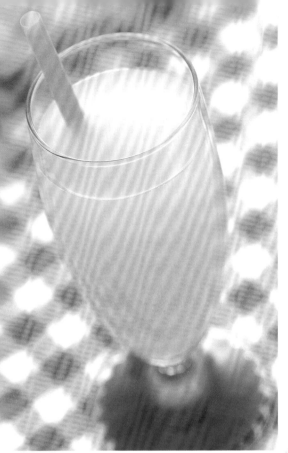

芦笋芹菜汁

促进心脏健康

材料
芦笋5根，芹菜50克，
可尔必思50毫升，冷开水100毫升。

做法
1. 芦笋洗净，切小段；芹菜洗净，切小段备用。
2. 所有材料放入榨汁机，搅打成汁，倒入杯中即可。

为什么多喝芦笋芹菜汁有助心脏的健康？

　　芦笋内含有丰富的叶酸，能促进心脏运作正常；芹菜含有丰富的膳食纤维，有降压、通便的效果。常喝芦笋芹菜汁可让心脏病患者保持神清气爽，还可强健脑力，预防脑出血，降低血压，强健血管，缓和肾上腺素作用，安定精神。

菠菜荔枝汁

强心补血

材料
菠菜60克，荔枝10颗，
冷开水30毫升。

做法
1. 菠菜洗净，切小段备用。
2. 荔枝去皮及核，放入果汁机中，加入菠菜和冷开水打匀成汁，倒入杯中即可。

为什么菠菜荔枝汁能强心补血？

　　菠菜中所含的矿物质主要是铁和钙，尤其在根部含量较高，对贫血有良好的改善作用；荔枝含有丰富的维生素 C 和天然葡萄糖，可以对抗心脏衰弱。这款菠菜荔枝汁，有助于强心补血、预防心脏病。

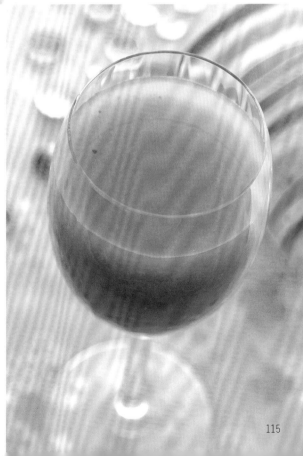

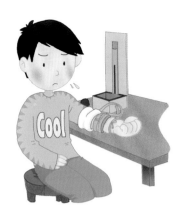

高血压

主要对症蔬果：猕猴桃、芹菜、圆白菜

高血压是指收缩压≥140mmHg、舒张压≥90mmHg；正常血压是收缩压<130mmHg、舒张压<85mmHg；而介于两者之间则为临界高血压。

大多数人患高血压后并没有明显的原因，但是体重过重、运动不足、压力过大、饮酒过多及遗传都会增加患高血压的概率。

 高血压患者调养时需补充的营养素

➕ 钾

含有丰富矿物质钾的蔬果，具有利尿的作用，可以松弛血管平滑肌、降低末梢血管阻力，以达到降低血压的作用。很多蔬菜、水果都含有丰富的钾，能帮助控制血压，应多补充。

➕ 钙

钙可以松弛血管平滑肌，降低血压，建议最好每天摄取1~2杯的低脂或脱脂牛奶。

➕ 膳食纤维

膳食纤维可和胆酸盐结合，并将胆酸盐排出体外，增加胆固醇的分解，降低血中胆固醇的浓度。

➕ B族维生素

B族维生素可以帮助脂肪代谢及维持血管健康。

➕ 维生素C

维生素C可使血管壁的弹性增加，预防高血压。可从柑橘类等水果或其他蔬果中补充维生素C。

➕ 叶酸

有研究指出，血液中叶酸浓度较低，患心血管疾病的可能性就较大，因此摄取充足的叶酸对预防高血压也十分重要。可以从菠菜、芦笋等深绿色蔬菜及小麦胚芽等食物中摄取。

医师的小叮咛

高血压是一个"隐形杀手"，通常都是经医生量血压，或是有高血压并发症出现时，才被诊断出来。要有效地控制血压，首先要从饮食着手，保持低盐、低脂肪、低胆固醇、少酒精及高纤维食物的饮食习惯。

要减少食盐的摄取量，每天盐的摄取量不要超过5克，并尽量避免食用腌渍加工食品；每天食用1~2份坚果类食物，也可以有效降低血压。

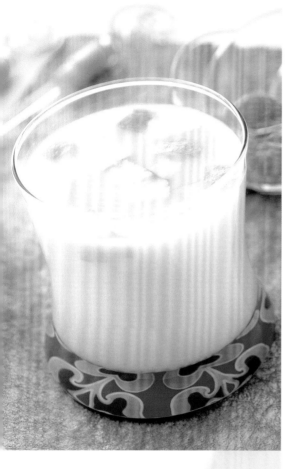

番石榴多多饮

材料

番石榴1个，养乐多1瓶，
冰块30克。

`调节血压`

做法

1. 番石榴洗净，对半切开，去籽，切丁，泡入冰盐水中片刻，捞出沥水，备用。
2. 番石榴放入杯中，加入养乐多，再加冰块搅拌均匀即可。

为什么番石榴多多饮能调节血压？

　　番石榴的果皮及果肉都可食用。其中果皮的维生素C含量最高，越靠近果心含量则越少，所以不要将果皮削掉，才能摄取到更多的维生素C。

　　番石榴还含有维生素A、矿物质等物质，除了有助开胃、促进消化外，还可以使血管壁弹性增加，调节血压；养乐多的有益菌容易为人体吸收，给高血压患者提供必要的营养。

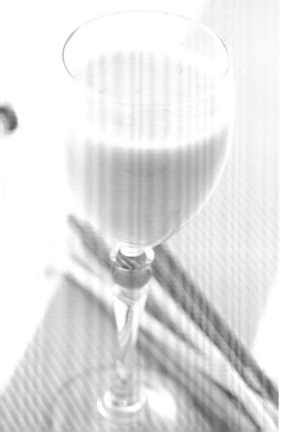

芹菜菠萝鲜奶汁

材料

芹菜100克，菠萝50克，
鲜奶50毫升。

`控制血压`

做法

1. 芹菜洗净，切小段；菠萝去皮，切小块备用。
2. 所有材料放入果汁机，搅打均匀，倒入杯中，加入鲜奶调匀即可。

为什么高血压患者适合选用芹菜菠萝鲜奶汁？

　　适合高血压患者的养生蔬果汁，应包含钾含量丰富的芹菜、胡萝卜、牛蒡、芦笋、香蕉、猕猴桃、柿子、桃子等蔬果。再搭配富含镁的核桃、杏仁、松子等坚果，不仅口感佳，降血压的效果也很好。

细胞老化

主要对症蔬果：苹果、葡萄、西红柿

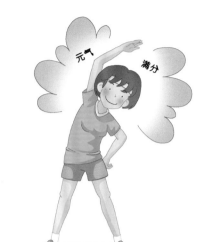

中医认为，活化细胞与"气"是息息相关的，气是构成人体的基本物质，以气的运转变化来解释人的生命活动，人体的气有多种多样的表现形式，其中最基本的气，即是"元气"。

元气是一种活力很强的精微物质，它行于全身，无处不在、无处不到。人体的脏腑经络等组织，都是元气升降出入的场所。人体的生命活动，从根本上来说，就是元气升降出入的运动。中药与食材之中，有很多物质具有提升元气的作用，这些成分也同时具有活化细胞的作用。

 活化细胞需补充的营养素

➕ 多酚

多酚是一种相当好的抗氧化物质，对于健康的维持和延缓老化，皆扮演着重要的角色。绿茶含有具抗氧化作用的茶多酚，可以促进人体内的废弃物排泄。其他富含多酚的食物还有葡萄、苹果、草莓、蔓越莓、西蓝花、洋葱，可多补充。

➕ 茄红素

西红柿中含有大量的茄红素，研究证实，当人体内茄红素含量过低时，子宫颈癌、肺癌、乳腺癌及动脉硬化等慢性病的发生率会升高。而且经常食用西红柿，可以降低男性前列腺癌的发生率，建议每天应该吃 1 ~ 2 个西红柿，才能更好地预防细胞老化和病变的发生。由于茄红素属于脂溶性的物质，因此食用煮过的西红柿效果更佳。

➕ 维生素A、维生素D及维生素E

维生素 A、维生素 D 及维生素 E 是抗氧化营养素，能对抗伤害人体的自由基，增强抵抗力。

医师的小叮咛

身体像一座奥妙的化学工厂，我们却不知道它在做什么。甚至，我们常常"虐待"它而不自知。身体约有60万亿个细胞，好比无数个化学反应堆，全由我们供给原料，只有做到规律作息、清淡饮食和适当运动，工厂才能自行运作得顺畅。

活力西红柿蔬菜汁

材料

西红柿2个，西芹1根，
胡萝卜20克，冷开水120毫升。

活化细胞

调味料

盐1/4小匙，蜂蜜2小匙。

做法

1. 西红柿洗净，去蒂，切块；西芹去老茎，胡萝卜去皮，均洗净，切小片备用。

2. 西红柿、西芹及胡萝卜放入榨汁机中，打成汁，倒入杯中，加入盐、冷开水和蜂蜜搅拌均匀即可。

为什么活力西红柿蔬菜汁能防止细胞老化？

西红柿和胡萝卜都是 $\beta-$ 胡萝卜素含量丰富的蔬果，具有防止细胞老化的作用。胡萝卜还可以防止脂肪氧化；西芹具抗血栓作用。这款活力西红柿汁，对于活化细胞具有较好的功效。

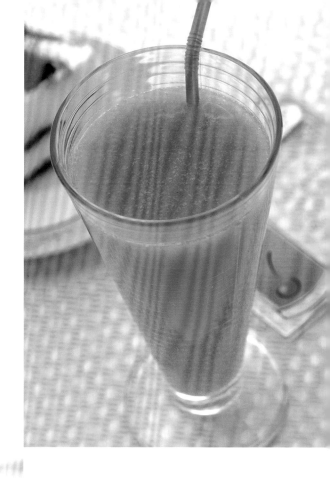

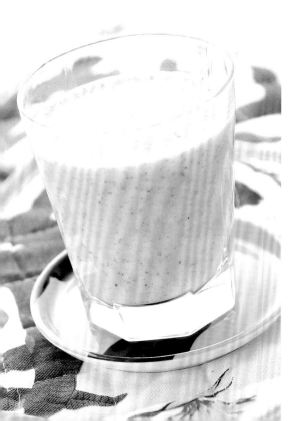

芝麻香蕉菠萝汁

材料

黑芝麻粉1大匙，香蕉1根，
菠萝20克，鲜奶250毫升。

防止老化

做法

1. 香蕉去皮；菠萝去皮，切块备用。

2. 所有材料放入果汁机中打匀，倒入杯中即可。

为什么芝麻香蕉菠萝汁能防止老化？

黑芝麻中的维生素E可以防止老化，维生素 B_2 则可以增进肌肤和发质的健康；而鲜奶含有丰富的钙，可以防止骨质疏松。想要找回流失的钙，就要常喝这道芝麻香蕉菠萝汁。

除了乳制品之外，带骨小鱼、坚果类和深色蔬菜也是钙的重要来源；而芝麻粉的钙含量远比豆类和蔬菜高，且口感香浓，更易为大家所接受。

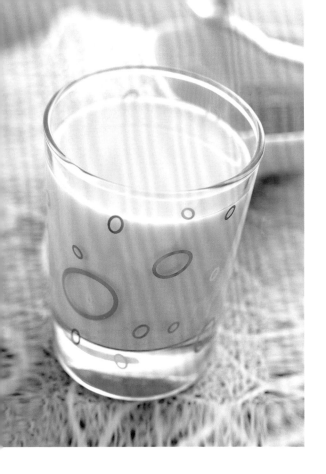

净血黑豆汁

材料

黑豆200克。

活化细胞

调味料

蜂蜜1大匙。

做法

1. 黑豆洗净,在水中浸泡30分钟备用。
2. 锅中倒入半锅清水,放入黑豆,用大火煮沸,转小火熬煮40分钟。
3. 将煮好的黑豆放入果汁机打成汁,滤渣后倒入杯中。
4. 饮用时加蜂蜜调味即可。

为什么净血黑豆汁能活化细胞?

黑豆含有许多抗氧化成分,最特别的是异黄酮素、花青素。经常饮用黑豆汁,可以净化血液、养肾护肝、消除水肿,对人体益处多多。

猕猴桃
蜜桃菠萝汁

延缓衰老

材料

猕猴桃1个,水蜜桃1个,菠萝2片,优酪乳250毫升。

做法

1. 猕猴桃洗净,去皮;水蜜桃洗净,去皮,去核,分别切块备用。
2. 所有材料全部放入果汁机中,搅打均匀,倒入杯中即可。

为什么猕猴桃蜜桃菠萝汁能延缓衰老?

猕猴桃含有丰富的维生素C;水蜜桃和菠萝含有膳食纤维;优酪乳则含有优良的乳酸菌群。全部食材调理出这道具有美容整肠功效、还可延缓衰老的猕猴桃蜜桃菠萝汁,是最适合早上喝的饮品。

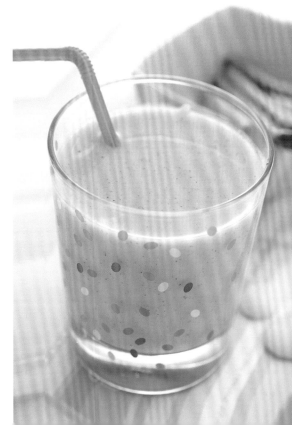

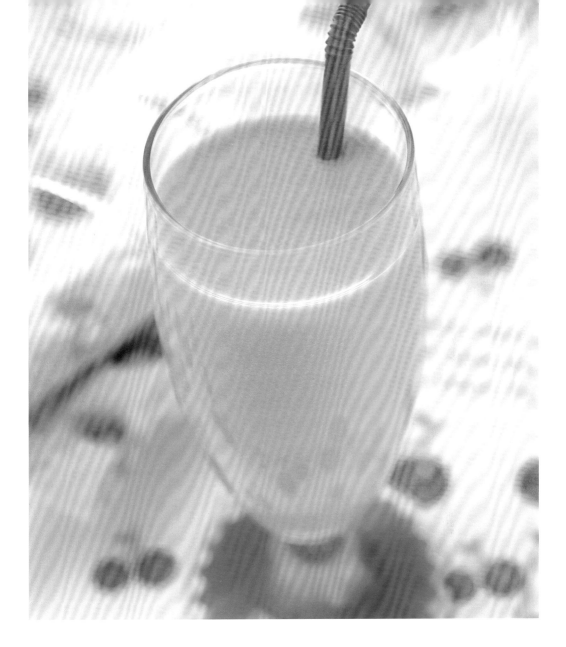

黄金南瓜豆奶汁

材料

南瓜80克，蛋黄1个，
豆浆150毫升。

防衰抗老

调味料

蜂蜜1小匙。

做法

1. 南瓜洗净，削皮，去瓤，切成薄片，放进微波炉中加热
   3分钟取出，放凉备用。
2. 所有材料放入果汁机中打汁，倒入杯中，加入蜂蜜调
   匀即可。

为什么黄金南瓜豆奶汁是最佳抗老组合？

南瓜含有胡萝卜素、维生素C和维生素E，具有抗氧化作用，能有效预防身体老化；豆浆是一种优质蛋白质，含有同样具有抗氧化功效的卵磷脂，组合起来就是防衰抗老的黄金南瓜豆奶汁！

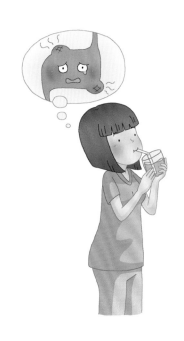

肿瘤

主要对症蔬果：芒果、莴苣、芦笋

现代人饮食越来越讲究精制化，尤其是含高油脂的油炸食品和精制的糕饼类食物"大举入侵"，随之而来的肿瘤患病率也不断提升。

肿瘤是局部组织的细胞异常增生而形成的新生物，常是局部肿块，可分为良性和恶性两大类。良性肿瘤生长缓慢，不会转移，对人体危害较小。恶性肿瘤或癌生长速度快，易侵蚀附近组织并转移到其他器官，不加以治疗会逐渐恶化，甚至导致人体死亡。

预防肿瘤需补充的营养素

⊕ 膳食纤维

膳食纤维能促进肠道蠕动，刺激粪便排出，减少致癌物与肠道接触的时间，帮助有害物质排出体外，降低对身体的伤害。蔬菜、水果及麦片等全谷类，都是膳食纤维含量丰富的食物。

⊕ 抗氧化物

维生素A、维生素C及维生素E都是抗氧化维生素，可以消除破坏细胞的自由基，是最好的天然抗肿瘤食物。此外，维生素A和维生素C还可防止肿瘤细胞的形成。其中，莴苣、胡萝卜、芒果等深绿色及深黄色的蔬果都含有丰富的维生素A；大部分蔬菜、水果，含有丰富的维生素C；核桃、芝麻、南瓜子等坚果类食物含有丰富的维生素E，都是可多摄取的食材。

⊕ 叶酸

叶酸与细胞正常的生长复制有关；缺乏叶酸时，细胞会变脆弱，也更容易被致癌物质侵入。建议可多吃绿叶蔬菜、黄豆制品及蛋黄等食物，都可以补充很丰富的叶酸。

医师的小叮咛

许多研究证实，高油脂饮食与肿瘤细胞的形成息息相关，因此，应尽量避免油炸食品的摄取，不要吃香肠、腊肉、火腿等含亚硝酸盐的食物及烤肉等烧烤类食物，因这些食物都会产生毒性强的致癌物。

此外，平日食物的选择宜多样化，尽量均衡摄取足够的维生素A、维生素C和维生素E，才可以有效预防肿瘤的发生。

莴苣苹果菠萝汁

材料

莴苣1个（约300克），
菠萝200克，苹果1个，
腰果1大匙，温开水500毫升。

抑制肿瘤

做法

1. 莴苣洗净，切大片；菠萝和苹果洗净，去皮，苹果去核，二者切片备用。
2. 所有食材放入果汁机，加温开水打匀。
3. 滤掉蔬果渣，倒入杯中即可。

为什么莴苣苹果菠萝汁能抑制肿瘤？

大多数蔬果中含有一种被称为生物类黄酮的抗癌营养素，能有效地抑制癌症的发生。莴苣苹果菠萝汁含有丰富的维生素C和膳食纤维，可减少自由基对细胞的伤害，防治细胞异常。

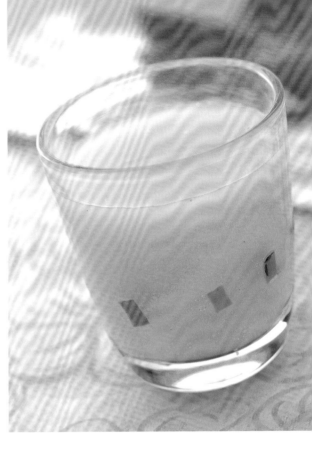

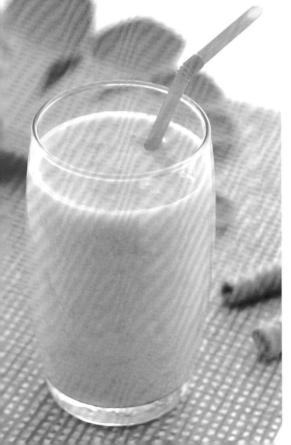

芒果椰奶汁

材料

芒果1个，椰汁200毫升，
冷开水30毫升。

预防肿瘤

做法

1. 芒果洗净，去皮及核，切小块，放入果汁机中，加冷开水打匀成汁，倒入杯中。
2. 加入椰汁充分调匀即可。

为什么芒果椰奶汁可以预防肿瘤？

芒果中含有丰富的维生素A、维生素C、钾及矿物质等成分。其中维生素A可以预防癌症，维生素C可以预防动脉硬化及高血压；而椰汁有利尿除燥的功效。常饮芒果椰奶汁，有助于将有害物质排出体外，降低细胞异常概率。

癌症

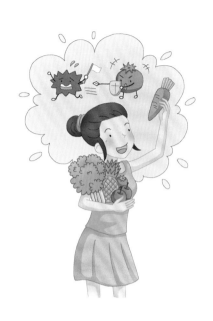

主要对症蔬果: 西红柿、西蓝花、圆白菜

癌症有许多不同的种类, 但基本上都跟突变后的细胞异常增殖有关; 而这些增殖的突变细胞开始会侵犯邻近的细胞, 并抢夺正常细胞的营养资源; 如不加以抑制, 最后就会变成癌症, 对人体健康和生命造成严重威胁。

癌症的形成跟遗传和免疫系统等内在因素有关, 也可能跟错误的生活习惯及饮食相关, 如抽烟、饮酒、暴饮暴食、过食高热量及油炸类食物等, 都是造成癌症的原因。

预防癌症需补充的营养素

➕ 抗氧化物

促进细胞癌化的祸首之一就是自由基, 如果能增强体内抗氧化物, 清除对身体有害的自由基, 就能预防癌症发生。

维生素 A、维生素 C 和维生素 E, 以及十字花科蔬菜, 如西蓝花、芥蓝、圆白菜等, 含硫物质的洋葱、大蒜等, 都是天然防癌营养素。

蔬果中的胡萝卜、西红柿、芒果等, 都含丰富的胡萝卜素; 柳橙、柠檬、葡萄柚、番石榴等, 含丰富的维生素 C; 小麦胚芽、绿叶菜及芝麻、南瓜子等坚果类, 含有丰富的维生素 E, 都是很好的防癌食物, 平日可多吃。

此外, 维生素 A 能提高黏膜和细胞膜的免疫力, 可以抑制癌细胞入侵皮肤和内脏, 并修复受损的细胞膜, 如菠菜、牛奶及橘黄色蔬果都含有丰富的维生素 A。

➕ 硒

硒是人体必需的微量矿物质, 也是抗氧化剂的一种, 能保护组织及细胞膜, 防止其被破坏, 达到预防癌症的效果。富含硒的食物有芹菜、圆白菜、西红柿、小麦胚芽、坚果类, 最好能每天食用。

医师的小叮咛

摄取多样化的蔬果及全谷类, 适当运动、充分休息, 可以有效预防癌症。同时, 少吃易致癌的食物, 如烧烤类、香肠、腊肉、火腿等添加硝酸盐、亚硝酸盐等防腐剂的肉制品, 都是防癌的关键。

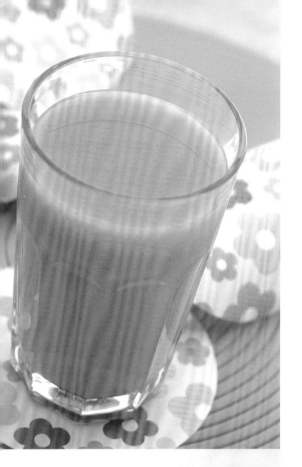

抗癌养生汁

预防癌症

材料
土豆1个，胡萝卜、苹果各1个，
冷开水50毫升。

做法
1. 土豆、胡萝卜、苹果分别洗净，去皮，切块
   备用。
2. 所有材料放入榨汁机中，搅打均匀，倒入杯
   中即可。

为什么抗癌养生汁可以预防癌症?
　　土豆所含的 B 族维生素、维生素 C，能
够防癌及抗癌；胡萝卜含胡萝卜素；苹果含
铁及膳食纤维，这些都是维持生理功能及
抗氧化不可或缺的营养素，可以一定程度
上预防癌症的发生。

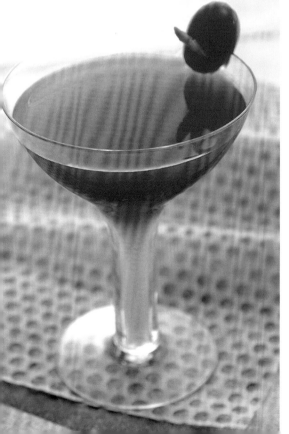

西红柿汁

防癌抗癌

材料
西红柿2个，冷开水500毫升。

调味料
盐1/4小匙。

做法
1. 西红柿洗净，切小块备用。
2. 西红柿加冷开水，放入榨汁机，搅打均匀，
   倒入杯中。
3. 加入调味料拌匀即可。

为什么西红柿汁可以防癌抗癌?
　　西红柿汁的茄红素可以抗氧化、防癌，
堪称健康饮料的"天后"。西红柿中的类胡
萝卜素、茄红素可以帮助人体预防多种癌症
的发生，并降低心血管疾病发生的风险。

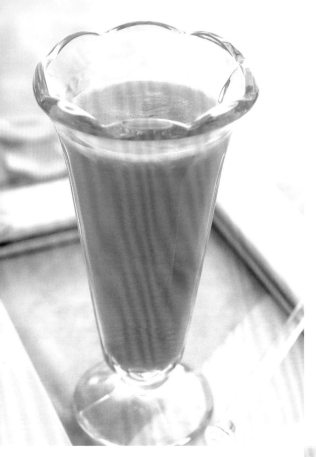

胡萝卜
菠萝西红柿汁　增强体力

材料

胡萝卜1根，菠萝1/4个，西红柿1/2个，冷开水100毫升，冰块适量。

做法

1. 菠萝和胡萝卜均去皮洗净，切小丁；西红柿洗净切小块备用。
2. 除冰块外的全部材料放入果汁机中，搅打均匀，倒入杯中，加入冰块拌匀即可。

为什么多喝胡萝卜菠萝西红柿汁可以增强体力？

　　胡萝卜可保护眼睛、滋润皮肤；西红柿中丰富的营养成分，能提高人体免疫力。身体虚弱的人每天饮用这款蔬果汁，可以增强体力。

猕猴桃
西蓝花菠萝汁　防癌

材料

猕猴桃1个，西蓝花80克，菠萝50克，冷开水、冰块各适量。

调味料

蜂蜜、柠檬汁各1小匙。

做法

1. 猕猴桃及菠萝去皮，切块；西蓝花洗净，切小朵备用。
2. 除冰块外的全部材料放入榨汁机中打匀，倒入杯中，加入调味料和冰块即可。

猕猴桃西蓝花菠萝汁为什么能防癌？

　　猕猴桃中的维生素C含量很高，西蓝花则是十字花科中防癌效果最佳的蔬菜，加上菠萝的蛋白质分解酶与柠檬的净化血液功效，合成了这道上佳防癌组合的蔬果汁。

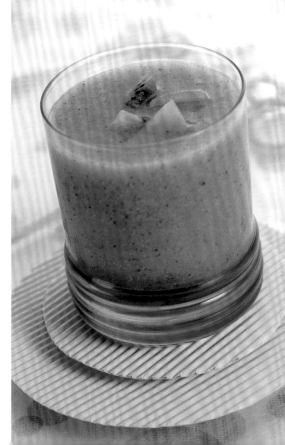

菠菜胡萝卜柳橙汁 美白防癌

材料

菠菜300克，胡萝卜1根，柳橙1个，冷开水、冰块各适量。

调味料

蜂蜜、柠檬汁各1小匙。

做法

1. 菠菜洗净，切去根部，切段；胡萝卜洗净，去皮，切小块；柳橙去皮，切小块。
2. 全部材料放入榨汁机中打匀，倒入杯中，加入调味料调匀即可。

为什么菠菜胡萝卜柳橙汁可以美白又防癌？

因为菠菜、胡萝卜和柳橙分别含有抗癌最重要的黄金三角营养素——维生素A、维生素C、维生素E，加入蜂蜜、柠檬汁等含有B族维生素的调味原料，更具滋润皮肤和美白养颜的效果。

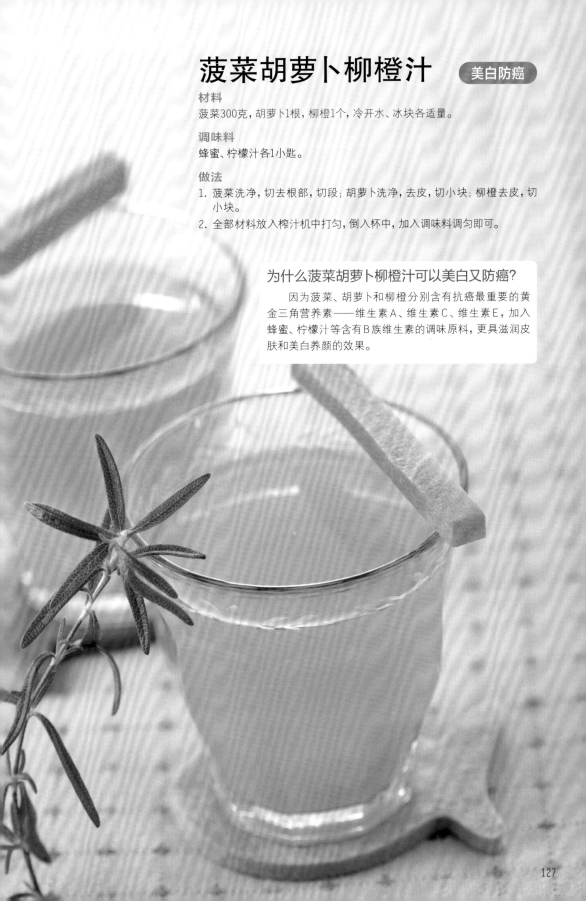

蛀牙及牙龈炎

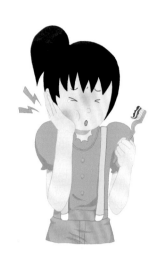

主要对症蔬果：圆白菜、西蓝花、莴苣

当食物的残渣积留在牙齿表面，而后成为细菌的温床，并不断地繁殖增长，同时还制造出一种酸性物质，这种酸与牙齿接触后，能慢慢地溶解牙齿的钙质，进而形成蛀牙。

牙龈出血大多由牙龈发炎所引起，特别是在刷牙的时候。但有时也由全身疾病、血液系统疾病、营养缺乏或遗传因素造成，千万别轻忽，要及早治疗。

预防蛀牙及牙龈炎需补充的营养素

➕ 维生素C

当缺乏维生素C时，微血管会比较脆弱，容易破裂，进而造成牙龈出血；要防止出血，可以多食用木瓜、草莓、猕猴桃、柳橙及葡萄柚等富含维生素C的水果。

➕ 维生素K

有牙龈易出血的问题，可能与缺乏维生素C和维生素K有关。维生素K和血液凝集功能有关，有牙龈出血的人，可多吃圆白菜、菠菜、西蓝花、莴苣及西红柿等蔬菜，可改善出血症状。

➕ 钙

钙是构成牙齿的主要元素，想要有一口好牙，就要摄取足够的含钙食物，最简单的方式就是每日饮用1～2杯牛奶。除此之外，还可多吃黑芝麻、乳酪、深绿色蔬菜和黄豆等含钙量丰富的食物。

医师的小叮咛

牙齿有问题，会直接影响咀嚼食物，无形中造成营养摄取不均衡，久而久之影响健康，故不能大意。

养成良好的口腔卫生习惯是保护牙齿的关键，平时注意控制甜食的摄取量，少抽烟，餐后随时漱口刷牙，不让烟渍或食物等发酵物侵蚀牙齿，以免造成牙齿偏黄，甚至出现蛀牙。

另外，还可多吃黑豆、黑芝麻、核桃、高纤蔬菜等补肾固牙的食物，让牙齿更强健。而且还要少喝碳酸饮料，因酸性气体容易造成蛀牙，尤其不要在睡觉前喝。

金橘牛蒡水梨汁

材料

金橘50克，牛蒡70克，梨150克，冷开水250毫升。

保护牙龈

做法

1. 金橘洗净，稍微切割表皮；牛蒡用刀背刮去外皮，切块，浸泡盐水后沥水备用；梨去皮，去核，切成块备用。
2. 所有材料一起放入果汁机中，搅打至纤维变细，滤渣，倒入杯中即可。

为什么金橘牛蒡水梨汁能保护牙龈?

牛蒡含菊糖，能增强体力；金橘中的维生素C可预防牙龈出血，并有助于吸收牛蒡中的铁；梨可帮助消化，促进新陈代谢。综合这道金橘牛蒡水梨汁的营养素，可产生保护牙龈健康的功效。

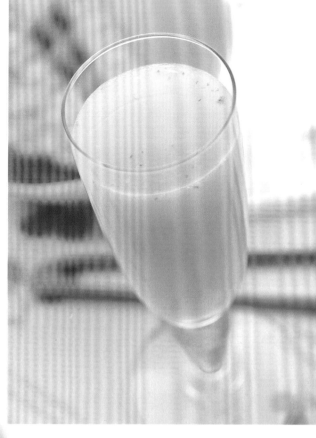

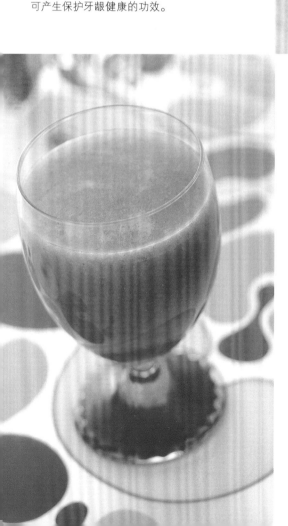

草莓葡萄柚汁

材料

草莓6颗，葡萄柚1/2个，冷开水50毫升。

预防牙龈出血

调味料

蜂蜜1小匙。

做法

1. 葡萄柚洗净，剖半，用榨汁器榨成汁备用。
2. 草莓洗净，去蒂，切块，放入果汁机，加冷开水打匀备用。
3. 所有材料放入摇杯中，加入蜂蜜摇匀，倒入杯中即可。

为什么草莓葡萄柚汁可以预防牙龈出血?

草莓所含的维生素C具有抗氧化作用，可治疗牙龈出血及维生素C缺乏病；葡萄柚性温，味酸，有清热解渴、纾解压力的功效。饮用这道草莓葡萄柚汁，具有预防牙龈出血、保护牙齿的功效。

CHAPTER FOUR
DETOXIFING AND
LOOKING GOOD

爱美族漂亮窈窕汁

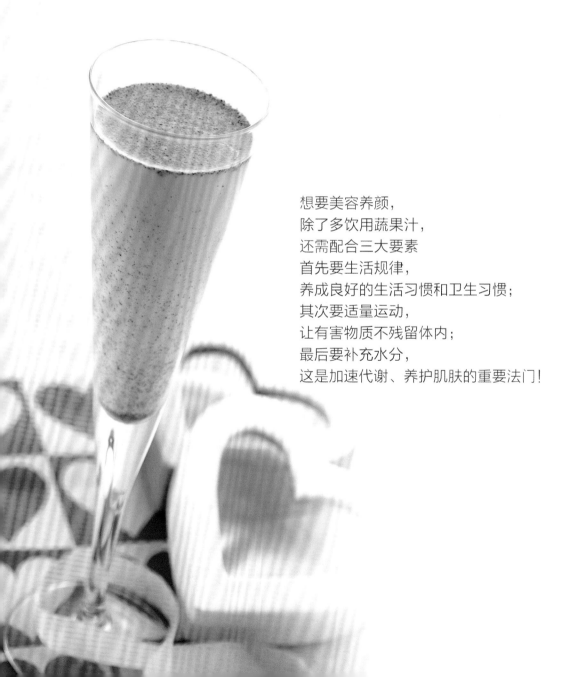

想要美容养颜，
除了多饮用蔬果汁，
还需配合三大要素
首先要生活规律，
养成良好的生活习惯和卫生习惯；
其次要适量运动，
让有害物质不残留体内；
最后要补充水分，
这是加速代谢、养护肌肤的重要法门！

变美丽10大蔬果排行榜

拥有白里透红的肌肤及窈窕的曲线，可以说是每个女性的愿望；其实要达成并不难，只要多吃下列10种蔬果，即可轻轻松松实现梦想。

资料来源：陈怡婷（前永越健康管理中心营养师）

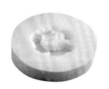

❶ 冬瓜

按中医的说法，冬瓜有利水、消肿的功效。容易有水肿问题的人，可以将冬瓜带皮切块，煮成冬瓜水食用，有消肿的效果。但冬瓜属于寒性食物，本身是寒性体质的人，不宜食用。

冬瓜中的化学物质有抑制糖类转换成脂肪的作用，再加上其丰富的维生素C，具有美白祛斑的效果，是爱美女性不可少的美容圣品。

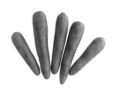

❸ 胡萝卜

提到胡萝卜就会联想到β-胡萝卜素，它可在身体中转换成维生素A。维生素A除了有抗氧化功效，能避免身体细胞氧化所造成的病变及衰老外，还有防止皮肤角质化，预防皮肤粗糙的效果。

在中医理论中，胡萝卜有补血的效果，对于吃素又想补血的人，可以多选择胡萝卜来搭配菜色，一方面丰富食物的色彩，另一方面也可通过饮食达到补血的效果。

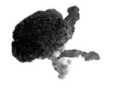

❷ 西蓝花

在提及对健康有帮助的蔬菜时，西蓝花的获选率很高。它丰富的铁和叶酸，对造血功能有很大的帮助，再加上其中的维生素C，可促进铁质的吸收利用。身体中的红细胞铁含量充足，细胞的载氧量高，血中氧气足够，脸色自然就红润。

西蓝花中还含有维生素A，有预防皮肤粗糙的作用，再加上维生素C的美白淡斑功能，能使人气色红润，健康美丽。

❹ 樱桃

想要脸色红润，水果中首推樱桃，它的含铁量很高，有缺铁性贫血或脸色较苍白的人，可多补充。铁是红细胞中的重要营养素，其存在的多寡决定细胞载送的氧气量，当您的身体中充满新鲜的氧气，脸色自然红润，精神会更好。

而且樱桃也含有丰富的维生素C，建议想美白淡斑的人可以多食用。

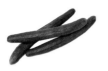

❺ 小黄瓜

小黄瓜含有特别的黄瓜酶，可以扩张血管，促进血液循环，增强新陈代谢，使人脸色红润。小黄瓜还有利水消暑的作用，非常适合夏季食用。

小黄瓜中丰富的维生素C常被用来美白，甚至晒伤造成皮肤红肿时也可将其磨成泥敷在脸上，有镇热及预防色素沉淀的效果。不过，小黄瓜亦含有会破坏维生素C的酶，建议加些醋破坏其酶，以增加维生素C的吸收。

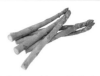

❽ 芦笋

芦笋含有β-胡萝卜素、铁、维生素C、维生素E及叶酸。铁、叶酸是造血的主要营养素，贫血者应多摄取。而维生素E有良好的抗氧化功能，能避免细胞氧化造成老化。此外，芦笋中的膳食纤维含量高、热量低，可促进肠道蠕动，增加饱足感，对于减重者而言，是很好的选择。但芦笋不宜存放过久，可先将芦笋汆烫后再冷藏，以延长保存时间。

❻ 葡萄柚

长期便秘的人，容易有皮肤干燥的现象，一方面可能是平常水喝得不够多，另一方面是废物堆积在肠道中无法排出，发酵产生有害物质。而葡萄柚中含有丰富的膳食纤维，可以促进肠道蠕动、帮助排便；榨汁时，最好连同果肉一同吃，才能吃到纤维质。其中，红肉葡萄柚比白肉葡萄柚含有更多的β-胡萝卜素，对预防皮肤干燥的效果更好。

❾ 菠萝

菠萝中含有丰富的膳食纤维，能帮助排便，加强身体废物的代谢。而且还含有蛋白质分解酶，可软化肉质，促进蛋白质的消化利用。

菠萝中丰富的维生素C，在体内与蛋白质结合，形成胶原蛋白，能保持肌肤弹性；丰富的维生素B₁，更有消除疲劳及促进代谢的效果，多吃菠萝能常葆年轻，也让人气色更好，是变美丽不可或缺的水果之一。

❼ 圆白菜

圆白菜中含有一种少见的矿物质锰，可促进新陈代谢。

此外，圆白菜中含有帮助伤口愈合的营养素，能加速青春痘的愈合，减少感染的概率。圆白菜还含有丰富的维生素C，可以预防黑色素的沉淀，避免在脸上留下疤痕，可说是养颜美容的上佳蔬菜之一。

❿ 猕猴桃

猕猴桃的维生素C含量是橘子的2倍以上，而且吸收率达94%，只要吃1颗猕猴桃，就相当摄取了一天维生素C的需求量。维生素C有淡斑美白的效果，能与蛋白质结合成胶原蛋白，让肌肤保持弹性。

现今流行水果入菜来烹调，猕猴桃不论在色香味上，都是很好的选择，只是维生素C比较不耐高温，宜生拌入菜，或是直接打成果汁饮用。

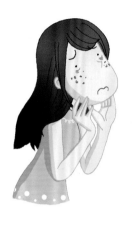

黑斑

主要对症蔬果：葡萄柚、猕猴桃、番石榴

肌肤暗沉，甚至形成黑斑的主要原因是熬夜、压力、抽烟及紫外线照射等。

因为晚上是皮肤细胞最活跃的时刻，此时，新的细胞在生长，老化的角质细胞会被代谢掉。若太晚睡或睡眠不足，会使新陈代谢功能不顺畅，造成老化角质层增厚，肌肤失去透明感，呈现暗沉的颜色。

压力则会造成血管收缩、血液循环不良和黑斑；此外，抽烟会使微血管收缩，血液循环恶化，也会加速有益于肌肤的维生素C的流失，导致黑斑生成。

改善黑斑需补充的营养素

+ B族维生素

B族维生素可加速身体新陈代谢速度，使肌肤恢复好气色。为了皮肤美丽，要多选择牛奶及坚果类等食物。

+ 维生素C

丰富的维生素C，可以淡化斑点、美白肌肤。想要肌肤白皙，建议每天最少摄取2份富含维生素C的水果，如柠檬、柳橙、猕猴桃、葡萄柚等，才能达到足够的维生素C摄取量。

+ 膳食纤维

多吃含有丰富膳食纤维的蔬菜、水果及五谷杂粮，因纤维质可以减少人体对有害物质的吸收，还能加快身体排出废弃物，防止肌肤暗沉无光泽。

医师的小叮咛

要拥有好的皮肤，必须从饮食及日常生活中着手。饮食方面，口味宜清淡，不吃冰冷、辛辣及刺激性的食物，再搭配运动促进血液循环，也可选择药膳、按摩等养生保健法，即可达到皮肤美丽白皙的效果。

外界环境及太阳中的紫外线，都会使内分泌代谢异常，造成黑色素的沉积，形成黑斑。平常就要注意防晒，避免用不良的化妆品及保养品刺激肌肤，不熬夜、不嗜烟酒，尽量保持愉快心情，即可使肌肤美丽白皙。

石榴柠檬汁

美白祛斑

材料

石榴1个，柠檬汁1大匙，
冷开水300毫升。

调味料

蜂蜜1小匙。

做法

1. 石榴剥开，用汤匙挖出果肉，放入果汁
   机中。
2. 加入柠檬汁、冷开水搅打均匀，过滤果渣之
   后倒入杯中，加入蜂蜜调匀即可。

为什么喝石榴柠檬汁有美白祛斑的效果？

　　石榴含有钙、镁、锌等矿物质，能迅速补充肌肤所需要的营养，使皮肤明亮有光泽。而石榴中丰富的铁质，可促进血液循环，令人面色红润，加上所含花青素具有抑制黑色素沉淀的作用，可减少斑点的生成。

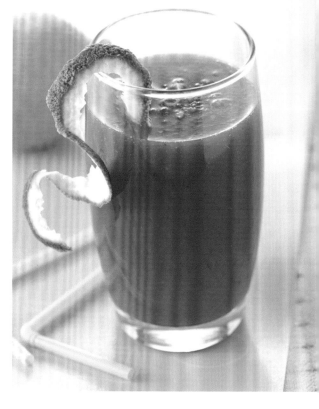

葡萄柚蔬菜汁

预防黑斑

材料

葡萄柚1个，圆白菜100克，
芹菜50克，香菜20克，冷开水20毫升。

调味料

柠檬汁、蜂蜜各1小匙。

做法

1. 将葡萄柚洗净，对半切开，再以榨汁器榨汁
   备用。
2. 圆白菜洗净，切小片；芹菜洗净，去老叶及
   茎，香菜洗净，均切段；三者一起放入果汁机
   中打匀成汁，滤渣，倒入杯中。
3. 加葡萄柚汁和调味料调匀即可。

为什么葡萄柚蔬菜汁能预防黑斑？

　　葡萄柚蔬菜汁有丰富的维生素 C，可预防黑色素的增加，淡化斑点；而且还有丰富的纤维质，能促进肠胃蠕动、消除便秘，避免废弃物积累，让肌肤有光泽。

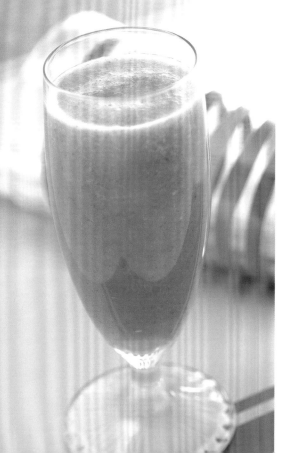

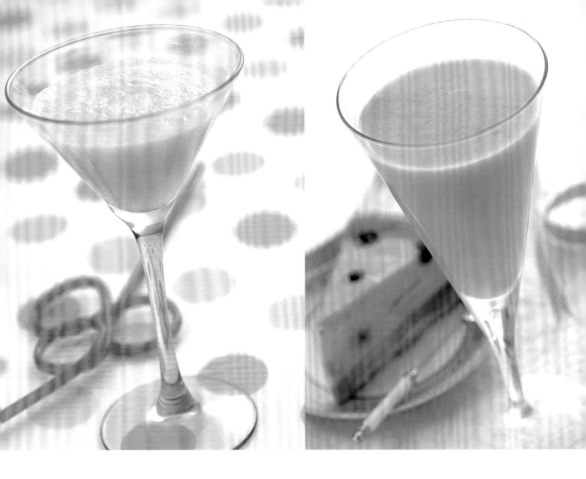

柳橙圆白菜
芦荟汁

加强美白

材料

柳橙1/2个，圆白菜200克，芦荟2片，冷开水、冰块各适量。

调味料

蜂蜜1小匙。

做法

1. 柳橙去皮，切小块；圆白菜洗净，切小片；芦荟洗净，去皮，芦荟肉，切小丁。
2. 除冰块外的全部材料放入果汁机中打匀，倒入杯中，加入蜂蜜、冰块调匀即可。

为什么柳橙圆白菜芦荟汁有加强美白的效果？

　　圆白菜营养丰富，可健胃益肾，是生鲜蔬果汁的上佳材料之一，只要1大片菜叶就可以满足人体1天所需维生素C的一半，再加入柳橙和芦荟，美白养颜的效果更加显著。

橘子芒果优酪乳

美白肌肤

材料

橘子1个，芒果80克，优酪乳200毫升。

调味料

蜂蜜1大匙，柠檬汁1小匙。

做法

1. 橘子去皮；芒果洗净，去皮，切小块备用。
2. 处理好的材料放入果汁机，再加入优酪乳打匀成汁，倒入杯中。
3. 杯中加入调味料调匀即可。

为什么橘子芒果优酪乳有助于美白肌肤？

　　橘子和芒果富含有机酸及大量维生素C、维生素E和胡萝卜素，能消除疲劳、美容养颜，追求健康漂亮的肌肤，喝这道橘子芒果优酪乳准没错！

蜜桃汁

美白除斑

材料

水蜜桃150克，蜜李120克，冷开水130毫升。

调味料

蜂蜜1小匙。

做法

1. 水蜜桃和蜜李洗净，去皮，去核，切小块备用。

2. 所有材料放入果汁机打匀，倒入杯中，加入蜂蜜拌匀即可。

为什么蜜桃汁可以美白除斑？

　　水蜜桃、蜜李含有维生素 A、维生素 C 和多种矿物质，能活血、利尿、助消化，对皮肤的胶原组织再生和淡斑颇有助益。若再加入2 片柠檬片，美白除斑的效果更好。

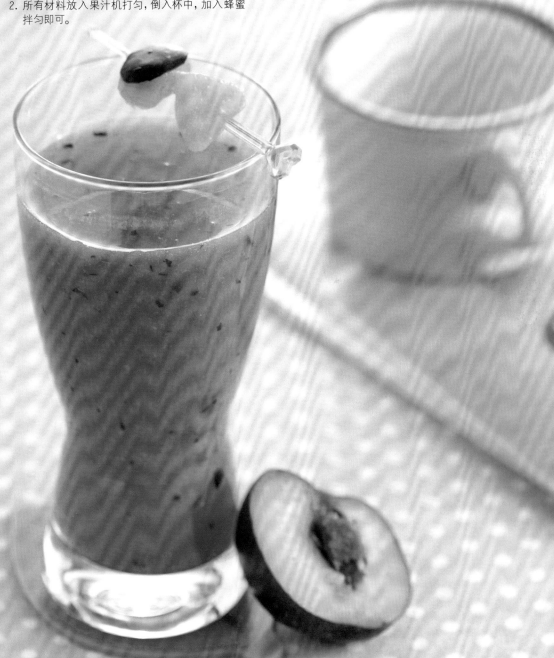

青春痘

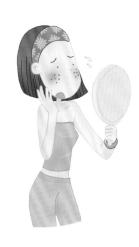

主要对症蔬果：苹果、柳橙、哈密瓜、柠檬、芦荟

青春痘主要是指皮肤油脂分泌旺盛而引起各种皮肤炎，如脂溢性皮肤炎、毛囊炎、面疱等，由于好发于青春期而称为"青春痘"。但这并不代表只有青春期才会出现青春痘，油性肌肤或中性偏油的敏感性肌肤，在任何年龄都有可能发生。

通常油性皮肤者面部毛孔较粗大，油脂分泌较多，平日宜选用凉性、平性食材，少吃花生、核桃、桂圆、荔枝等温热性食物。

 改善青春痘需补充的营养素

+ 维生素 A

维生素A能抑制皮脂腺分泌，可减轻表皮细胞脱落和角化作用，还可加速新陈代谢，预防青春痘。

+ B 族维生素

维生素 B_1 能促进消化、预防便秘；维生素 B_2 可强化皮肤细胞抵抗力，防止皮肤遭脂溢性皮肤炎感染；维生素 B_6 可抑制皮脂分泌油脂，有效控油净痘。

+ 维生素 C 、苹果多酚

维生素C和苹果多酚皆具抗氧化作用，可预防因氧化而生成的黑色素，维生素C还能促进血红素生长，修复损伤的皮肤细胞，给你带来好气色。

+ 花青素

花青素能清除体内自由基，防止细胞病变，并帮助胶原蛋白进行结构重建，恢复皮肤的光滑弹性。

医师的小叮咛

典型的青春痘通常是在青少年转成年人阶段，往往因饮食不规律、卫生习惯不佳、睡眠不足、火气太大等状况，造成皮肤毛孔阻塞，皮脂腺分泌油脂无法正常排出，因而与汗液等皮肤分泌物阻塞毛囊，在毛囊部位形成红肿发炎现象。如长在脸上，难免影响美观，但这时尤其要小心护理，不可以随意用手挤压伤口，以免留下更大的伤疤。

平日洗脸时，最好用20~25℃的温水，使脸部毛孔温和地打开，以便彻底清除毛孔内的污垢，避免油脂残留造成阻塞。

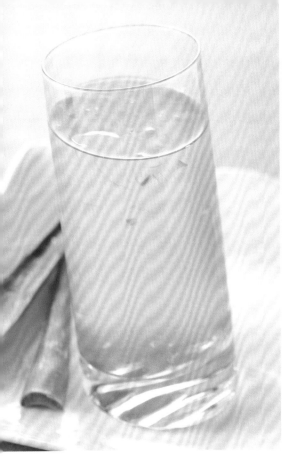

蜂蜜芦荟汁

材料
芦荟叶100克,洋菜条5克,
开水250毫升。

调味料
蜂蜜20克。

做法
1. 新鲜芦荟洗净,留2片放杯口,其余削除外叶厚皮,取出新鲜果肉,切小丁备用。
2. 将所有材料放果汁机中打成汁。
3. 倒入杯中,调入蜂蜜即可。

为什么蜂蜜芦荟汁能美白润肤?

芦荟清热降火,加入通便润肠的蜂蜜,有养颜美容、润肺、预防便秘等功效,而且性质温和,不像一般凉性食材易引起腹泻,可以调养皮肤细胞。1天可分早中晚3次饮用,分别为早上起床空腹喝,中午饭前20分钟喝,晚上睡前喝,有整肠、助消化和增进皮肤健康等作用。

芦荟芒果优酪乳

材料
芒果1个,低脂优酪乳1瓶,
芦荟叶1片(约5厘米)。

调味料
蜂蜜1小匙。

做法
1. 芒果洗净,去皮及核,切下果肉并切小块。
2. 芦荟洗净去皮,取出果肉切块,放入果汁机中,加入芒果块、优酪乳、蜂蜜,打成果汁,倒入杯中即可。

为什么芦荟芒果优酪乳能有效减少青春痘?

食用芦荟芒果优酪乳,可以摄取到优酪乳中所含的益生菌,有助肠道蠕动及预防便秘;加上芦荟具有排毒、保湿、促进细胞再生的功效,可帮助皮肤净化,恢复天然的光泽和弹性,减少青春痘的发生。

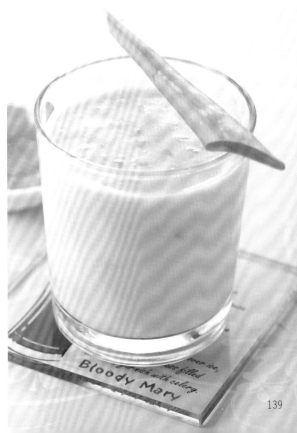

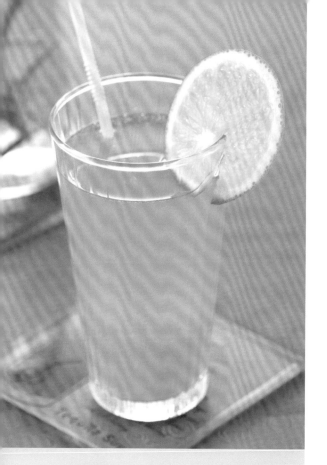

小黄瓜
鲜橙柠檬汁

美白净痘

材料

小黄瓜2根，柳橙1/2个，柠檬30克，冷开水50毫升，冰块适量。

调味料

蜂蜜1大匙。

做法

1. 柳橙去皮切小块；柠檬切开，用榨汁器榨成柠檬汁备用。
2. 小黄瓜洗净，和柳橙块一起放入榨汁机内榨汁，倒入杯中，加入冰块、蜂蜜和柠檬汁调拌均匀即可。

为什么小黄瓜鲜橙柠檬汁可以美白净痘？

因为改善青春痘必须从调理体质着手，设法将体质调理好，才能缓解症状。小黄瓜含有钙、铁、钾和维生素A、B族维生素、维生素C、维生素E等，搭配柳橙和柠檬中丰富的维生素C，具有增进肌肤光滑度、淡化黑斑及治疗便秘等功效，可防止青春痘的发生。

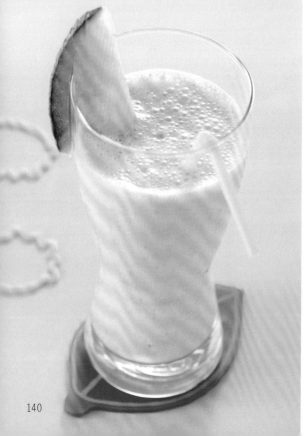

哈密瓜
草莓优酪乳

整肠靓肤

材料

哈密瓜1个，草莓30克，香蕉30克，优酪乳100毫升，冰块适量。

做法

1. 草莓洗净切小块，哈密瓜去皮洗净切小块，香蕉去皮切块备用。
2. 将草莓、哈密瓜和香蕉均放入果汁机中搅打成汁，倒入杯中，加入优酪乳和冰块调匀即可。

为什么哈密瓜草莓优酪乳可防止青春痘造成皮肤暗沉？

哈密瓜、草莓及香蕉均含丰富的膳食纤维、维生素及矿物质，能清除自由基，预防细胞衰老，加上优酪乳中的益生菌，有助净化肠道、清肠排毒，因而有改善肌肤暗沉的作用。

苹果柠檬汁

材料

苹果1个，柠檬1个，生菜100克，冷开水100毫升，冰块少许。

抑制黑斑

调味料

蜂蜜1大匙。

做法

1. 苹果洗净，去皮及核，切块；柠檬洗净，连皮切成数片；生菜剥开叶片洗净。
2. 将柠檬、生菜、苹果依序放入榨汁机内搅打均匀，滤渣后倒入杯中，加入蜂蜜和冰块拌匀即可。

为什么苹果柠檬汁有抑制黑斑的作用？

因为苹果含有 β- 胡萝卜素、槲皮素、有机酸等成分，具有美容防癌、保护皮肤、促进细胞再生的作用；而柠檬含丰富的维生素C，可抑制黑色素的沉淀、美白除痘，因此这道饮品能抑制黑斑，令肌肤光彩照人。

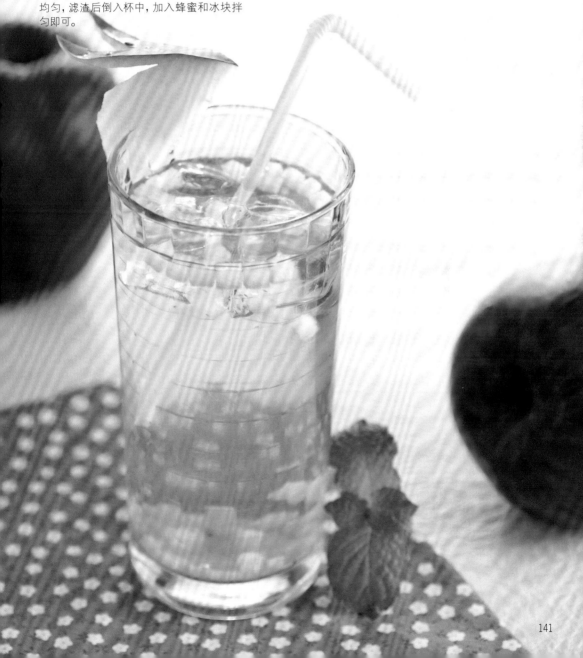

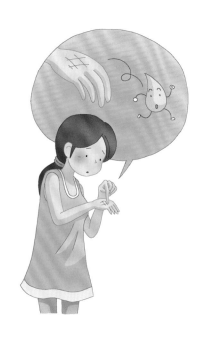

皮肤干燥

主要对症蔬果：猕猴桃、芒果、西蓝花

秋冬季节转换及温度变化，使肌肤新陈代谢速度减缓，对水分的保持力也相对降低，再加上空气中的湿度下降，肌肤角质的含水量也会减少；若没有及时采取措施，长期缺水会使脸部肌肤开始产生小细纹，最后就会产生老化的皱纹。

造成皮肤干燥的原因除了天气变化外，还与年龄及所处的环境有关。肌肤的新陈代谢能力会随着年龄的增加而减弱，保水机制变差，皮脂分泌也会变少，进而产生皮肤干燥、脱皮的现象；而且长期待在温度与湿度均较低的空调房里，皮肤也比较容易干燥。

解决肌肤干燥需补充的营养素

＋ 维生素A

胡萝卜、芒果、木瓜均含有丰富的抗氧化营养素，维生素A可以保护细胞，让皮肤光滑，免受有害物质的伤害；缺乏维生素A则会使皮肤干燥又粗糙。

＋ 维生素B₂、维生素B₆、烟酸

缺乏维生素B₂、维生素B₆、烟酸，肌肤会出现过度角质化的情形，整体看起来显得粗糙。想要肌肤滑嫩，必须多摄取蔬菜类、牛奶及燕麦等全谷类食物。

＋ 维生素E

维生素E可促进新陈代谢、延缓细胞老化，令肌肤保持弹性。

＋ 必需脂肪酸

必需脂肪酸缺乏时，会使皮肤的结构受损，失去水分而干燥，严重时可能会造成发炎及湿疹。因人体无法合成必需脂肪酸，必须从天然食物中摄取，它们绝大部分存在于蔬果和海鲜之中。

医师的小叮咛

肌肤的好坏可由水分、弹性、色泽、细腻程度来判断，肌肤若保持湿润有弹性，看起来会光滑柔嫩；但随着年龄的增长，水分逐渐减少，皮肤会变得干燥而出现细纹。

想要拥有健康的好肤质，只要掌握饮食、作息、情绪3大原则，相信日积月累下来，一定会为您带来美丽的回报。

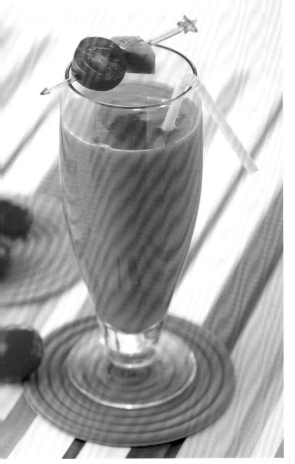

南瓜西红柿木瓜汁

柔嫩肌肤

材料

南瓜50克,西红柿30克,
木瓜1/2个,冰水200毫升。

调味料

蜂蜜1小匙。

做法

1. 西红柿洗净切丁;木瓜洗净去皮,去瓤,切丁;南瓜洗净,连皮放入电饭锅蒸熟,取出切块。

2. 将蒸熟的南瓜块放入果汁机,加入西红柿、木瓜、冰水高速搅打成汁,倒入杯中,依个人喜好加入蜂蜜拌匀。

为什么南瓜西红柿木瓜汁能柔嫩皮肤?

　　此道饮品含有丰富的 β- 胡萝卜素,在体内被吸收后会转换成维生素A,具保护眼睛、降低血糖、改善夜盲症与皮肤粗糙等功效,但体质湿热者不宜多吃。因南瓜与木瓜皆有染色作用,如果一口气吃太多,会使皮肤有暂时性发黄的现象。

紫甘蓝葡萄汁

美白润肤

材料

紫甘蓝50克,红葡萄30克,
冷开水120毫升,冰块适量。

调味料

蜂蜜1小匙。

做法

1. 紫甘蓝洗净切丝;红葡萄连皮洗净备用。

2. 将紫甘蓝、红葡萄和冷开水一起放入果汁机中,高速打成汁,倒入杯中,加入蜂蜜和冰块拌匀即可。

为什么紫甘蓝葡萄汁有美白润肤的作用?

　　红葡萄和紫甘蓝含有多种人体必需氨基酸,以多酚和花青素为主,尤其是红葡萄,从里到外都是宝,含有十分丰富的花青素、糖分和水分,可以增进肌肤光泽、降低胆固醇,并能预防心血管疾病;搭配同样具有补血养颜、清热排毒的紫甘蓝打成汁,更能发挥美白润肤的作用。

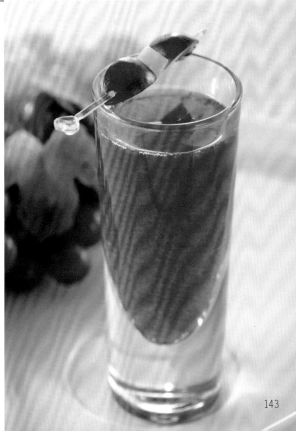

猕猴桃蜂蜜汁

材料

猕猴桃3个,碎冰50克。

调味料

蜂蜜、柠檬汁各1小匙。

润泽肌肤

做法

1. 猕猴桃洗净,去皮,切块;放入果汁机中,加入碎冰打匀,倒入杯中。
2. 加入调味料调匀即可。

为什么猕猴桃蜂蜜汁能润泽肌肤?

　　猕猴桃含有丰富的维生素C,能有效阻止黑色素沉淀,达到美白和淡化黑斑的功效。值得注意的是,猕猴桃中的多种氨基酸,可以促进生长激素分泌,具有润泽皮肤的作用,多喝可让肌肤光滑,是爱美女生不可缺少的饮品。

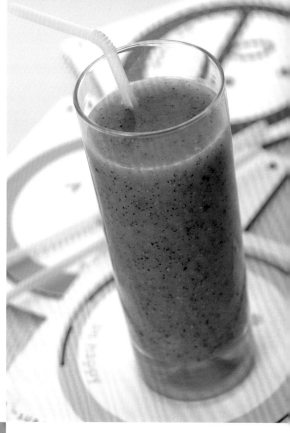

芝麻山药红薯汁

材料

紫山药100克,红薯20克,
黑芝麻1大匙,开水120毫升,黑糖1大匙。

滋润养颜

做法

1. 紫山药洗净,连皮切丁;红薯洗净,连皮放入电饭锅蒸熟,取出,去皮切丁。
2. 将蒸熟的红薯放入果汁机中,加入黑芝麻、紫山药和开水搅打成汁,倒入杯中,加入黑糖调匀即可。

为什么芝麻山药红薯汁能滋润养颜?

　　山药含有氨基酸、黏多糖和一种植物性荷尔蒙,不但有调降血压、预防心血管疾病的功效,搭配芝麻和红薯饮用,更有益气生津、修补内脏器官、促进新陈代谢和血液循环的作用,因而能保持肌肤的弹性和养分,避免其干燥缺水。

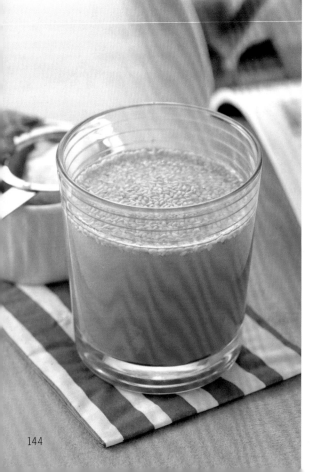

莲藕蜜汁

防止皮肤粗糙

材料
莲藕100克，冷开水50毫升，冰块适量。

调味料
蜂蜜1大匙。

做法
1. 莲藕洗净去皮，切块。
2. 将莲藕块放入果汁机中，加入冷开水、蜂蜜高速打成汁，倒入杯中，加入冰块调匀即可食用。

为什么莲藕蜜汁能防止皮肤粗糙？

莲藕含有丰富的铁和钙等，有益气补血、增强免疫力的作用。莲藕中的膳食纤维和黏蛋白有润肠通便、降火清浊等功效，搭配蜂蜜食用，可促进新陈代谢、淡化黑斑及雀斑、防止皮肤粗糙等，是很好的养颜蔬果汁。

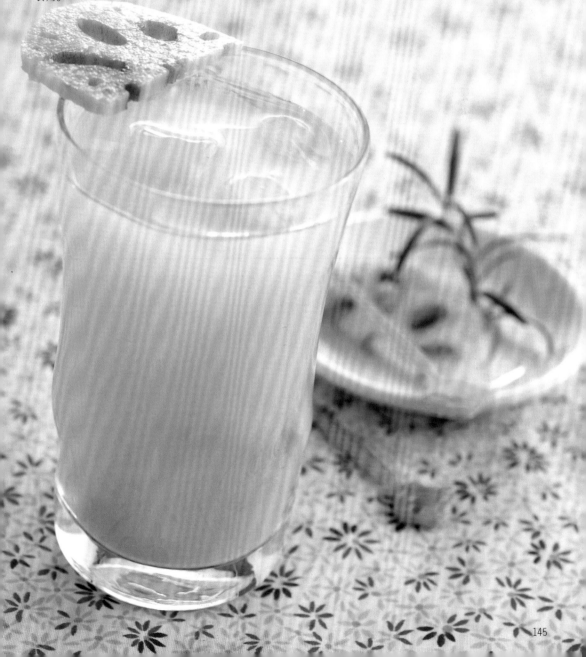

皮肤过敏

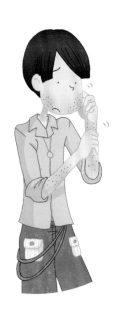

主要对症蔬果：苹果、西红柿、胡萝卜

糖尿病、肝胆疾病、便秘、压力、嗜烟酒及环境中尘螨、粉尘的刺激，药物影响，加上生活习惯差，如熬夜、少运动等，皆可能引起皮肤过敏。

在食物方面，鸡蛋、面食类、甜点、不新鲜的海鲜及乳制品，都是常见的食物过敏原，较易引发过敏免疫反应。要改善过敏体质，需增强身体素质，还要避免食用过敏食物。

改善皮肤过敏需补充的营养素

➕ 抗氧化物质

抗氧化物质一般是指维生素 A、维生素 C 和维生素 E。它们能帮助身体排出有害的自由基，避免破坏免疫细胞，而且可协助调整免疫力，使过敏原不易侵入体内诱发过敏。

➕ B族维生素

B 族维生素能增强免疫力，让身体产生天然抵抗力，当然就不容易形成过敏体质。建议可多吃深绿色蔬菜，以及牛奶、麦片，它们都是富含 B 族维生素的食物。

➕ 多酚类物质

多酚类是一种相当好的抗氧化物质，能对抗伤害人体的自由基，达到抗过敏的目的。葡萄、苹果、草莓、蔓越莓、西蓝花、洋葱及绿茶都富含各类多酚类物质。

医师的小叮咛

每个人引起皮肤过敏的方式不尽相同，最重要的是找出自己的过敏原，并且加以改善。以下事项要注意：

1. **注重清洁**：彻底做好清洁工作，避免使用过酸过碱的清洁用品。
2. **慎选保养品**：尽量使用同一品牌的过敏性肌肤专用保养品，避免使用含有香料及酒精成分的保养品；也不要使用太多种不同功效的保养品。
3. **好好卸妆**：卸妆不彻底容易造成毛孔堵塞，容易引起皮肤过敏。
4. **饮食均衡**：均衡摄取各种营养，避免进食过辣、过咸、油炸等刺激性食物。
5. **定期运动**：适当的运动可促进新陈代谢，使体内的废物顺利排出。

猕猴桃优酪乳

材料

猕猴桃3个，
优酪乳200毫升。

预防皮肤过敏

做法

1. 猕猴桃洗净，去皮，切小块备用。
2. 所有材料放入果汁机中，再加入优酪乳打匀成汁，倒入杯中即可。

为什么猕猴桃优酪乳可以预防皮肤过敏？

猕猴桃维生素C含量多，再搭配有乳酸菌的优酪乳，两种材料合并之后，富含维生素 B_1、维生素 B_2，对皮肤干燥、易过敏的人很有成效。猕猴桃优酪乳含有丰富的维生素C，还可防止黑斑、雀斑及血管老化，还有丰富的钾、钙及纤维质，可预防感冒、调理高血压及便秘。

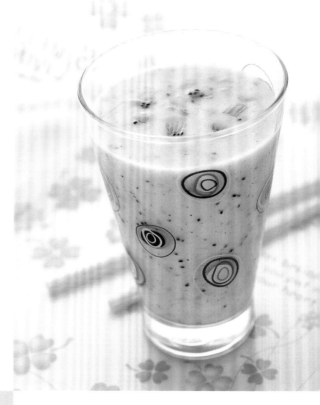

石榴牛奶汁

材料

石榴1/2个，牛奶200毫升。

增进皮肤光泽

调味料

蜂蜜1小匙。

做法

1. 石榴剥开，用汤匙挖出果肉，放入果汁机中。
2. 加入牛奶搅打均匀，过滤果渣后倒入杯中，加入蜂蜜调匀即可。

为什么常喝石榴牛奶汁可增进皮肤光泽？

因石榴含有红石榴多酚和花青素两大抗氧化元素，还含有亚麻油和叶酸等，有促进新陈代谢、增进皮肤光泽的功效，对防癌抗老亦有良好的作用。石榴所含植物性雌激素，对女性更年期常发生的骨质疏松症具有改善效果，能使人青春美丽。

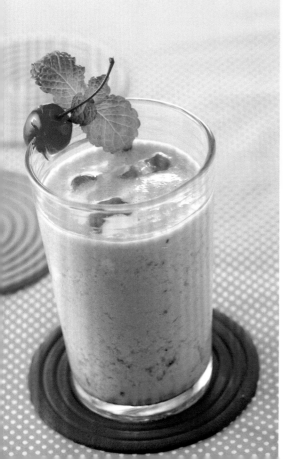

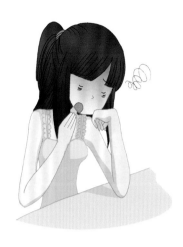

气色差

主要对症蔬果：苹果、柳橙、柠檬

新陈代谢的速度和逝去的青春一样一去不复返，只会随着年龄的增长越变越慢，导致气血循环变差。

代谢是指排除身上废弃物的过程，年轻时身体的气血循环、脏腑功能旺盛，代谢的速率正常；但随着年龄的增长，脏腑机能逐渐衰退，新陈代谢速率减缓，血液循环不良，气色就容易变差。

改善气色需补充的营养素

➕ B族维生素

B族维生素可以提高身体新陈代谢的速度，消除疲劳、恢复好气色。常见的食物来源有乳制品、酵母菌萃取物、五谷杂粮、坚果类及豆类等。

➕ 维生素C

维生素C可帮助铁吸收，并能促进胶原蛋白的合成，维持肌肤的弹性与光泽，是爱美女性不可缺少的营养素。

每天至少要摄取2份富含维生素C的水果，如柳橙、柠檬等柑橘类水果，及猕猴桃、番石榴等水果，可让皮肤变白皙。

➕ 铁

铁是形成血红素的主要成分，负责氧气的运送，可让肌肤红润。建议选择外观呈现红、黑、紫色的蔬果，如樱桃、葡萄、苹果、菠菜及黑芝麻等。

➕ 水

足够的水分可以促进体内有害物质的排出，使肌肤更健康，建议每天至少要喝2000毫升的水。

医师的小叮咛

要 让接近30岁的人新陈代谢速率恢复到18岁时的速率，方法只有一个——那就是运动！日常生活中只要多锻炼身体，对提高新陈代谢率就会有明显的帮助。

除了平日要多运动外，保持正常的作息，通过针灸按摩、药茶药膳调理也可促进新陈代谢，改善体质。

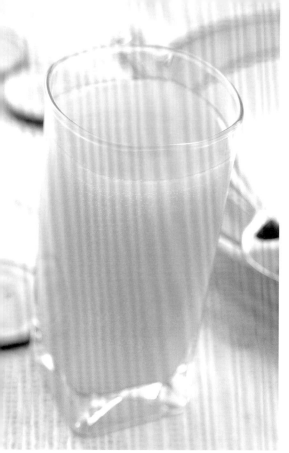

柳橙柠檬汁

材料

柳橙4个，碎冰1杯。

加速代谢

调味料

柠檬汁、蜂蜜各1小匙。

做法

1. 柳橙洗净，对半切开，以榨汁器榨出汁，倒入杯中备用。
2. 加入碎冰和调味料调匀即可。

为什么柳橙柠檬汁能加速代谢？

柳橙俗称"柳丁"，含有丰富的果糖、维生素C、维生素E及胡萝卜素，具有促进新陈代谢、养颜美容的功效；柠檬的功效可分营养和美容两方面，有医学家曾说："女人的幸福是可以用新鲜的柠檬购买得到的。"

红白萝卜蔬菜汁

材料

促进代谢

胡萝卜500克，白萝卜500克，芹菜200克，圆白菜100克，冷开水30毫升。

调味料

柠檬汁1小匙。

做法

1. 胡萝卜、白萝卜洗净，去皮切块；芹菜洗净切段；圆白菜洗净，剥小片备用。
2. 所有材料放入榨汁机中打成汁，滤渣，倒入杯中。
3. 加入柠檬汁调匀即可。

为什么红白萝卜蔬菜汁可以促进代谢？

胡萝卜中的维生素A含量极高，可以保护眼睛、润泽肌肤；圆白菜则能促进新陈代谢，并有丰富的维生素C及钾。每天喝一杯红白萝卜蔬菜汁可促进新陈代谢，让你有好气色！

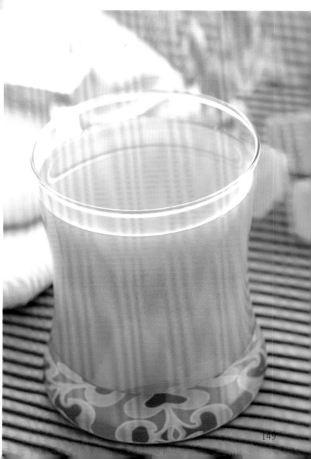

贫血

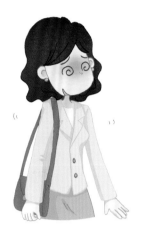

主要对症蔬果：葡萄、苹果、樱桃

铁是构成血红素的核心元素，当体内的铁不够时，血中血红素的量不足，就会出现贫血的情形。一般来说，女性容易有贫血的困扰，因为每个月都有月经，铁的流失较多。

而中医所称贫血为"血虚症"，主要的原因是失血过多，新血未及时补充；或由于脾胃的运化功能减退，以致生血来源不足。多半是以"四物汤"来进行调理，特别是因脾血不足所产生的月经不调。

改善贫血需补充的营养素

＋ 铁

铁是形成血红素的主要成分，当铁不够时，血红素的量就不足；缺乏血红素时，会产生缺铁性贫血、红细胞体积变小、数目减少，人会感觉疲倦、缺乏体力、脸色苍白、抵抗力减弱，可选用铁含量高的蔬果，如红凤菜、红苋菜、樱桃、葡萄干等。

＋ 维生素B$_6$

血红素中紫质的形成，需靠维生素 B$_6$ 的辅助；缺乏维生素 B$_6$ 会使血红素减少，造成贫血。深色叶菜类、全谷类、肉类皆含有丰富的维生素 B$_6$。

＋ 维生素B$_{12}$

维生素 B$_{12}$ 和红细胞的形成有关，缺乏会导致巨幼红细胞性贫血，建议可从牛奶、蛋等食物补足营养来源。

＋ 维生素C

富含维生素 C 的水果，有助于铁的吸收；因此，餐后随即补充水果或蔬果汁，可以帮助营养素的吸收。

医师的小叮咛

改善贫血，平日要摄取足够的维生素B$_6$、维生素B$_{12}$、叶酸和铁。它们在动物性蛋白质中含量较丰富。而深绿色蔬菜和葡萄、苹果、樱桃等水果，是叶酸、维生素B$_6$、部分铁质的上佳来源。

另外，维生素B$_{12}$及其他和贫血相关的营养素，大部分都来自动物性的肉类，如内脏类、家禽类、海产类，以及牛奶、乳酪、蛋等。吃全素的人最好服用维生素B$_{12}$补充剂。

红葡萄汁

红润脸色

材料

葡萄200克,冷开水100毫升。

调味料

蜂蜜1大匙。

做法

1. 葡萄洗净,放入果汁机中,加入冷开水打匀,滤渣,倒入杯中。
2. 加入蜂蜜调匀即可。

为什么喝红葡萄汁可以红润脸色?

葡萄的主要成分是糖类、铁、维生素A及维生素C,具有消除疲劳、恢复体力、预防贫血的功效,红葡萄汁可以补气血,让你脸色红润。葡萄最好是连枝买回家,然后依食用量摘下、清洗后食用,可避免空气从果蒂部分进入后,产生氧化和脱水现象,缩短存放时间。

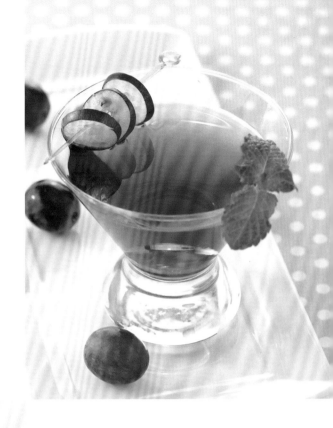

胡萝卜蔬果汁

预防贫血

材料

胡萝卜、苹果各150克,
圆白菜80克,菠菜30克,
柳橙30克,冷开水100毫升。

调味料

蜂蜜1大匙。

做法

1. 胡萝卜和苹果去皮,切块,苹果去核;圆白菜和菠菜洗净,切碎;柳橙去皮,切片备用。
2. 所有材料放入榨汁机,加入冷开水打匀,倒入杯中。
3. 加入蜂蜜调匀即可。

为什么胡萝卜蔬果汁能预防贫血?

苹果中含有多种营养素,如糖类、果胶、钾、苹果酸及纤维素,有助于整肠消化、养颜美容;胡萝卜富含维生素A;圆白菜含维生素C,加上菠菜的叶酸;让这道饮品可以强健肌肤、预防贫血。

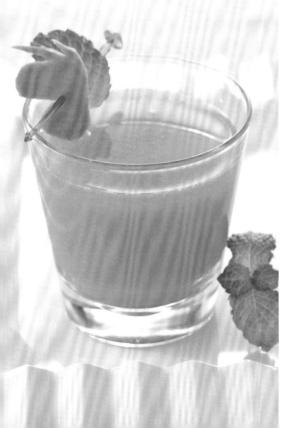

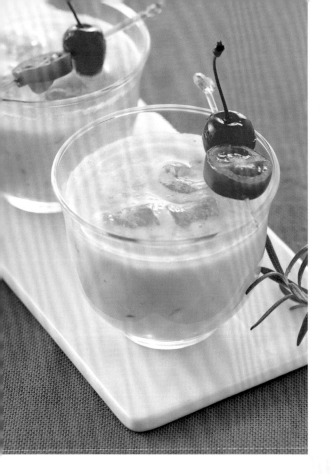

樱桃西红柿优酪乳

促进血液循环

材料
樱桃30克，西红柿400克，原味优酪乳200毫升。

调味料
蜂蜜1大匙。

做法
1. 樱桃洗净，去梗和核；西红柿洗净切块，沥干备用。
2. 将樱桃和西红柿块放入果汁机中，加入原味优酪乳和蜂蜜，以高速搅打成汁，倒入杯中即可。

女性生理期为什么要多喝樱桃西红柿优酪乳？

因女性生理期容易发生缺铁性贫血，尤其是经量较多时，偶尔会出现头晕目眩、全身疲倦不适等症状。西红柿含有丰富的维生素C，可促进樱桃中的铁质被人体所吸收，促进血液循环，使体内细胞及各部位器官获得足够的氧气，促进新陈代谢。

柑橘茉莉汁

材料
改善贫血
柑橘1个，干燥茉莉花30克，热开水100毫升，冰块适量。

做法
1. 将干燥茉莉花放入杯中，注入热开水加盖闷10分钟，泡至花香味散出，待凉备用。
2. 柑橘去皮，放入果汁机中快速搅打成汁，倒入茉莉花茶中，加入冰块拌匀即可。

为什么柑橘茉莉汁可改善贫血症状？

柑橘芳香，气味浓厚，从果皮到果肉皆有舒经活血的功效。据调查，柑橘每100克中只含有0.7克蛋白质和0.6克脂肪，热量却高达51千卡，如此高热量低脂肪，又有健胃整肠、清热补血等功效，经常饮用可以改善贫血症状。

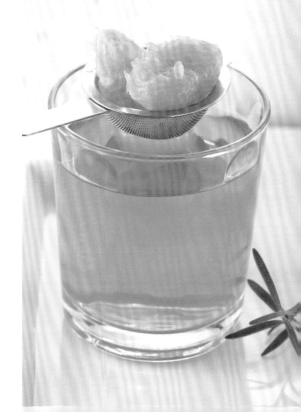

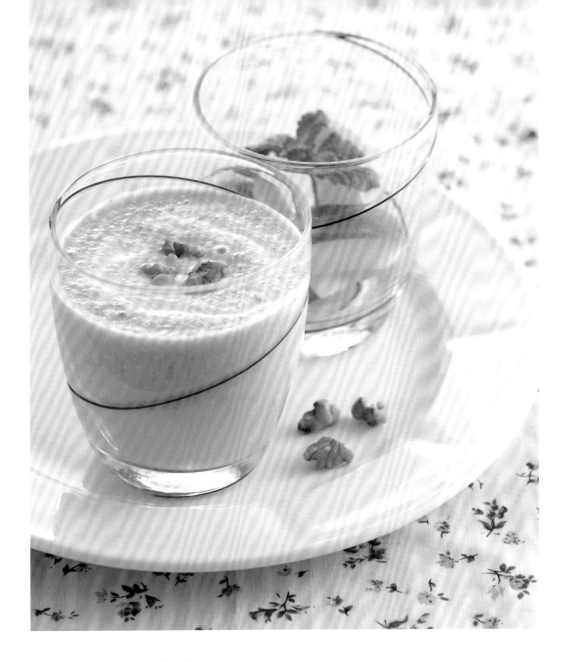

核桃苹果牛奶

材料

促进睡眠

苹果1个，核桃10克，
腰果10克，低脂鲜奶400毫升。

做法

1. 苹果洗净，去皮及核，切成小块，和核桃、
   腰果一起放入果汁机中，加入100毫升的
   低脂鲜奶打成浆。
2. 加入剩余的鲜奶，搅打均匀，倒入杯中
   即可。

为什么核桃苹果牛奶可促进睡眠？

　　女性气血不顺时，容易失眠、烦躁，甚至引起
新陈代谢失常，此时可适当饮用核桃苹果牛奶。其
中苹果具有补气安神的作用，而核桃含有多种维生
素，有安抚情绪、促进血液循环、帮助睡眠和减轻
腹部疼痛之效。对女性朋友来说，本品是十分贴心
的蔬果汁。

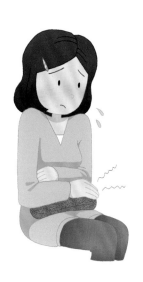

痛经

主要对症蔬果：橘子、菠萝、菠菜

痛经是由子宫剧烈收缩导致。它有很多不同的表现，其中下腹部的撕裂痛是最常发生的情况，其他症状如腹绞痛、腹胀或隐隐作痛、下背部酸麻等，还有人会出现恶心、拉肚子、头痛等情况，常随月经周期而发生。产生痛经的原因很多，如久坐办公桌、长期待在空调房、不运动、喜食冰冷食物及压力大，药物所致的内分泌失调等。

 舒缓经痛需补充的营养素

⊕ 维生素B₆

维生素 B₆ 可以缓解焦虑不安、情绪不稳，还能缓解腹部疼痛。建议有痛经症状的女性，要多吃橘子、香蕉、黄豆、燕麦等。

⊕ 维生素C及维生素E

维生素C及维生素E可以促进血液循环，减少疼痛。大部分深绿色蔬菜、水果及坚果类中，其含量都很丰富，很适合食用。

⊕ 钙及镁

钙、镁可以抑制血管、肌肉的收缩，改善不适症状。建议每天饮用1～2杯牛奶，有助于稳定情绪、缓解痛经。另外，深绿色蔬菜中的钙、镁含量也很丰富，可多选用。

⊕ 必需氨基酸

多摄取含必需氨基酸的食物，如核桃、芝麻、南瓜子、花生、腰果等，可减少发炎反应，也可稳定荷尔蒙，改善痛经症状。

医师的小叮咛

平日保养上，多运动以促进气血循环，经期前后忌吃冰冷、刺激性饮食，不乱节食，多注意保暖。

另外，平常可喝花茶、大麦茶来取代饮料，经期热敷及喝姜茶，避免喝咖啡、可乐、浓茶、冰饮等刺激性的饮料；多吃富含B族维生素的全谷类食物、酵母和含维生素C的水果，以及含维生素E和镁的坚果类食物，可以减少疼痛。如果疼痛难耐，必须就医做检查。

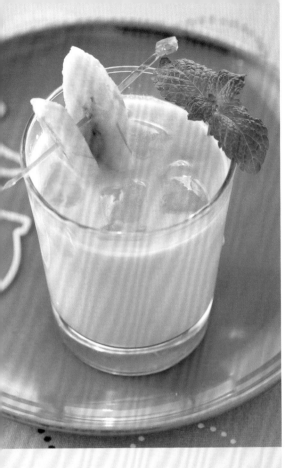

香蕉木瓜汁

舒缓痛经

材料
木瓜600克,香蕉2根,
冷开水400毫升。

做法
1. 木瓜去皮及籽,切成小块;香蕉去皮,切成小块。
2. 木瓜块和香蕉块放入果汁机中,加入冷开水以高速搅打成汁,倒入杯中即可。

为什么香蕉木瓜汁能缓解女性生理期不适?

女性经期前后,荷尔蒙分泌较旺盛,有时会引发内分泌失调,进而引起下腹胀痛、胃口不佳和倦怠无力等症状。香蕉含有丰富的维生素 B_6,可调节女性荷尔蒙的分泌,舒缓痛经。搭配木瓜所含的B族维生素和镁一同食用,还有安定生理期情绪的作用。但香蕉和木瓜甜度较高,患有糖尿病和过敏体质者要注意。

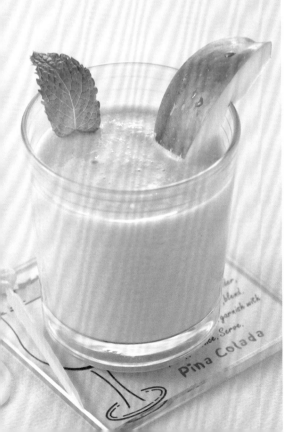
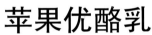

苹果优酪乳

安定情绪

材料
苹果2个,原味优酪乳150毫升,
冷开水100毫升。

调味料
蜂蜜2小匙。

做法
1. 苹果洗净去核,连皮切小块,放入果汁机中,加入优酪乳、冷开水和蜂蜜。
2. 按下开关搅打成苹果优酪乳,无须滤渣,倒入杯中即可。

为什么女性生理期要多喝苹果优酪乳?

女性生理期前后,由于荷尔蒙分泌变化,容易引起身心不适,甚至睡不好,因此容易暴躁易怒。苹果含有丰富的B族维生素,有安定情绪、疏解身心压力的作用,可缓解女性生理期浮躁不安的情绪。优酪乳含有益生菌和优质蛋白质,钙含量也很丰富,能补充经期所流失的养分,预防骨头中的钙质流失。

苹果菠萝老姜汁

材料

苹果1/2个，菠萝1/3个，
老姜30克。

缓解痛经

做法

1. 苹果洗净，切块；菠萝去皮，切小块；老姜去皮，榨汁备用。
2. 将苹果块和菠萝块放入果汁机，榨成汁，倒入杯中，放入老姜汁调匀即可。

为什么苹果菠萝老姜汁可以缓解痛经？

这是一种浓稠、外观呈乳脂状的黄色混合汁。老姜对于内循环系统具有很强的刺激作用，能缓解恶心和痛经等症状；菠萝和苹果也是非常好的身体清洁剂和滋补品，多喝可缓解痛经。

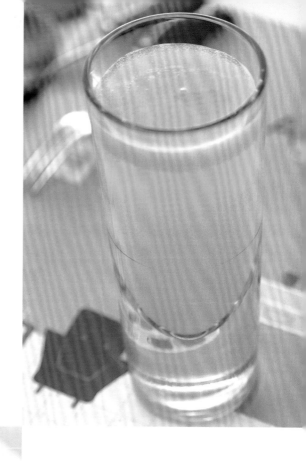

樱桃枸杞桂圆汁

材料

樱桃100克，枸杞子60克，
桂圆肉50克，冷开水1250毫升。

滋阴补气

调味料

黑糖水1大匙。

做法

1. 樱桃洗净，在盐水中浸泡10分钟，去籽，捞出洗净，沥干备用；枸杞子洗净，泡水备用。
2. 枸杞子、桂圆肉加水煮至充分膨胀，放入樱桃煮沸，加黑糖调味即可。

为什么樱桃枸杞桂圆汁可以滋阴补气？

枸杞子具有滋补提神的功效；樱桃中的铁可改善缺铁性贫血，促进血液循环。枸杞子与樱桃相结合，可补血，维持红细胞正常运作，补充经期气血损耗。

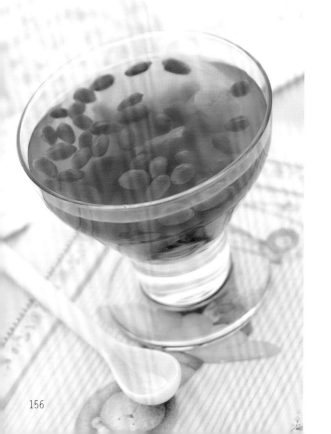

苜蓿芽果香鲜豆奶

材料

苜蓿芽300克，苹果2个，
香蕉2根，豆浆500毫升。

调节荷尔蒙

做法

1. 香蕉去皮，切小块；苹果去皮和核，切小块；苜蓿芽洗净沥干。
2. 将香蕉块、苹果块和苜蓿芽一起放入果汁机中，加入豆浆搅打成汁，倒入杯中，无须过滤果渣，即可饮用。

为什么苜蓿芽果香鲜豆奶可以调节荷尔蒙？

女性每逢经期前后，身体就会分泌女性荷尔蒙，促使卵巢分泌性激素。假如荷尔蒙分泌异常，就会影响生理期健康。平日多饮用含大豆异黄酮素的豆浆，以及多食用含丰富铁质和维生素A、B族维生素、维生素C的蔬果，如苜蓿芽、香蕉、苹果等，可调节荷尔蒙，舒缓经期不适。

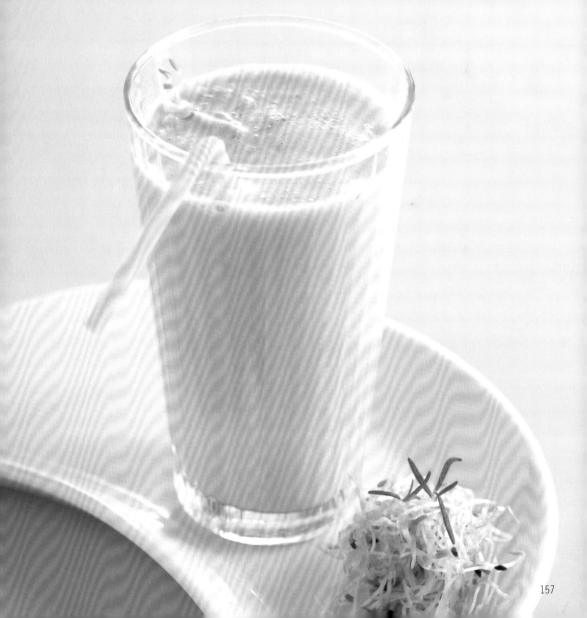

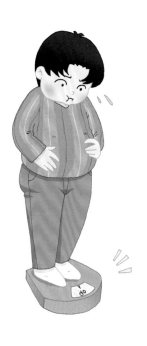

肥胖

主要对症蔬果：番石榴、芦笋、西芹

肥胖的形成往往并不是单一的原因，大部分人会发胖，除了是易胖的体质外，后天环境的作用也很大。尤其是现代人饮食习惯往往不健康，过油、过甜的饮食，使热量的摄取常超出1天所需的量，而且含纤维质的蔬菜类经常摄取不足，再加上缺乏运动提升基础代谢率，当然很容易肥胖。

除此之外，有些人在压力大时习惯以吃东西的方式来排解；也有人容易心情郁闷，而使得活动量变少，如此一来，体重当然就容易上升了。

 抑制肥胖需补充的营养素

➕ B族维生素

B族维生素能帮助糖类、脂肪、蛋白质的代谢，加速新陈代谢的速度，进而达到瘦身的效果。深绿色蔬菜、牛奶、小麦胚芽、芝麻、核桃中的B族维生素含量都很丰富，想要瘦身可以多吃。

➕ 膳食纤维

膳食纤维丰富的食物多半热量低，进食时需要较长的时间咀嚼，可避免不小心吃得过多；而且此类食物吸水性强，可增加饱足感，是很好的瘦身营养食材，如水果、蔬菜、燕麦中的膳食纤维含量都多，建议多食用。

➕ 钾

钾能帮助身体排出过多的盐分，改善水肿情况，很适合水肿型肥胖者食用。一般的蔬菜、水果都含有钾，特别是菠菜、芦笋、红椒、柳橙、西红柿、木瓜等含钾量丰富。

医师的小叮咛

减重期间，身体的代谢废物增加，需要多喝水来增加废物排出的速度，且血液与体质容易偏向酸性反应，使新陈代谢速率变缓，容易感到疲劳，此时应该多摄取属于碱性食物的蔬菜和水果，以平衡血液酸碱值。

除此之外，每天还要养成最少运动30分钟的习惯；因为运动可以提高身体的基础代谢速率、增加脂肪消耗，减少体内脂肪的含量。

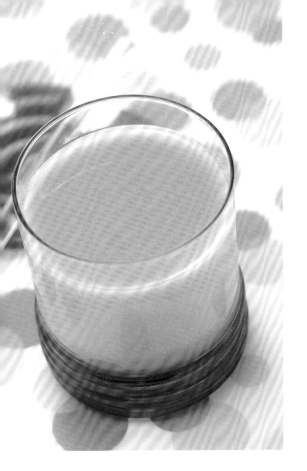

番石榴西红柿汁

材料

番石榴1个，西红柿1个，低脂鲜奶50毫升。

做法

1. 番石榴、西红柿洗净，切块备用。
2. 所有材料放入果汁机中打成汁，滤渣，倒入杯中即可。

为什么饮用番石榴西红柿汁可以甩掉赘肉?

有意减重的人，可以在饭前饮用1杯番石榴西红柿汁。因为番石榴中的粗纤维，可使胃部产生饱足感，进餐时就不会想吃太多食物，很适合用来当减肥食物。

芹菜香苹汁

材料

香瓜1个，苹果1/4个，芹菜100克，冷开水300毫升。

做法

1. 香瓜、苹果均洗净，分别去皮，对半切开，去籽及核，切小块备用。
2. 芹菜洗净，切小段备用。
3. 所有材料放入榨汁机中，打匀成汁，滤除果渣，倒入杯中即可。

为什么芹菜香苹汁可以提供低卡饱足感?

香瓜含有丰富的维生素及钾，具有排除体内多余水分、促进新陈代谢等功效；苹果中所含的果胶，属于水溶性膳食纤维，具有良好的整肠功能。

这道蔬果汁让肚子有饱足感，却没有太多热量负担，是很好的瘦身饮品。

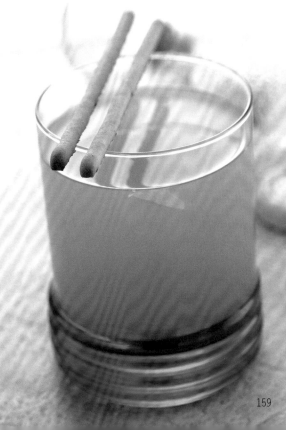

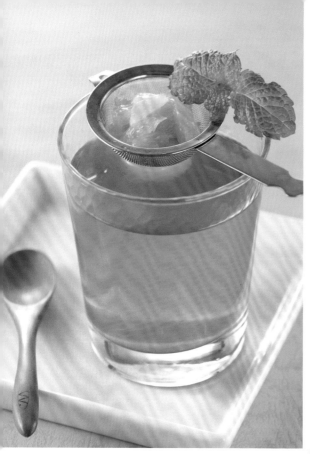

葡萄柚绿茶汁

纤体减肥

材料

葡萄柚1个,绿茶粉4大匙,
菠萝汁100毫升,冷开水300毫升。

调味料

蜂蜜1大匙。

做法

1. 葡萄柚洗净,对切一半,以榨汁器榨出汁液。
2. 绿茶粉放入杯中,加入冷开水调匀,再加入葡萄柚果汁、菠萝汁和蜂蜜拌匀即可。

为什么葡萄柚绿茶汁有纤体减肥的作用?

因葡萄柚和菠萝皆含有蛋白质分解酶,而绿茶中特有的茶多酚,可抑制脂肪酸聚合成脂肪,使体内脂质难以合成;搭配具化油解腻效果的葡萄柚和菠萝,可以更快速消解脂肪,因而能轻松控制体重。

芦荟苹果蜜

轻盈瘦身

材料

胡萝卜400克,苹果2个,
芦荟肉200克,冷开水500毫升。

调味料

蜂蜜1大匙。

做法

1. 胡萝卜洗净去皮,切小块;苹果洗净去皮,去核,切块;芦荟洗净,去外皮,切小片。
2. 将胡萝卜块、苹果块、芦荟肉放入果汁机中,加冷开水和蜂蜜搅打成汁,倒入杯中即可。

为什么减肥者可以多喝芦荟苹果蜜?

因芦荟含丰富的水分和膳食纤维,可在食用后增加饱足感,且富含叶绿素、维生素A、维生素C、维生素E和B族维生素,以及钙、镁、钠、钾等矿物质,是理想的减肥食品。清新淡雅的芦荟,搭配略带酸甜滋味的胡萝卜和苹果,更为天然美味。

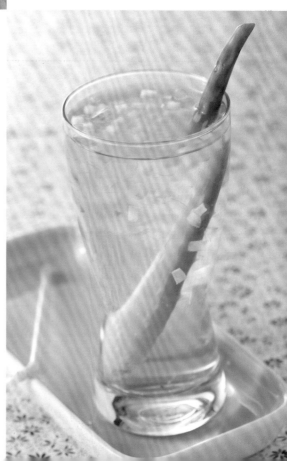

红薯叶番石榴汁

减肥降压

材料

红薯30克,番石榴50克,
红薯叶50克,冷开水120毫升,冰块1杯。

调味料

蜂蜜2小匙。

做法

1. 红薯洗净去皮,切小块,放入电饭锅蒸熟,取出。
2. 番石榴洗净切丁,红薯叶洗净切段,均放入果汁机中,加入蒸熟的红薯块、冷开水和冰块搅打成汁,倒入杯中,加入蜂蜜调匀即可。

为什么常喝红薯叶番石榴汁有减肥降压的效果?

据研究发现,每100克红薯叶,热量只有30千卡,膳食纤维却有3.1克,还含有丰富的铁质,可说是低脂高纤的健康食物;搭配能降血糖、调节血压的番石榴食用,功效更为显著,可减少体脂肪的堆积,预防糖尿病、高血压等疾病。

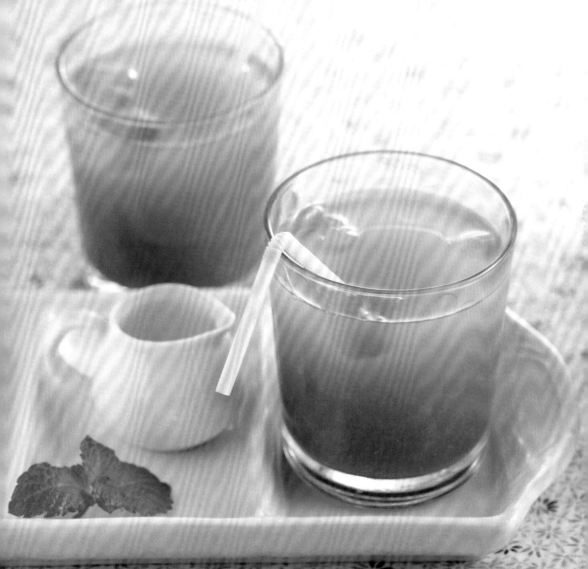

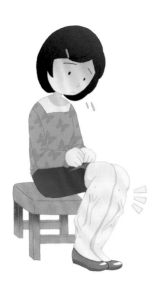

水肿

主要对症蔬果：西瓜、小黄瓜、甜椒

一般来说，水肿可以分为生理性及病理性2大类。生理性的水肿主要是由饮食太咸，或缺乏运动等因素所造成。盐分过高的饮食，会降低肾脏分泌尿液的功效，使体液过度蓄积形成水肿；而长期站立或坐着工作，也可能使血液循环不佳，出现下肢水肿。病理性水肿原因则多半是严重疾病所引起。

此外，要避免食用含钠量高的食物，如腌渍食品、罐装西红柿汁、味噌等，此类食物皆易造成水分滞留体内。

消除水肿需补充的营养素

➕ 钾

钾有利尿的作用，可排除身体多余的水分，维持细胞内外水分的平衡；人体缺钾会出现水肿的现象。

含钾丰富的食物以蔬菜、水果居多，如菠菜、芦笋、甜椒、香蕉、木瓜、猕猴桃、西红柿、柳橙等。

要特别注意的是，钾是水溶性矿物质，很容易在浸泡或烹调的过程中流失，最好是用生食的方式，做成蔬果汁。

➕ 维生素B₁

缺乏维生素 B_1，容易造成手脚水肿。维生素 B_1 很容易在加热过程中被破坏，也易溶于水，因此常吃油炸食品、加工食品和速食的人士，很容易出现维生素 B_1 不足的情形。

想要补充维生素 B_1，可多吃上海青、菠菜等绿色蔬菜及五谷杂粮。

➕ 维生素B₆

维生素 B_6 是天然的利尿剂，可促进排尿、减轻排尿困难；缺乏维生素 B_6 时会出现贫血，甚至水肿现象。建议可从酵母菌、小麦胚芽、圆白菜、西红柿、橘子、香蕉等食物中摄取。

医师的小叮咛

平时因久坐办公室缺乏运动，喜食重咸食物，或暴饮暴食损伤肠胃及肾脏，或久病服药损伤肝肾，皆会造成水分的代谢不良，形成水肿。

建议平时多活动，饮食清淡、用餐定时定量、不乱服药加重肝肾的负担。食材方面，可多选择冬瓜、红豆、薏仁、玉米须、小黄瓜等，它们都有不错的利尿功效。

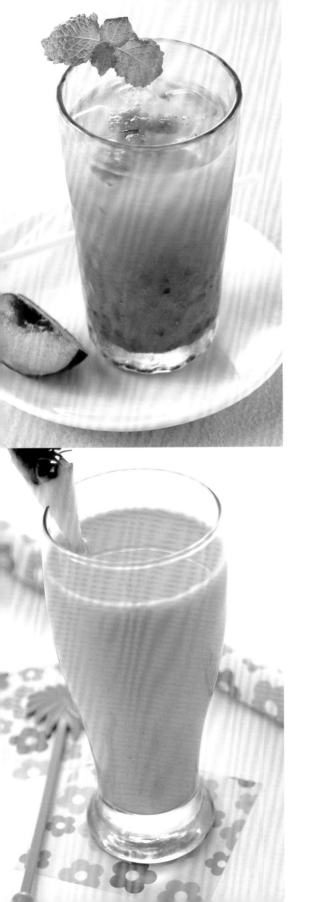

小黄瓜蜜梨汁

材料

小黄瓜30克,梨2个,
柠檬25克,冷开水50毫升。

调味料

蜂蜜2大匙。

做法

1. 小黄瓜洗净切丁;梨洗净,去核切块;柠檬去皮,切小块。
2. 将小黄瓜丁、梨块、冷开水和柠檬块放入果汁机滤网内,以高速搅打成汁,滤渣后倒入杯中,加入蜂蜜调匀即可。

为什么小黄瓜蜜梨汁有消除水肿的作用?

　　人体新陈代谢不佳时,肝肾无法完全排出体内的水分,就会造成四肢水肿或水肿型肥胖现象,因此要多摄取具有促进新陈代谢的食材。如小黄瓜含有黄瓜酶和葫芦素 C,可促进身体的新陈代谢,搭配有润肠通便、降血压功效的梨,即可有效消除水肿。

`消除水肿`

西瓜菠萝鲜奶汁

材料

西瓜100克,菠萝80克,
鲜奶100毫升。

调味料

柠檬汁1.5小匙,蜂蜜1大匙。

做法

1. 西瓜去皮及籽,切块;菠萝去皮,切小块备用。
2. 西瓜和菠萝放入果汁机,打匀成汁,滤渣,倒入杯中,调入鲜奶充分搅拌,再加入调味料调匀即可。

为什么西瓜菠萝牛鲜奶汁具有利尿解热的功能?

　　炎炎夏日,见到又红又大的西瓜,会有"望瓜止热"的效果;而菠萝含有丰富的维生素、碳水化合物、蛋白质和菠萝蛋白酶,其中"菠萝酶"可帮助分解蛋白质,有益肠胃吸收,有助于利尿解热。

`利尿解热`

头发干燥

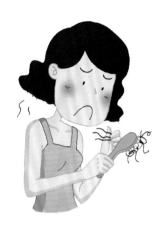

主要对症蔬果：猕猴桃、柳橙、菠菜

中医认为肝藏血、肾藏精，精血足则毛发旺盛，过度劳累或疾病，如贫血、胃肠疾病、糖尿病、肾病、紫外线伤害、化学性刺激，皆可导致头发干枯、提早变白，甚至引起掉发。

现代人由于压力大，长期情绪紧绷，导致肌肉僵硬，气血循环变差，加上晚睡、运动少，都会影响头发的健康。另外，当荷尔蒙失调，吃太油、太甜、太咸的食物，也会增加头皮屑的产生。

改善头发干燥需补充的营养素

➕ B族维生素和维生素C

摄取足够的 B 族维生素和维生素 C，可以对抗压力，防止掉发和白发。特别是维生素 B$_2$，能促进毛发的健康生长，其在芝麻、杏仁、牛奶及深绿色蔬菜大量存在，建议可多食用。

➕ 维生素E和必需氨基酸

适量的脂肪摄取对发质的健康很重要，尤其是芝麻、核果、南瓜子等坚果类食物，含有丰富的维生素 E 和必需氨基酸，可以让头发更有光泽。

➕ 蛋白质

蛋白质和生长发育有密切关联，当摄取不足时，会造成掉发、头发分叉与发黄，牛奶、海鲜类、肉类、蛋类及豆制品等的蛋白质含量丰富，想要有乌黑的秀发，要多食用富含蛋白质的食物。

医师的小叮咛

拥有乌黑亮丽和健康的发质，最重要的就是要均衡摄取各类食物，且要有足够的营养，因为营养素与头发的健康非常有关。黑芝麻、糙米、黑豆、猕猴桃、海带、紫菜等补肾养血的食物要多吃，避免过量的甜食，否则可能会加速头发的掉落。

此外，压力大、熬夜不但威胁头发的健康，更会刺激头皮屑的产生。所以适当地纾解压力，有益于头发和头皮健康，还可多按摩头皮，促进头皮的气血循环，改善毛囊代谢，有助于头发的生长，并能调节皮脂分泌。

白菜柿子汁

材料

大白菜150克,
柿子1个,碎冰1杯。

预防头皮屑

调味料

柠檬汁2小匙。

做法

1. 大白菜洗净,切小片;柿子洗净,切小块
   备用。
2. 所有材料一起放入果汁机,搅打成汁,倒入
   杯中,调入柠檬汁拌匀即可。

为什么白菜柿子汁可以预防头皮屑?

　　大白菜能稀释肠道有害物质;柿子可
清热除烦、止渴生津。白菜柿子汁含有丰
富的维生素 B_1 和维生素 B_2,对头发、皮肤
容易干燥,易于疲劳的人别具功效,尤其
可预防烦人的头皮屑。

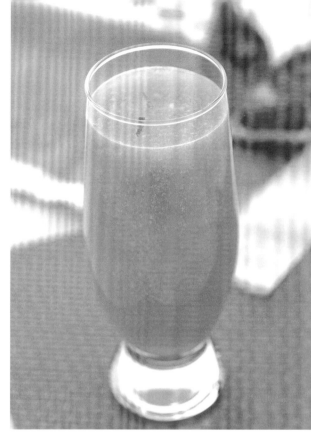

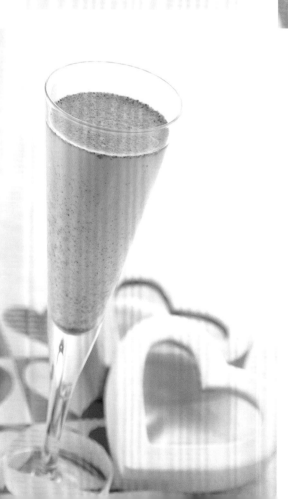

芝麻鲜乳汁

材料

炒香黑芝麻30克,
鲜奶150毫升,豆浆150毫升,蜂蜜100毫升。

滋养秀发

做法

1. 炒香黑芝麻放入研磨器中磨成粉,备用。
2. 将黑芝麻粉放入小锅中,加入豆浆和蜂蜜边
   煮边搅拌,煮成浓稠状,熄火待凉,倒入杯
   中,加入鲜奶拌匀即可。

为什么芝麻鲜乳汁可以滋养秀发?

　　芝麻加鲜奶可以提供毛发所需要的蛋
白质、维生素 E 及必需氨基酸,达到滋养秀
发的功效,还能防止脸部皱纹的产生,是爱
美女性可多喝的养颜饮品。此外,冬天或感
冒时也可温热食用,或加姜汁一起饮用,效
果更好。

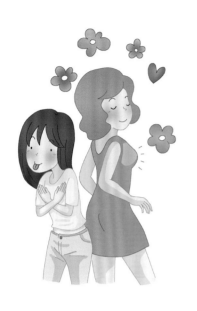

胸部平坦

主要对症蔬果：木瓜、胡萝卜、洋葱

平胸族人群中，大部分人都是手脚冰冷的体质，而且每次月经来的时候会头痛、腰酸、嗜睡。这些人有的是天生虚弱，有的是平常缺少调养，或是因为节食不当等因素，造成内分泌失调，上半身越来越瘦，下半身却越来越胖。

想拥有丰满的双峰，不如先把子宫调养好，因为子宫和乳房互为表里，子宫健康才能摆脱平胸的困扰。

 ## 改善胸部平坦需补充的营养素

➕ 蛋白质

蛋白质是维持人体生长发育及肌肉、组织健康的主要原料，蛋白质不足时，会导致乳房发育不良，当然也无法有丰满的胸部。乳制品、黄豆及豆制品、肉类、蛋类及海鲜类中的蛋白质含量丰富，建议青春期的女性可多补充。

➕ 脂肪

乳房有 2/3 是由脂肪所构成，而且脂肪也是人体新陈代谢的重要功臣，除了肉类，坚果类中的腰果、花生、芝麻、杏仁及核桃中的脂肪含量很多，可适当摄取。但摄取脂肪时要适量，以免进食过多的热量，得不偿失！

➕ 锌

锌可以刺激荷尔蒙分泌，帮助胸部发育，使皮肤光滑不松弛，是很好的丰胸食物。南瓜子、核桃、芝麻中的锌含量都很丰富，想要胸部丰满不妨多吃。

➕ 维生素A

维生素A可刺激乳腺发育，让胸部坚挺，特别是木瓜含有木瓜蛋白酶，可让胸部变丰满。

➕ B族维生素

B族维生素有助于激素的合成，五谷杂粮、豆类、牛奶等都是富含B族维生素的食物。

医师的小叮咛

以中医的观点，乳房的发育跟人的情绪、气血运行、营养有密切关系。压力大、情绪郁闷、三餐不定时定量或任意节食，限制对蛋白质或油脂、淀粉的摄取，导致脾胃损伤，营养不良，或长期焦虑、睡眠不足、劳累，导致气血亏虚等都可能影响到乳房的发育。乳房的美容保健着重在调理肝脾胃等脏腑经络。

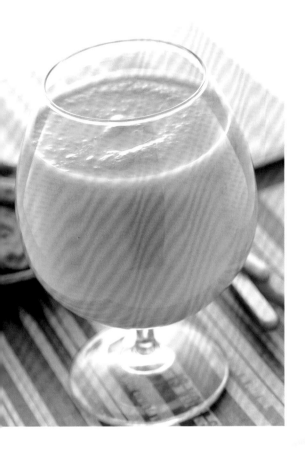

木瓜牛奶汁

材料　　　　　　　　　　　　丰胸

木瓜200克, 鲜奶120毫升。

做法

1. 木瓜去皮, 对半切开, 去瓤, 切小块备用。
2. 木瓜块放入果汁机中, 加鲜奶打匀成汁, 倒入杯中即可。

为什么木瓜牛奶汁有丰胸功效?

　　木瓜与鲜奶的组合最能帮助预防便秘; 而且对气管及肺也都有滋养的功效。

　　木瓜中有木瓜蛋白酶, 牛奶有蛋白质, 两者结合, 有助于达到丰胸及预防便秘的功效, 对刺激乳腺及消化系统很有帮助。想拥有美丽健康的肌肤和美丽曲线, 多喝木瓜牛奶吧!

洋葱果菜汁

材料　　　　　　刺激胸腺发育

洋葱1/2个, 苹果1个,
芹菜100克, 胡萝卜1/2根, 冷开水50毫升。

调味料

甘蔗汁1大匙。

做法

1. 洋葱去皮, 切块; 苹果洗净, 去皮, 去核, 切块; 芹菜洗净, 切段; 胡萝卜去皮, 切块备用。
2. 所有材料放入榨汁机中榨汁, 再加入甘蔗汁调味, 混合搅拌均匀即可。

为什么洋葱果菜汁能刺激胸腺发育?

　　洋葱所含的"大蒜素"能刺激腺体发育、增强耐力, 而且其所含的矿物质"硒", 是极佳的抗氧化剂; 洋葱与胡萝卜、芹菜、苹果等蔬果一起打成汁, 是一道兼具抗氧化和丰胸功效的果菜汁。

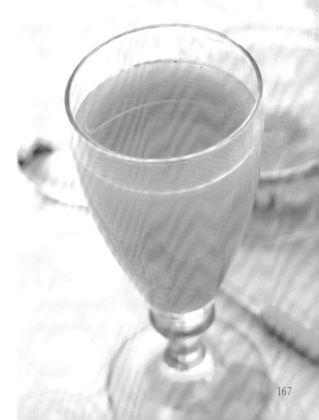

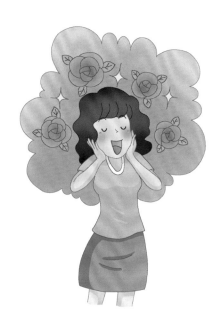

肌肤老化

主要对症蔬果：葡萄柚、木瓜、南瓜

人一过25岁，肌肤渐渐失去弹性与韧性，开始形成皱纹。自然衰老、空气污染、饮食不当、熬夜、抽烟及酗酒等因素，都会加速肌肤老化的脚步。因为这些因素都会为身体制造过多的自由基，而这些自由基将重复攻击细胞膜、心血管内壁，导致细胞加速老化。

此外，肌肤老化的另一个主要原因是水分流失、胶原蛋白含量减少，使肌肤看起来没有弹性，因粗糙干燥而产生皱纹，看上去颜色暗沉、缺乏光泽。

 ## 改善肌肤老化需补充的营养素

⊕ 抗氧化维生素

维持青春长驻，饮食上要多摄取富含抗氧化营养物质——维生素 A、维生素 C、维生素 E 的食物。水果是维生素 C 的重要来源，其中番石榴的含量较为丰富，另外还有橘子、柳橙、葡萄柚、柚子、芒果等。

而维生素 A 可以防止皮肤粗糙，胡萝卜、木瓜、杏桃干、芒果、西红柿、茼蒿、油菜、菠菜等都含量丰富。维生素 E 也是对抗老化的重要营养物质，主要存在于胚芽、全谷类、坚果类、植物油、豆制品、蛋黄等食物中。

⊕ 水

每天多喝水，最少 8 大杯，可以促进有害物质的排出，防止皮肤老化，是肌肤保养不可或缺的，爱美的女生一定要多喝水。

医师的小叮咛

平日宜注意皮肤的清洁保养，摄取均衡的营养，保持愉快的心情，不抽烟、不酗酒，持之以恒地运动、按摩，维持脏腑功能的健全，令气血的循环顺畅，就是青春长驻的不二法门。

另外，含维生素C丰富的深绿色蔬菜，加热后营养素容易被破坏，建议烹调时先加盐，以快炒的方式，就能吃到充足的营养物质。

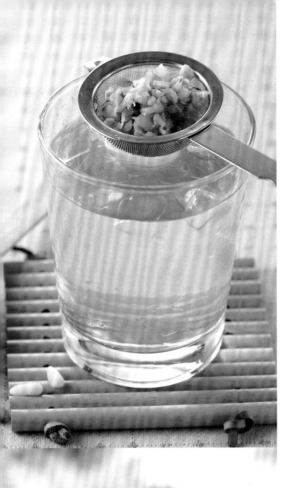

松子核桃蜂蜜汁

延缓衰老

材料

松子仁30克，核桃仁30克，
冷开水200毫升，冰块适量。

调味料

蜂蜜1小匙。

做法

1. 松子仁与核桃仁磨碎，放入果汁机中。
2. 加入蜂蜜、冷开水及冰块，搅打均匀，倒入杯中即可。

为什么松子核桃蜂蜜汁有延缓衰老的作用?

　　人体衰老是从细胞的老化开始，新陈代谢变慢，皮肤逐渐干燥、缺少光泽，以及大脑记忆功能退化等。松子与核桃内含丰富的不饱和脂肪酸，能滋润皮肤，防止皮肤干燥，减缓皱纹产生，并有益智健脑、增强脑细胞活力等作用，因此常喝松子核桃蜂蜜汁有延缓衰老的作用。

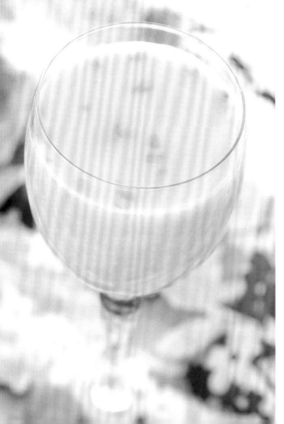

芦笋西红柿鲜奶汁

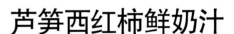

增添活力

材料

芦笋300克，西红柿1/2个，
鲜奶200毫升，冷开水、冰块各适量。

做法

1. 芦笋洗净，放入榨汁机中榨汁；西红柿去皮，切小块备用。
2. 西红柿和冷开水放入果汁机中打匀，倒入杯中，加入芦笋汁、鲜奶、冰块调匀即可。

为什么芦笋西红柿鲜奶汁可以让人活力无限?

　　芦笋含有维生素C和氨基酸，有助于维护肠胃健康，加上西红柿的维生素A和维生素C，可以增添活力、预防老化，喝下这道芦笋西红柿鲜奶汁，让您养颜美容又活力无限。

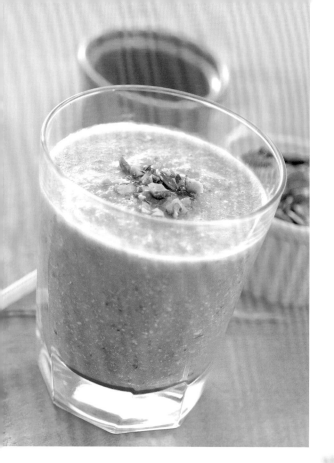

小麦草蔬果汁

材料

小麦草100克，苹果1个，
哈密瓜1/2个，南瓜子1小匙，核桃1小匙，
冷开水100毫升。

调味料

柠檬汁、蜂蜜各1小匙。

做法

1. 小麦草洗净；苹果洗净，去核去皮；哈密瓜
   对半剖开，挖除内籽，分别切成小块。
2. 所有材料放入果汁机搅打成汁，滤渣后倒入
   杯中，加入调味料调匀即可。

为什么喝小麦草蔬果汁能让人青春长驻？

维生素 A、维生素 C、维生素 E 被认为
是抗氧化的三元素，主要富集在深绿色蔬
菜、橙色水果和坚果类的食物中，并不一定
局限特定蔬果。这道小麦草蔬果汁包含各
种抗氧化维生素，能清除自由基，延缓老化
的速度。

南瓜牛奶果菜汁

材料

南瓜120克，牛乳150毫升，
脱脂奶粉1大匙，小麦胚芽粉1/2匙，
什锦水果切片少许。

调味料

柠檬汁1大匙，蜂蜜2小匙。

做法

1. 南瓜洗净，去皮，切块，放入电饭锅蒸20分
   钟，待凉备用。
2. 除什锦水果切片外的全部材料，均放入榨汁
   机打成汁，倒入杯中。
3. 加入调味料和什锦水果切片调匀即可。

为什么南瓜牛奶果菜汁能防止细纹？

南瓜含有大量 β- 胡萝卜素，可以发挥抗
氧化作用，去除体内的自由基，搭配富含钙质
的牛奶，可以提升维生素 A、维生素 E、钙的
营养功效，提供给皮肤满满的营养素，防止
皱纹出现。

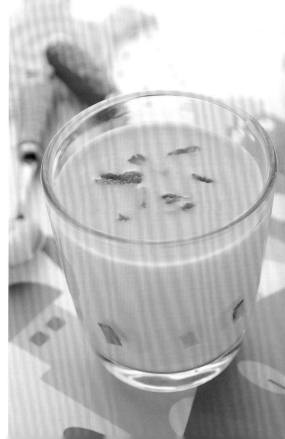

西红柿芒果汁

材料
西红柿1个，芒果1个。

抗老化

调味料
蜂蜜1小匙。

做法
1. 西红柿洗净，切块备用。
2. 芒果去皮，去核，果肉切成小块，和西红柿块一起放入果汁机中打成汁。
3. 倒入杯中，加入蜂蜜调匀即可。

为什么西红柿芒果汁可以抗老化？

西红柿含B族维生素、维生素C和胡萝卜素，可提升免疫力、预防衰老；芒果含有丰富的维生素A，可以抗氧化。西红柿加上香浓的芒果，除了颜色好看，也是一道营养满分的抗老化饮品。

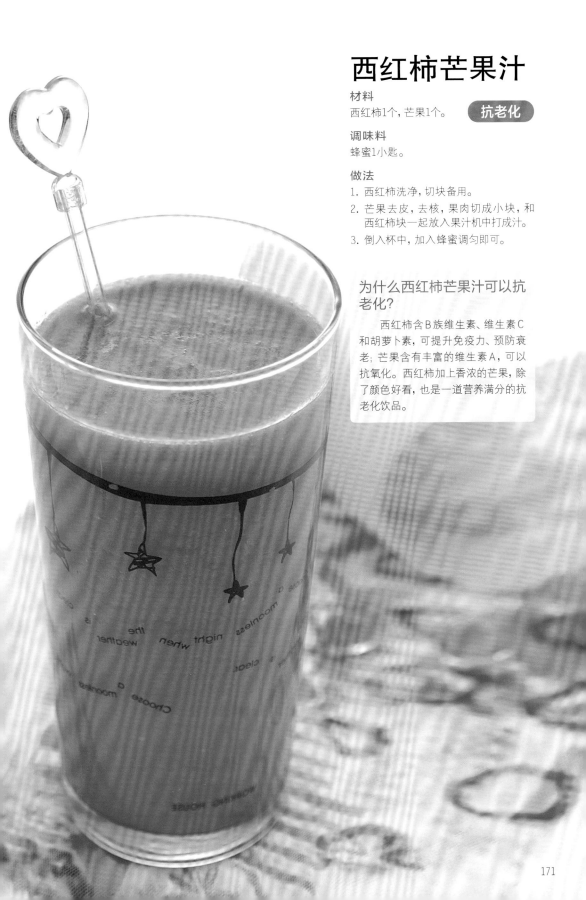

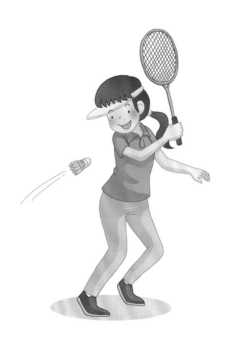

毒素囤积

主要对症蔬果：芦笋、苦瓜、圆白菜

排出身体的毒素，意指排出体内的代谢废弃物，排出的途径有出汗、排尿、排便，这些途径是否顺畅，可反映身体功能的运作是否正常。

现代人喜欢长时间在空调房，久坐不动、饮食又缺乏足够的纤维质、晚睡、喜食化学加工食品，形成不易出汗、便秘、小便不畅的体质，使毒素无法排出体外，在肠内一再被吸收，最后就会影响身体的健康，形成头晕、口臭、火气大、青春痘、水肿、失眠等问题。

促进排毒的营养素

➕ 膳食纤维

绝大部分的蔬菜、水果都含有丰富的纤维质，建议每天至少摄取 3 份蔬菜、2 份水果，就可补充足够的膳食纤维，促进肠胃蠕动，让排便顺畅，以减少有害物质的囤积。另外，五谷杂粮也含有丰富的纤维质，可多摄取。

➕ 抗氧化营养素

生活环境中存在许多有害物质，会让身体产生许多自由基。要防止细胞受到自由基的伤害，首先要摄取足够的抗氧化营养素，如维生素 A、维生素 C 和维生素 E，都可以预防细胞病变。

深绿色蔬菜、西红柿、芒果等食物，是维生素 A 的良好来源；水果也含有丰富的维生素 C。此外，坚果类食物含有维生素 E，每天摄取 1 ～ 2 份为佳。

➕ 维生素 B_2

维生素 B_2 也是很重要的排毒营养素，它是许多抗氧化酶的辅助酶，杏仁、芝麻、牛奶、胚芽、蛋、豆类等的维生素 B_2 含量都很丰富，可添加在蔬果汁中打成汁一起饮用，即可轻轻松松补充到维生素 B_2。

医师的小叮咛

要排除身体中的毒素，建议多活动帮助排汗；多吃蔬果高纤食物，促进排便。早睡早起，少吃化学加工食品，不加重身体负担，配合养生调理，身体自然清爽。还可经由自己的努力，保持体内干净、减少毒素残留。如喝茶、食醋、断食 1～2 餐、运动排汗及天然食物疗法等，都是可以采用的安全排毒法。

茼蒿圆白菜菠萝汁

排除毒素

材料
茼蒿100克,圆白菜100克,菠萝100克,碎冰1大匙。

调味料
柠檬汁2小匙。

做法
1. 茼蒿和圆白菜洗净,均切小片;菠萝去皮和芯后,切块备用。
2. 所有材料放入榨汁机,搅匀均匀,滤掉蔬果渣,倒入杯中,加入柠檬汁调匀即可。

为什么茼蒿圆白菜菠萝汁能排除毒素?

茼蒿中含有多种营养素,可以令肌肤白皙;再加上圆白菜含有丰富的钾,可以利尿、调节血压,有效排除身体的毒素。

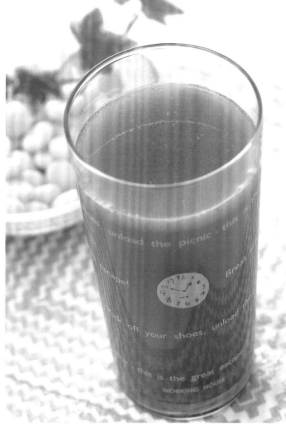

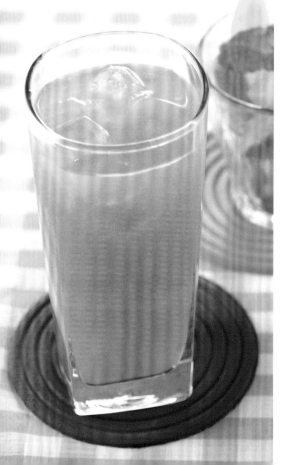

黄椒菠萝胡萝卜汁

促进排毒

材料
黄椒20克,菠萝50克,胡萝卜100克,生姜10克,冷开水120毫升。

调味料
蜂蜜1小匙。

做法
1. 将菠萝去皮切块,放入盐水中浸泡约10分钟,捞出沥水备用。
2. 黄椒洗净去籽,切粗条;胡萝卜洗净去皮,切丁;生姜洗净去皮切块。
3. 将菠萝、黄椒、胡萝卜和生姜放入榨汁机中榨成汁,倒入杯中,加入冷开水和蜂蜜调匀即可。

为什么黄椒菠萝胡萝卜汁可帮助体内排毒?

黄椒、菠萝、胡萝卜皆含丰富维生素C和β-胡萝卜素等抗氧化剂,能促进新陈代谢,帮助身体排毒,并有预防便秘的效果。

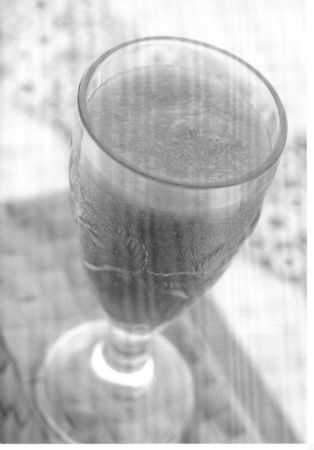

木瓜菠萝汁

材料

木瓜1/4个，菠萝200克，冷开水、冰块各适量。

瘦身排毒

调味料

柠檬汁1小匙。

做法

1. 木瓜和菠萝去皮，切小丁备用。
2. 全部材料放入果汁机中打匀，倒入杯中，再放入柠檬汁调匀即可。

为什么木瓜菠萝汁能瘦身排毒？

运动当然是燃烧体脂肪最理想的方法，但若搭配含有丰富膳食纤维的蔬果汁，可降低饥饿感并补充营养，还可促进肠蠕动，让排便顺畅。

小黄瓜苹果柳橙汁

材料 瘦身排毒

小黄瓜1根，苹果200克，柳橙半个，冷开水30毫升。

调味料

蜂蜜适量。

做法

1. 小黄瓜洗净；苹果洗净，去皮，去核，切块；柳橙洗净，用榨汁器榨汁备用。
2. 小黄瓜和苹果放入果汁机中榨成汁，滤渣，倒入杯中，加入柳橙汁和蜂蜜拌匀即可。

为什么小黄瓜苹果柳橙汁可以瘦身排毒？

小黄瓜与莴苣类似，热量低、水分多，而且还有排除水分的功效，可减重，对健康也很有帮助。而且小黄瓜含有丰富的钾，具有促进体内废弃物与盐分排出的功效。

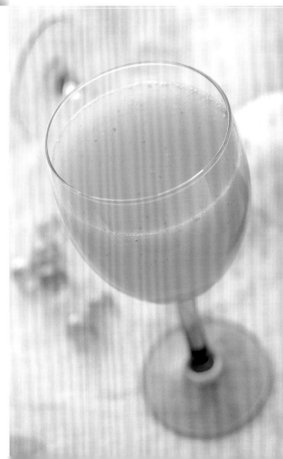

排毒蔬果汁

材料

西红柿3个，葡萄柚1/2个，芹菜1根，芦笋1根，
西红柿1/4个，冷开水250毫升。

做法

1. 西红柿、芹菜、芦笋均洗净，去皮备用。

2. 葡萄柚洗净，用榨汁器榨出汁；苹果洗净，
   去核去皮，切小丁备用。

3. 全部材料放入果汁机中打匀，倒入杯中
   即可。

为什么排毒蔬果汁可以排毒减重？

葡萄柚、芹菜和芦笋含有丰富的膳食纤维及维生
素，有排毒、促进新陈代谢的功效；苹果的果糖含量较
高，容易被人体吸收，可代替淀粉类食物迅速补充体力。

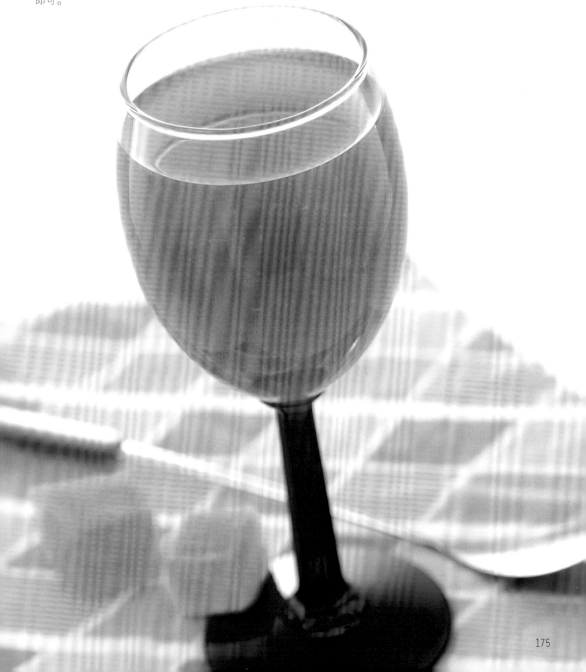

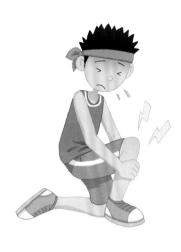

青春期调养

主要对症蔬果：樱桃、苹果、菠菜

从小孩子变成大人的转变期，也就是青春期，男生从长喉结、长胡子、逐渐变声开始，女生从初次月经后开始。

这段时间是生长力最旺盛的时期，只要营养供给、体质调养得宜，能帮助小孩长高及各类器官的发育，所以，此时要强壮骨骼及对筋骨的柔韧度和肠胃进行调理，能给未来身体打下良好基础。

青春期需补充的营养素

➕ 热量

此阶段成长快速，热量摄取量最多，每日要达到 2000 千卡，可借由淀粉类、肉类、油脂类食物增加热量。

➕ 蛋白质

蛋白质是维持人体生长发育、构成及修补细胞和组织的主要材料，还能提供人体所需要的热量，增加身体抵抗力。

➕ 维生素D

维生素 D 能帮助形成骨骼，帮助身体增强对钙、磷的吸收，让骨骼正常发育。

➕ 钙与镁

骨骼生长需要有钙与磷的参与，钙与磷能使骨骼有弹性、更坚固，所以青春发育期应更多地补充钙。镁也是强健骨骼、构成骨骼不可少的矿物质。

➕ 铁

铁是造血的主要原料，可以补血，特别是开始出现月经的少女，每个月生理期会流失约 80 毫升的血液。

医师的小叮咛

现在父母最关心的问题就是小孩是否可以长得又高又壮，虽然遗传也占了一部分的因素，但是良好的营养将决定后天的发育和健康。

摄取足够的钙、蛋白质及维生素 D，可以帮助骨骼发育，有助于长高。建议成长中的小孩，每天摄取 1~2 杯的牛奶，可以补充钙质、维生素 D 及蛋白质。每日 6~7 份肉、鱼、豆、蛋，2 份水果，3 份蔬菜，才能摄取足够的蛋白质、维生素和矿物质。尽量减少对垃圾食品的摄取，才不会造成体重过重、甚至肥胖的问题。

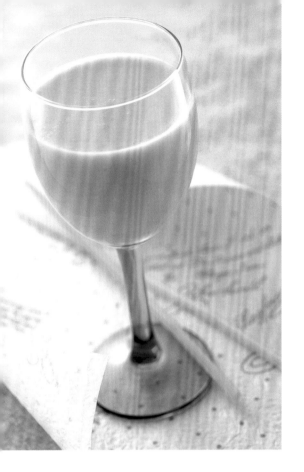

香瓜鲜奶汁

增强体质

材料

香瓜2个，鲜奶100毫升。

调味料

蜂蜜1小匙。

做法

1. 香瓜洗净，去皮，对半切开，去籽，切块备用。
2. 所有材料全部放入果汁机，搅打成汁，倒入杯中，调入蜂蜜即可。

为什么香瓜鲜奶汁可以增强体质?

　　1杯鲜奶，含有15种必需矿物质，包括钙、磷、镁及钾等，无论单独喝或打汁饮用，营养价值都很高。香瓜又叫"甜瓜"，有促进代谢的作用，添加蜂蜜调味，可以增加滑顺口感。香瓜鲜奶汁含有丰富的维生素及钙，能排除体内多余水分、促进新陈代谢，具有增强体质的功效。

菠萝百香果汁

改善体质

材料

菠萝100克，百香果2个，冷开水50毫升。

调味料

蜂蜜1小匙。

做法

1. 菠萝去皮，去心并切块；百香果洗净，挖出果肉备用。
2. 所有材料放入果汁机中打匀，滤渣，倒入杯中。
3. 加入蜂蜜调匀即可。

为什么菠萝百香果汁可以改善体质?

　　菠萝所含的维生素 B_1 及维生素 C，能帮助消化、促进新陈代谢；百香果汁液丰富、香味浓郁，富含维生素及有机酸。这款菠萝百香果汁可以促进代谢、改善体质，还有帮助降低血压的功效。

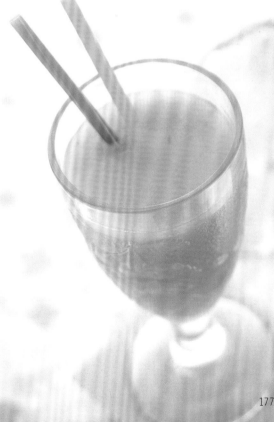

产后调养

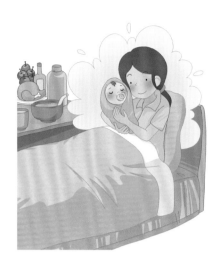

主要对症蔬果：葡萄、苹果、菠菜

产后第3天起，如果身体状况良好，就可以在卧床时候做些较温和的运动，但须注意一开始时间不宜过久，必须视产妇的身体恢复状况慢慢延长。产妇应避免提重物，并注意照顾产后的伤口。此外，产妇应于每次大小便或更换卫生护垫后，以温开水冲洗会阴部，并保持干燥。

至于剖腹产的伤口，以纱布覆盖创面，3天后拿下即可淋浴。伤口结痂时，让其自然脱落即可，切勿用手去挠。

产后调养需补充的营养素

➕ 铁

生产时会有血液的流失，必须补充铁。动物内脏除含有丰富的铁外，还含有叶酸、B族维生素等营养素，可使产妇更有元气。还可利用植物性铁质，如红凤菜、红苋菜、紫菜、樱桃、葡萄、苹果等食物。

➕ 高蛋白质

生产过程往往会伴随撕裂伤，需要补充足够的蛋白质食物，以帮助身体伤口愈合。鸡肉、猪肉、牛肉等属于优质蛋白；另外，奶类、大豆制品也含有优质蛋白，都是很好的营养来源。

➕ 纤维质

生产过后，很多产妇怕伤口痛会不敢用力解便，应多喝含有膳食纤维的蔬果汁，以预防便秘。

➕ 维生素C

维生素C有助于伤口愈合，很多蔬果都含有丰富的维生素C，特别是葡萄柚、柠檬、柳橙等柑橘类水果。

医师的小叮咛

产后也可以食用一些可以促进子宫收缩的麻油制品，有益于恶露的排出，如麻油鸡、腰子或猪肝、鳝鱼等，都是坐月子的补益圣品。

另外，摄取足够的热量也很重要，摄取不足会影响乳汁的分泌。可食用具有下奶作用的高热量高脂肪食品——猪蹄炖花生。

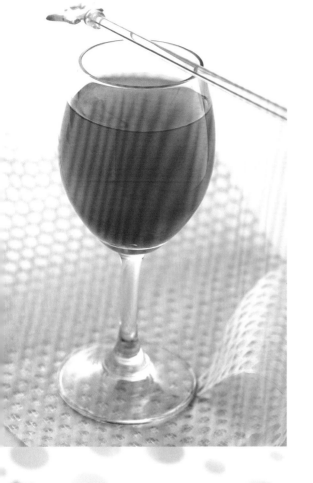

葡萄苹果汁

材料

葡萄100克，苹果1个，
冷开水250毫升。

做法

1. 葡萄洗净，放入水中，加少许盐浸泡，捞出
   沥干水；苹果洗净，切小块，备用。
2. 全部材料放入果汁机，搅打均匀，滤渣，倒
   入杯中即可。

为什么葡萄苹果汁有助于产后恢复体力？

　　有些民间说法严令产妇产后食用凉性
的蔬菜和水果，怕会影响伤口的恢复。其
实产妇可选择比较温和的水果，如葡萄、
苹果、木瓜、番石榴等平性水果。葡萄苹
果汁含有维生素C及铁，对补血、清血、增
强体力都有不错的效果，很适合产妇饮用。

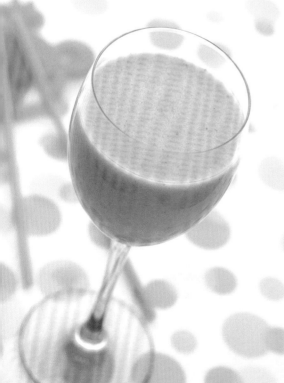

草莓牛奶汁

材料

草莓10个，鲜奶200毫升。

做法

1. 草莓洗净备用。
2. 草莓放入果汁机，加入鲜奶搅打成汁，倒入
   杯中即可。

为什么草莓牛奶汁有助于补充营养？

　　草莓含维生素C，可防止黑斑、雀斑，
制作果汁时加入鲜奶，除了提升口味，也可
以使产妇摄取充足的蛋白质，而且有开胃作
用，对食欲不振的人，也很合适。

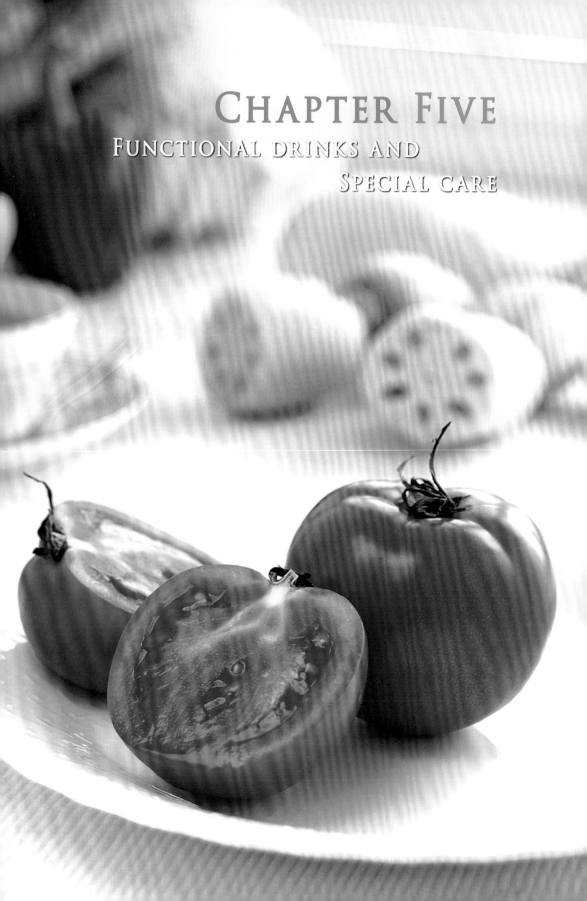

CHAPTER FIVE
FUNCTIONAL DRINKS AND
SPECIAL CARE

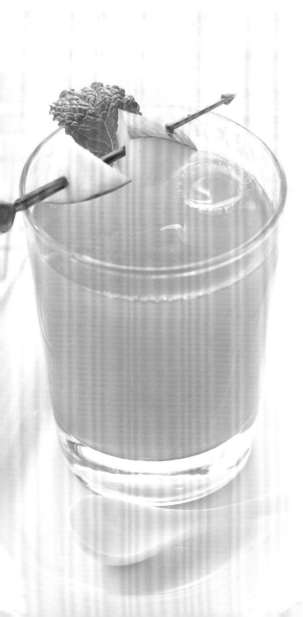

Chapter 5
慢性病族群调养元气汁

想要调养得宜，
"吃得好""吃得对""喝得对"，
才能事半功倍，保持健康！

针对各种常见的慢性疾病，
提供各种好喝的蔬果汁，
让你每天享用到蔬菜、水果的美味，
更借由原汁原味的蔬果汁，
缓解病痛，重拾健康！

促进身体康复10大蔬果排行榜

出现病痛，怎样吃蔬果对身体才最有帮助呢？以下由专业营养师提供10种最适合疾病调养期食用的蔬果，让你越吃越健康！

资料来源：陈怡婷（前永越健康管理中心营养师）

❶ 西瓜

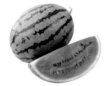

西瓜能促进肝脏排毒，再加上有良好的利尿作用，对肝硬化引起的腹水，有很好的效果。西瓜还含有维生素B_1、维生素B_2及维生素B_{12}，这些营养素能促进肝脏代谢排毒，很适合慢性肝病患者食用。

西瓜除了一般人所熟知的清凉退火效果外，还有消炎止痛的作用。晒伤时，把接近果皮的白色部分直接敷在晒伤处，能消炎止痛。

🔶 **适合的慢性疾病：肝病**

❸ 苦瓜

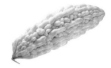

苦瓜对糖尿病患者而言，是一种很好的食物，因其有丰富的膳食纤维，可使食物在胃中缓慢消化，避免快速吸收、导致血糖突然升高；此外，苦瓜还含有胜肽物质，其结构类似胰岛素，具有降低血糖的功能。

苦瓜也能消炎退火，对常因火气大而口干舌燥、口腔溃疡的人，多吃有改善症状的效果。

🔶 **适合的慢性疾病：糖尿病**

❷ 荔枝

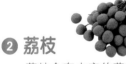

荔枝含有丰富的葡萄糖，是提供身体能量最直接的来源；还有蛋白质成分，具有修补身体组织的功能；再加上丰富的维生素C，对想要补充元气，或是慢性肝病及肝血虚的人，是适合的水果。而且荔枝中的维生素C及叶酸，能促进肝脏的造血功能，改善因肝脏造血功能不佳所产生的贫血。

🔶 **适合的慢性疾病：肝病**

❹ 南瓜

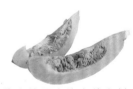

南瓜也常被作为糖尿病饮食的食材，因为同样的热量，南瓜的分量多于米饭，而且又含有膳食纤维，除了延长消化时间，使血糖缓慢上升外，也可增加淀粉量，对血糖控制不好又容易饥饿的人，可提供足够的饱腹感，避免饥饿引起饮食失控，导致血糖不稳定。此外，南瓜中所含的铬也是控制血糖的重要营养素，能帮助胰岛素分泌，使血糖下降。

🔶 **适合的慢性疾病：糖尿病**

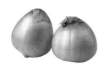

❺ 洋葱

洋葱中的营养物质有抗血小板凝结的功能，可避免血小板凝结在血管壁上，造成血管狭窄。同时，洋葱中的硫化物及硒具有很强的抗氧化能力，可预防血管因氧化而失去弹性，进而降低患心血管疾病的风险。

此外，洋葱含有丰富的钙，更年期的妇女，荷尔蒙的减少导致血脂上升、骨质流失加速，吃洋葱能让她们更健康。

✚ **适合的慢性疾病：心脏病**

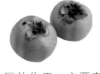

❽ 柿子

柿子有降低血压的作用，主要有效成分是柿子皮中所含的单宁酸。如果想借由吃柿子来达到调节血压的效果，建议吃柿饼，即可避免新鲜柿皮酸涩的口感；但柿饼的糖分及含钾量高，对糖尿病或肾功能不好的人，应请教专业人士后再食用。

✚ **适合的慢性疾病：高血压**

❻ 黄豆

黄豆被认为是具有极佳营养价值的农作物，因含有丰富的蛋白质，对人体有益，且与肉类相较，有丰富的膳食纤维，又没有胆固醇，对心血管疾病有预防作用。黄豆中的维生素E是很好的氧化剂，能去除体内的自由基，避免血管硬化。

黄豆中丰富的β-胡萝卜素，能在体内转换成维生素A，有抗衰老的功效。

✚ **适合的慢性疾病：心血管疾病**

❾ 柳橙

高血压患者的饮食建议中，会建议多吃含钾量高的食物，因其有对抗高血压的作用。钾和钠在体内是互相拮抗的，多余的钾可加速体内过多的钠排除，也可调节体内影响血压的内分泌，使血管兴奋度下降，进而稳定血压。而柳橙含有大量的维生素C，除了增强免疫力外，还可以在体内合成胶原蛋白，增强血管弹性。

✚ **适合的慢性疾病：高血压**

❼ 香蕉

香蕉中含有丰富的钾，可以维持细胞内电解质的平衡，而且具有调节血压的功效，缓解高血压造成的不适症状。另有研究显示，高血压患者在食用大量含钾的食物之后，即可减少服药的量。

香蕉中丰富的膳食纤维，可促进肠道蠕动，缓解便秘现象，也可避免排便时过度用力，使血压上升造成危险。

✚ **适合的慢性疾病：高血压**

❿ 黑木耳

黑木耳含有丰富的硒，能去除体内的自由基，减缓因自由基破坏血管壁弹性造成的血压升高。黑木耳中丰富的膳食纤维，有降低血中胆固醇的作用，使胆固醇不会氧化沉积在血管壁，造成血管狭窄并影响血管弹性。而且黑木耳中含有丰富的胶质，可增加粪便的保水性，改善高血压患者因长期服药造成便秘现象。

✚ **适合的慢性疾病：高血压**

气喘

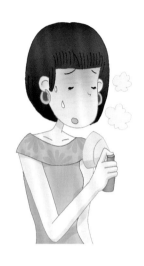

主要对症蔬果：柳橙、胡萝卜、菠菜

气喘病的形成有两大因素；一是过敏体质，或称为异位性体质，多因遗传，若是父母两人都是过敏体质，则小孩有60％的概率为过敏体质。如父母都有气喘病，则孩子患气喘的概率是100％。

另一个因素是环境，即俗称的过敏原，最常见的是尘螨、蟑螂、灰尘、猫狗毛屑、霉菌等。当体质与环境因素加在一起，会造成不正常的免疫反应，再加上诱发因素时，会使气喘发作，例如，天气的变化、二手烟、呼吸道感染、油漆、厨房的油烟、空气污染、冰冷的食物及心理压力等。

气喘患者调养时需补充的营养素

＋ 维生素A

维生素A可以促进黏膜组织完整，维持呼吸系统健康运作。建议气喘病患者平日可多吃南瓜、胡萝卜、芒果等橘黄色蔬果，也可适当进食牛奶及其制品。

＋ 维生素C

维生素C能够有效缓解支气管平滑肌痉挛，辅助调理支气管发炎、痉挛的现象，减少气喘的发生。大部分蔬菜、水果中维生素C含量都很丰富，特别是柑橘类的柳橙、橘子、葡萄柚及番石榴、樱桃等水果。

＋ 维生素E

维生素E能有效抑制发炎，进而改善气喘的症状。天然的食物中以小麦胚芽、芝麻、腰果等坚果类及深绿叶蔬菜中含量丰富，可多食用。

＋ 不饱和脂肪酸

在不饱和脂肪酸中，可以选择 ω-3 脂肪酸，在动物性的深海鱼油或是植物性的芥菜籽油、亚麻籽油中含量都很丰富，可以降低体内的发炎反应，减少气喘发作。

医师的小叮咛

现在拥有过敏体质或是气喘病的人越来越多。许多学者证实，养成健康的饮食习惯，可提高免疫力，有助于改善气喘。

另外，尽量少吃生冷食物，从冰箱拿出来的食物，最好要等略为回温后再食用。而每个人的过敏反应不同，容易引起过敏的食物有花生、牛奶、蛋白、巧克力、鱼及贝壳类海鲜，过敏体质的人尽量不要食用。

圆白菜蔬果汁

气喘病调养

材料

苹果100克，胡萝卜100克，圆白菜100克，菠菜50克，柳橙40克，冷开水250毫升。

做法

1. 苹果和胡萝卜洗净，连皮切成小块；圆白菜和菠菜洗净，切碎；柳橙洗净，连皮切小块备用。
2. 所有材料放入榨汁机，搅打成汁，倒入杯中即可。

为什么气喘病患者可以用圆白菜蔬果汁调养？

　　胡萝卜、菠菜含有丰富的维生素 A，可以维持呼吸道黏膜健康；柳橙、圆白菜等含有丰富的维生素 C，可以防止气管收缩。这道综合蔬果汁含有多种对呼吸道有益的营养素，很适合气喘患者调养时饮用。

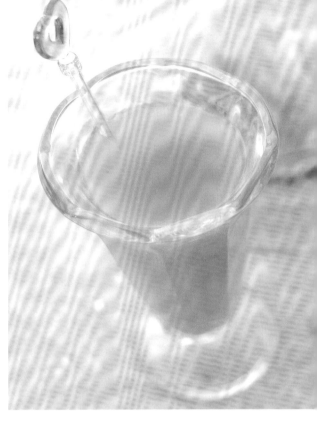

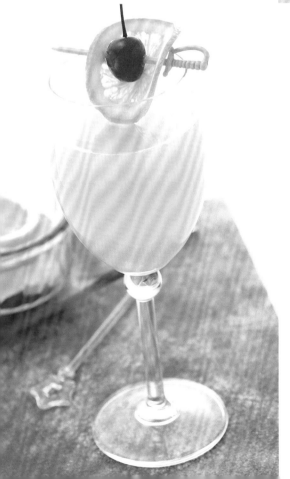

柳橙汁

改善气喘

材料

柳橙2个。

调味料

柠檬汁少许。

做法

1. 柳橙洗净，切半，用榨汁器压榨成汁。
2. 将榨好的柳橙汁倒入杯中，加入少许柠檬汁调匀即可。

为什么柳橙汁可改善气喘？

　　气喘患者选用柳橙、番石榴、猕猴桃、木瓜、桂圆等富含维生素 C 的水果，可以改善肺部的功能，减少不适感。柳橙汁含有丰富的维生素 C、维生素 E，能促进新陈代谢，是调养气喘的优良饮品。

神经衰弱

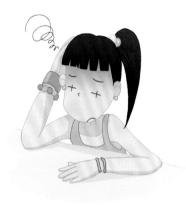

主要对症蔬果：香蕉、甘蔗、西蓝花

神经衰弱是一个通俗的名词，指大脑、神经系统和身体的虚弱，造成一些症状模糊且变化无常的疾病。它的症状很多是由身体上的一些慢性疾病导致的，如头痛、头晕、心悸、冒汗、消化不良等，但是在医院检查时却找不到具体病因。

神经衰弱是精神障碍症的一种，真正成因未明，但与个性、情绪及过度劳累有关。

神经衰弱患者调养时需补充的营养素

+ B族维生素

B族维生素能调节神经系统新陈代谢，可滋养脑细胞，最好每天适量摄取。

+ 维生素E

维生素E则是构成脑细胞的重要成分。食物中以燕麦、小麦胚芽、豆类、坚果类及深绿色蔬菜含量最为丰富。

+ 糖类

糖类如蔗糖、果糖等，必须转化成葡萄糖后才能被身体利用，是神经细胞能量的重要来源，特别是脑细胞。

+ 锌

锌有活化脑部的功效，锌缺乏会影响脑部细胞的功能，平日可多摄取富含锌的食物，如芝麻、肉类、蛋黄、牛奶及乳制品、核桃、小麦胚芽、鱼及牡蛎等，可缓解不适的症状。

+ 铜

缺乏铜时，会使神经系统失调，进而导致失眠。食物中以豆类、内脏、虾、贝类、燕麦及草菇等含铜量丰富。一般来说，每天只要摄取绿色的蔬菜、非精制谷类及内脏类食物，就已够身体每日所需。

医师的小叮咛

神经衰弱属于轻度精神障碍，但若不正视，当它是一般头痛、失眠处理，则可能会令病情恶化，形成较严重的精神障碍，甚至演变成抑郁症，严重影响身心健康。

建议可借由营养素及适度的运动来改善；有实验研究，神经衰弱患者应做较长距离的散步，有助于调节大脑皮层的兴奋和抑制过程，减轻血管活动失调的症状。

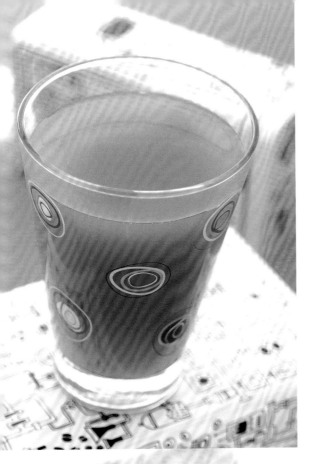

甘蔗汁　

材料
甘蔗2根，冰块适量。

调味料
柠檬汁1小匙。

做法
1. 甘蔗洗净，去皮，切块备用。
2. 甘蔗放入榨汁机中，榨成汁，倒入杯中，加入柠檬汁和冰块调匀即可。

为什么神经衰弱患者多喝甘蔗汁能缓解症状？

　　神经衰弱患者要适量补充富含糖的食物：如白糖、红糖、蜂蜜、黑糖、南瓜、米饭、面粉、红薯、红枣、甜菜及水果等。甘蔗汁含有蔗糖，在体内分解为葡萄糖，通过血脑屏障，被脑细胞所利用，是脑细胞重要的能量来源。

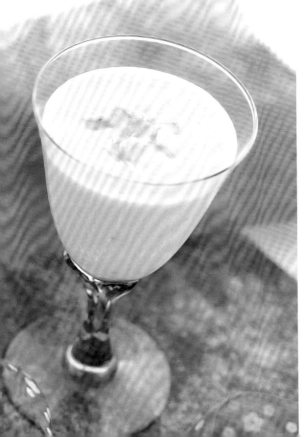

香蕉牛奶汁　

材料
香蕉1根，鲜奶250毫升。

做法
1. 香蕉去皮，切小块备用。
2. 香蕉和鲜奶放入果汁机，搅打均匀后，倒入杯中即可。

为什么香蕉牛奶汁能稳定情绪，改善神经衰弱？

　　香蕉能促进睡眠，牛奶可以补充钙，帮助提升睡眠品质。对需要选择用安眠药来解决睡眠困扰的人，不妨试试这道饮品。

心血管疾病

主要对症蔬果: 番石榴、菠菜、西蓝花

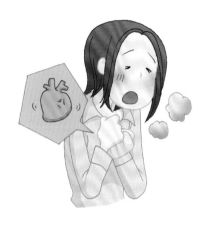

心血管疾病主要是指心脏功能和血管、血液循环系统功能异常引起的疾病。由于现代人饮食以高热量、高油脂及高盐分的食物居多，又不爱动，很容易患上心血管疾病，其中，心脏病非常常见，还会引发糖尿病、高血压等。

当出现剧烈的胸痛，并伴有心悸、呼吸困难、头晕、意识不清、冷汗、四肢冰冷、脸面苍白等现象时，必须赶快去医院，否则极易在短时间内给身体造成严重损害。

心血管疾病患者调养时需补充的营养素

✚ 维生素C

维生素C可以促进胆固醇代谢，达到降低血中胆固醇的效果。绝大部分蔬果都含有丰富的维生素C，特别是番石榴、猕猴桃及橘子、柳橙、葡萄柚等柑橘类的水果，蔬菜中的甜椒、西蓝花也富含维生素C。

✚ 镁

镁在保护心脏方面也扮演着很重要的角色，当它的含量下降，心脏便无法维持正常的跳动节奏和收缩，易导致心率不齐，更可能引起心脏病。建议要多吃菠菜、上海青等深绿色的蔬菜。

✚ 膳食纤维

干豆或豆荚类、全谷类、蔬菜及水果中都含有丰富的膳食纤维，具有降低胆固醇的作用，可改善心血管疾病。

✚ 单元不饱和脂肪酸

植物性油脂与食物，如芥花油及坚果类等富含单元不饱和脂肪酸，多食用可以降低血中胆固醇含量，改善血管及心脏的健康。

医师的小叮咛

心脏疾病可借由饮食获得改善。在饮食调养上，减少对动物性脂肪和含高油脂肉类（如蹄膀、五花肉等）的摄取，因其富含饱和脂肪酸，会使低密度脂蛋白胆固醇（坏胆固醇）浓度上升，易造成动脉粥样硬化。建议每日补充4份蛋白质，可用植物性及动物性的食材相互搭配，同时避免食用富含胆固醇的蛋黄、内脏等食物。

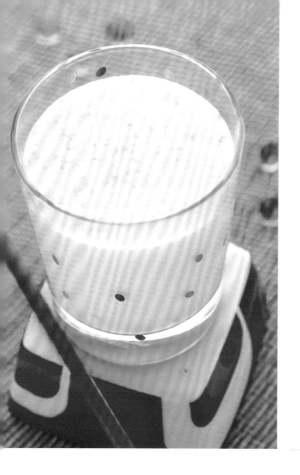

杏仁
燕麦鲜奶汁

纾解胸闷

材料

杏仁粉1大匙,燕麦粉1大匙,鲜奶1杯。

做法

1. 鲜奶加热备用。
2. 全部材料用热鲜奶冲泡均匀,倒入杯中即可。

为什么心脏病患者要喝杏仁燕麦鲜奶汁?

　　杏仁是一种常用的滋补佳品;燕麦主要成分为碳水化合物、蛋白质、B族维生素,以及钙、磷、铁等矿物质,并含丰富的水溶性膳食纤维。杏仁燕麦鲜奶汁除了能纾解心脏病患者的胸闷外,还能提振活力,让您精神饱满。

番石榴
梅子汁

舒缓情绪

材料

红心番石榴2个,冷开水1杯,甘梅粉少许。

做法

1. 番石榴洗净,去蒂,切小块备用。
2. 所有材料放入果汁机,搅打均匀,滤出果渣,倒入杯中即可。

为什么番石榴梅子汁适合心血管疾病患者?

　　红心番石榴原产于山野林间,内含丰富的铁、钙、维生素C及茄红素等多种对人体有益的营养成分。好吃又香甜的红心番石榴,可让心脏病患者放松心情,并补充丰富的维生素C;添加甘梅粉打成果汁口感更好喝。但甘梅粉含盐,高血压患者应酌量食用。

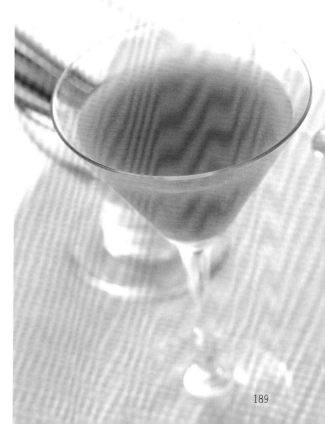

消化性溃疡

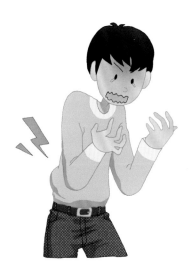

主要对症蔬果：苹果、圆白菜、菠菜

现代人工作压力大，三餐经常不规律，患有胃或十二指肠溃疡的人不在少数，如果不好好保养，溃疡可能会恶化成胃出血或胃穿孔。它的病因有可能来自压力、暴饮暴食、幽门螺旋杆菌感染，或是过度使用消炎止痛剂引起。

溃疡的部位通常发生在胃或十二指肠。发作时会有上腹部疼痛，尤其是空腹或夜间疼痛会加剧，还常伴有恶心、呕吐、打嗝或胀气、胸口或胃灼热、大便色黑或带血等症状。

消化性溃疡患者调养时需补充的营养素

✚ 维生素C

胃溃疡或胃炎患者摄取富含维生素C的蔬菜和水果，可以促进伤口愈合。蔬菜中含有叶绿素，可以缩短伤口的愈合期，且部分碱性的叶绿素缓冲剂也可中和胃酸，有助于缓和胃溃疡或胃炎病情。

✚ 维生素E

摄取足够的维生素E也很重要，可减少胃酸分泌，减少胃部不适感。核桃、芝麻、南瓜子等坚果类含量丰富。

✚ 维生素K

维生素K能修复体内受伤的组织及促进伤口凝血，避免出血不止。圆白菜含有维生素C和抗溃疡因子维生素K，可以有效地预防和改善胃溃疡和十二指肠溃疡。

✚ 铁

有出血性胃溃疡的患者需补充铁。红心及红色系的蔬果都含有丰富的铁，再搭配维生素C，可以增加铁的吸收。

医师的小叮咛

细嚼慢咽在治疗及预防胃溃疡方面非常重要，因为人的唾液犹如一种缓冲剂，能保护十二指肠及胃的黏膜。狼吞虎咽的人，会使胃负担加重，更不利于消化性溃疡的愈合。

平日除了注意饮食、保持情绪平稳及规律生活外，若需接受药物治疗，一定要接受完整治疗。另外，当出现黑便、腹部剧痛时，必须赶快就医治疗。

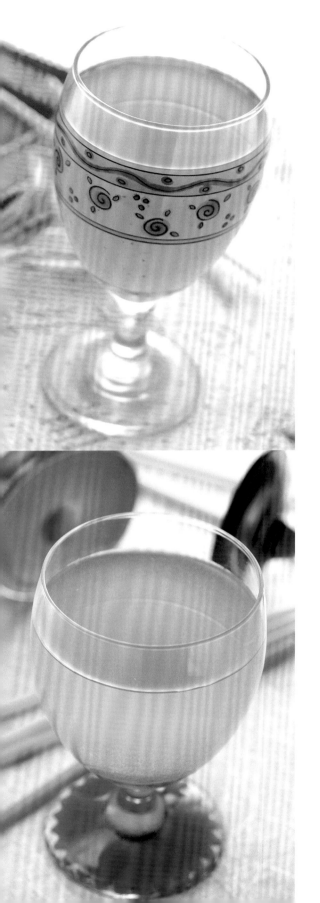

西蓝花汁 改善胃溃疡

材料

西蓝花200克，冷开水30毫升。

做法

1. 西蓝花切小朵洗净，在盐水中浸泡10分钟，用清水冲洗干净，沥干水分，备用。
2. 所有材料放入榨汁机中榨出汁，倒入杯中即可。

为什么西蓝花汁可以改善胃溃疡？

西蓝花含有丰富的胡萝卜素、B族维生素、维生素C、蛋白质及硒、钙等成分，可提升免疫力，对于胃溃疡和十二指肠溃疡，有预防和改善的功效，胃溃疡患者可适量饮用。

西芹圆白菜苹果汁 修复肠胃黏膜

材料

圆白菜150克，苹果1/2个，芹菜30克，西芹30克，冷开水250毫升，柠檬汁1大匙。

做法

1. 圆白菜洗净，切丝；芹菜洗净，切丁；西芹洗净，切段；苹果洗净去皮，去核，切小块。
2. 除柠檬汁外的所有材料放入榨汁机中榨成汁，滤除蔬果渣，倒入杯中备用。
3. 加入柠檬汁拌匀即可。

为什么西芹圆白菜苹果汁可以修复肠胃黏膜？

圆白菜和苹果都具有整肠的功能，圆白菜可修复肠胃黏膜，强化肠道的新陈代谢。如果能添加适量的优酪乳效果会更好。

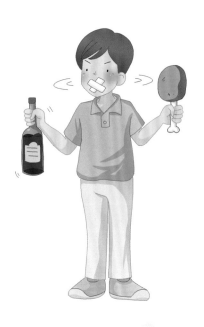

肝炎

主要对症蔬果: 番石榴、西红柿、胡萝卜

人类的病毒性肝炎共有甲、乙、丙、丁和戊五种。其中甲与戊型肝炎是经口传染，而乙、丙和丁型肝炎则是经由血液、体液传染。这五种肝炎中乙和丙型肝炎会演变成慢性肝炎，之后还可能会转变成肝硬化或肝癌，需要特别注意。

由于肝脏本身没有神经，不易感觉疼痛，再加上肝细胞再生能力很强，除非感染急性肝炎，否则一般慢性肝炎几乎没有症状，患者顶多感到疲劳或腹胀。

肝炎患者调养时需补充的营养素

➕ 维生素A及维生素C

慢性肝炎患者可以多食用含维生素 A 及维生素 C 丰富的西红柿、胡萝卜、柳橙、番石榴、猕猴桃、芒果等黄绿色蔬菜及水果，以减少有害物质对肝细胞的伤害。

➕ B族维生素

人体所摄取的碳水化合物、脂肪、蛋白质等都必须经过肝脏的处理后，才能产生热量和有用的物质，而 B 族维生素可以帮助碳水化合物、蛋白质及脂肪代谢，减轻肝脏负担。可以从牛奶、坚果类及绿叶蔬菜中摄取，建议多食用，以改善肝脏的不适。

➕ 适量蛋白质

摄取适当的蛋白质，有助于肝细胞的再生。饮食中可通过牛奶、蛋、豆类及肉类、海鲜等补充。

➕ 卵磷脂

卵磷脂可以保护肝脏，促进脂肪代谢，减轻肝脏负担。天然食物中以黄豆、麦片、小麦胚芽及蛋黄中含量丰富，可多加食用。

医师的小叮咛

肝脏是人体最大的解毒器官，当肝脏生病时，便容易影响营养代谢和身体抵抗力。在慢性肝炎阶段，饮食方面要特别留意，宜选择新鲜、清淡、高纤食物，每天要吃4~5份蔬菜和2~3份水果。

减少过度精制食品，避免食用加工和熏烤食物，避免喝酒；酒精会增加营养素的消耗，且会增加乙型肝炎患者罹患肝癌和肝硬化的概率。

石莲芦荟汁

材料

石莲花8片，芦荟2片，
冷开水1杯。

调味料

蜂蜜2小匙。

做法

1. 将石莲花洗净；芦荟洗净去外皮，取出果肉
   备用。
2. 全部材料放入果汁机，搅打均匀，滤渣，倒
   入杯中，加入蜂蜜调匀即可。

为什么饮用石莲芦荟汁可以保护肝脏？

　　石莲有利尿、降压、解毒、保护肝脏
等功效；搭配芦荟所含的大黄素、氨基酸、
蛋白质，具有杀菌、抗癌的作用，对肝病患
者调养有益。

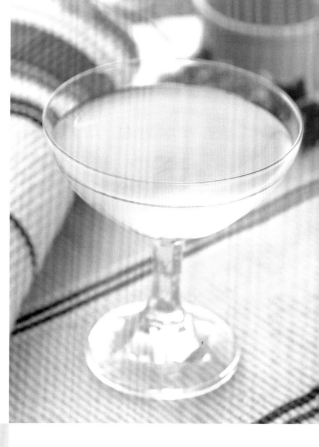

甘蔗
西红柿圆白菜汁

材料

西红柿2个，圆白菜80克，甘蔗汁1杯。

调味料

柠檬汁1小匙。

做法

1. 西红柿和圆白菜洗净，切小块备用。
2. 西红柿和圆白菜块放入果汁机，搅打均匀，
   倒入杯中，再加入甘蔗汁和柠檬汁调匀即可。

为什么甘蔗西红柿圆白菜汁有助于保肝活血？

　　西红柿含有丰富的抗氧化物维生素 A 和
维生素 C，可以保护肝细胞，减少有害物质
的伤害；圆白菜含有丰富的维生素和膳食纤
维；而甘蔗汁有清热解暑、保肝活血的功效。

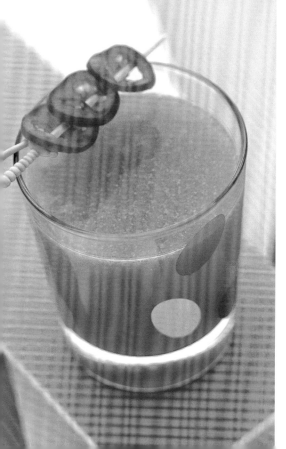

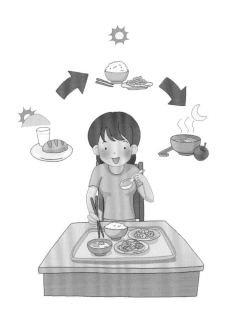

糖尿病

主要对症蔬果：西红柿、芹菜、菠菜

糖尿病是由于体内的胰岛素分泌不足或作用不良，以至于对碳水化合物的利用减低，甚至完全无法利用，造成血糖过高，尿中有糖的现象，同时也会造成蛋白质和脂肪的代谢不正常。理想的饭前血糖值应控制在80~120毫克/100毫升的范围内。

根据研究得知，糖尿病的发生与遗传有相当程度的关联，此外，肥胖、情绪压力、怀孕、药物、营养失调等因素，也会导致糖尿病的发生。

 糖尿病患者调养时需补充的营养素

＋ 纤维质

纤维质的消化速度慢，可以减慢碳水化合物的吸收，减缓血糖上升的速度并增加饱腹感，使血糖更稳定。建议糖尿病患者可以五谷和根茎类食物作为主食的来源，如高纤维的燕麦片、五谷、糙米、胚芽米等，再搭配蔬菜、水果。

＋ 维生素A

糖尿病患者无法将身体中的β-胡萝卜素顺利转换成维生素A，需要额外补充，以免造成视网膜剥离。可从胡萝卜、南瓜、芒果、西红柿等橘黄色蔬果，还有上海青等深绿色蔬菜中补充。

＋ 铬

铬是一种微量元素，可以增加细胞对葡萄糖的利用，使血糖维持稳定。铬普遍存在于水果、蔬菜中，尤以香蕉、菠菜、胡萝卜中的含量较丰富。

医师的小叮咛

现 在糖尿病患者越来越多，要积极控制血糖，才能预防因糖尿病引起的并发症。

糖尿病的饮食原则为"少油、少盐、少糖、高纤维"，要养成三餐定时定量的饮食习惯。烹调用油可以选择单元不饱和脂肪酸高的油脂，如橄榄油、芥花油和茶油等。还要养成每日运动的习惯，可以降低餐后血糖，使血糖控制得更佳。

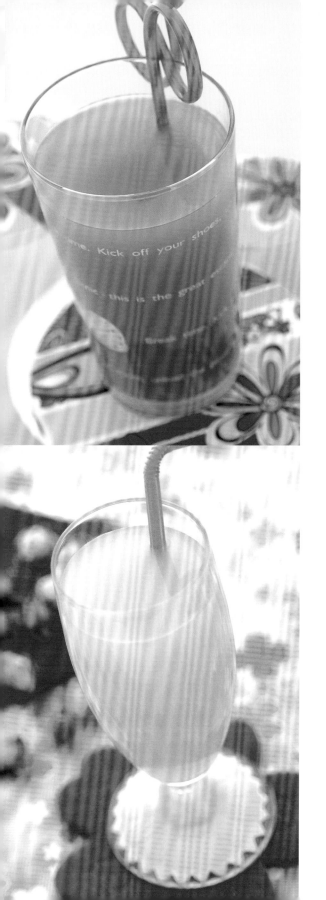

芹菜
西红柿汁 稳定血糖

材料

芹菜50克, 西红柿1个, 冷开水1杯。

调味料

柠檬汁1小匙。

做法

1. 芹菜连叶洗净, 切小段; 西红柿洗净, 切成小块, 备用。
2. 全部材料放入果汁机, 搅打均匀, 滤除果菜渣, 倒入杯中。
3. 调入柠檬汁调匀即可。

为什么芹菜西红柿汁有助于糖尿病的调养?

这道芹菜西红柿汁含有丰富的 B 族维生素、钾及纤维质, 可增强体力、消除疲劳、降低血压并维持血糖稳定。另外, 还可促进消化, 对便秘也颇有帮助。

番石榴
芹菜汁 控制血糖

材料

番石榴1个, 芹菜1根, 冷开水1杯。

做法

1. 将番石榴洗净, 切小块; 芹菜洗净, 切小段备用。
2. 全部材料放入榨汁机, 搅打均匀, 倒入杯中即可。

糖尿病患者应该如何选用蔬果汁?

新鲜蔬果汁如含有较高的糖分, 就不适合当作糖尿病患者的饮料, 以免让血糖升高。可以选用新鲜含渣的蔬菜汁, 如苦瓜、芹菜、小黄瓜等; 若是要添加水果, 应注意水果添加量勿超过其每日所需。

肾病

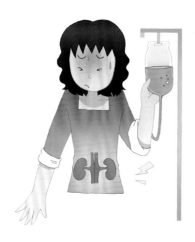

主要对症蔬果：菠萝、西瓜、小黄瓜

　　肾病一般指的是慢性肾功能不全或肾衰竭。肾脏主要负责调节体内水分及电解质的平衡，排泄代谢废物和毒素，分泌某些激素。

　　许多肾病发病的原因并不清楚，常常是肾衰竭到了末期才发现，此时肾脏已萎缩，需要依赖透析。另外，糖尿病、高血压、高尿酸、肾结石、药物滥用、环境污染等因素，都可能导致肾病。

 ## 肾病患者调养时最佳的饮食法

➕ 水分控制

　　肾病患者水分代谢不佳，若尿量减少或是水肿情形未明显改善者，每日摄取的水分以每日总尿量加 500～700 毫升为宜，以防水肿。

➕ 低盐

　　钠摄取过多，水分容易积存在体内，造成水肿并加重肾脏的负担。建议 1 天盐食用总量，连同调味料，以不超过 5 克为佳。

➕ 低钾

　　身体每日的排钾量 90％由肾脏负责，肾功能不佳则无法将钾排出，造成血钾过高，易诱发心律不齐、心跳停止或猝死等风险。可通过多摄取蔬果降低风险。蔬菜以瓜类较佳；而水果以菠萝、莲雾、柑橘、小玉西瓜等钾含量较低。

➕ 低磷

　　肾功能下降时会影响磷的排出，应减少摄取乳制品、坚果类、蛋黄、豆类及全谷类等含磷量偏高的食物。

➕ 低蛋白饮食

　　肾病末期的患者随着肾脏功能退化，身体会堆积含氮废弃物，而这些废弃物的来源主要是蛋白质，所以必须降低饮食中蛋白质的量，以减少尿素氮生成及蛋白质对肾脏造成负担。进食时可选择较好的蛋白质来源，如适量摄取奶类、蛋类、瘦肉等动物性蛋白。

医师的小叮咛

　　肾脏具有多项功能，是身体的重要器官，因此当肾功能变差的时候，就要调整平常的饮食习惯，以避免肾功能继续恶化。

　　在饮食方面，应限制盐分及高蛋白食物的摄取，也就是以"低盐少肉"为原则；而热量可依靠适量的糖类及脂肪酸。另外，当血钾值偏高时，所吃的蔬菜应该先用热水烫过；而且烫过蔬菜的汤尽量不要喝。

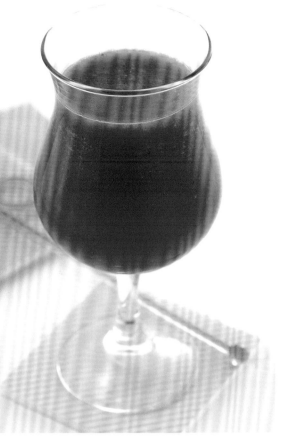

西瓜汁 消肿利尿

材料

西瓜300克，冷开水30毫升。

做法

1. 西瓜洗净，去皮及籽，切小块备用。
2. 全部材料放入果汁机，搅打均匀，倒入杯中即可。

为什么肾病患者适合饮用西瓜汁？

　　西瓜在水果中算是钾含量较低的；可避免享用水果的同时吃入过多的钾，造成高血钾；而且西瓜有清热利尿的功效，能帮助身体排出多余水分，以免水肿，但仍应注意进食西瓜不要过量。

西瓜 小黄瓜汁 消除水肿

材料

西瓜300克，小黄瓜2根。

做法

1. 西瓜取果肉切小块；小黄瓜洗净，切小块备用。
2. 将西瓜和小黄瓜放入果汁机，搅打成汁，倒入杯中即可。

为什么西瓜小黄瓜汁对肾病患者有益？

　　西瓜性味甘寒，有清热解暑、利尿除烦的功效，高温所引起的烦渴、中暑、昏沉、泌尿系统感染、肾炎、水肿、口舌生疮的人宜多食用；但胃寒湿盛者不宜。而且小黄瓜具有利尿的效果，对肾病引起的水肿，有消肿的功效。

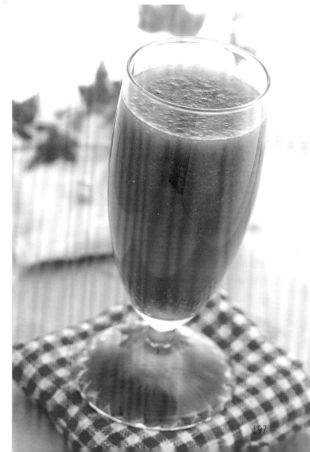

痛风

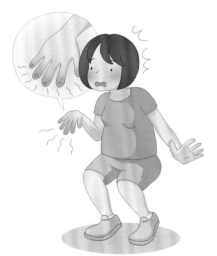

主要对症蔬果：西红柿、胡萝卜、圆白菜

痛风是血液内的尿酸浓度增高所引起的疾病，可能是身体制造了过多的尿酸，又无法代谢而导致；主要症状是急性的关节炎反复发作，是一种常见的疾病，患者多为男性。

痛风分为原发性和继发性两种，原发性痛风大多数病因不明，常伴有高脂血症、肥胖、糖尿病、高血压、动脉硬化和冠心病等，多属于遗传性疾病。继发性痛风是由肾病和药物等原因所引起，只要血液内有太多的尿酸，它的结晶体就会堆积在关节处，并使关节发炎。

痛风患者调养时需多吃的食物

➕ 蔬菜、水果

蔬菜、水果可以使尿液碱性化，帮助尿酸的排泄。要改善痛风的状况，可多吃蔬菜、水果，特别是以新鲜的水果或绿色蔬菜打成的蔬果汁，能中和尿酸，是极佳的饮品；但要注意，芦笋、豆苗等蔬菜嘌呤含量很高，千万别打成汁饮用。

➕ 适量的蛋白质

蛋白质是人体必需的营养素，不足时会导致身体功能衰退。但是，过量的蛋白质会使体内自行合成的嘌呤增加，所以蛋白质的摄取应当适量。建议以个人理想体重为基准点，每天每千克体重摄取1克蛋白质为佳。

➕ 水

饮用足够的水能帮助尿酸排泄，建议每天最好喝2000毫升以上的水。

医师的小叮咛

一般而言，痛风发作和是否摄取过多含嘌呤过高的食物有关，如动物内脏、久煮的肉汤、发芽豆类、芦笋和香菇等。此外，也与喝过量的酒有关，因为酒精代谢产生乳酸，会抑制尿酸的排泄，因此痛风患者严禁喝酒。

此外，还要避免摄取高嘌呤食物及油炸食品。高油脂食物会抑制尿酸的排泄，容易诱发痛风，建议尽量不要吃。

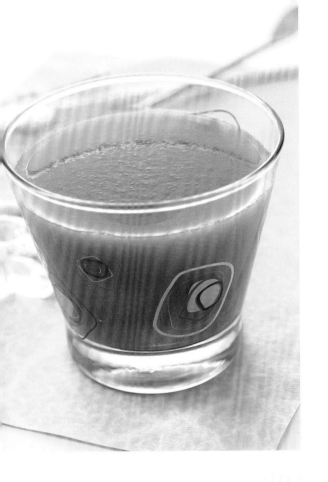

芹菜
蔬果汁

材料

芹菜100克，番石榴1个，西红柿1个，胡萝卜少许，白萝卜少许，白开水30毫升。

做法

1. 芹菜洗净；番石榴和西红柿洗净，切小块；胡萝卜、白萝卜洗净，去皮，切块备用。
2. 所有材料放入榨汁机中，打成汁，倒入杯中即可。

为什么芹菜蔬果汁可缓解疼痛？

有风湿关节炎或痛风的人，只要症状发作，真是苦不堪言，甚至一阵风吹过都觉得毛发竖立、疼痛难忍，所以叫痛风。芹菜蔬果汁能改善关节红肿、辅助排出尿酸结晶，对改善痛风疼痛大有帮助。

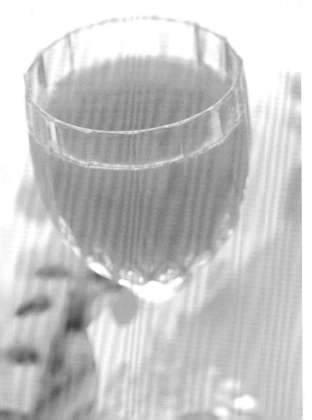

圆白菜
胡萝卜汁

材料

圆白菜200克，胡萝卜200克，苹果200克，冷开水30毫升。

做法

1. 圆白菜洗净，切碎；胡萝卜和苹果洗净，苹果去核，二者切块。
2. 所有材料放入榨汁机榨成汁，倒入杯中即可。

为什么圆白菜胡萝卜汁可以帮助尿酸排出？

这道饮品是蔬果汁的代表，含有丰富的矿物质钾，具有维持体内水盐平衡的功效，每天早晚各喝1杯，可以通肠、帮助消化，预防风湿关节痛。当然在喝蔬果汁的同时，要配合运动、多喝水，可以帮助尿酸结晶排出。

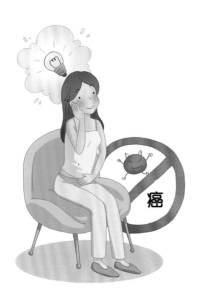

癌症

主要对症蔬果：猕猴桃、菠菜、胡萝卜

近年来的10大死因排行榜，癌症总是高居第1位。随着医疗科技的进步，越来越多的癌症可以通过手术，放、化疗，予以不同程度的治疗，控制及延长生命。但治疗过程往往会出现副作用，需要长期对抗，也需要极大的体力、意志力和家人的支持。

 癌症患者调养时需补充的营养素

⊕ 维生素A

维生素A是维持上皮细胞完整的重要物质，可以使组织发挥正常功能、预防细菌感染。牛奶、橘黄色蔬菜或深绿色蔬菜的维生素A含量很高，可增加摄取量。

⊕ 维生素C和维生素E

维生素C可以保护细胞，增强身体抵抗力及促进伤口愈合，要多吃维生素C含量丰富的蔬菜、水果。维生素E可以保护细胞，可多吃坚果类及全谷类食物来补充。

⊕ 蛋白质

蛋白质是维持人体生长发育，构成、修补细胞及组织的主要原料，建议多吃优质高蛋白食物。

⊕ 水

水可以协助肾脏排出癌细胞被破坏后的代谢物及药物，最好每天喝2~3升水。

⊕ 热量

癌症治疗期间，副作用常常会导致患者食欲不佳，甚至味觉改变，再加上新陈代谢速度加快，导致体内热量营养素的消耗增加。因此必须提供充足的热能。

医师的小叮咛

每天要吃得营养，可采取少食多餐的方式进食，以预防治疗期间所造成的营养不良。每天最少食用5~7种新鲜蔬菜和水果，其中包括柑橘类水果和深绿色及深黄色蔬菜。并避免食用油炸和高油脂食品，以及盐渍、烟熏食品。

另外，每天也应保持适度的运动，以刺激肠胃蠕动、增加食欲。而当白细胞数量或是抵抗力降低时，应避免生食食物，甚至蔬果汁也不适合饮用。

精力汤

补充营养

材料

萝蔓莴苣、菠菜、结球莴苣、苹果、猕猴桃、香蕉、菠萝、木瓜、柳橙、苜蓿芽、核桃、杏仁果、红藻、生紫菜、啤酒酵母粉、小麦胚芽、卵磷脂、无糖低脂酸奶、大麦苗粉各少许。

做法

1. 核桃必须泡水24小时，使核桃仁充分膨胀。
2. 所有的蔬菜洗净，再以过滤水润洗；水果去皮，洗净切块，备用。
3. 所有材料放入果汁机，搅打成汁即可。

为什么癌症患者要喝精力汤？

　　癌症患者在康复期间要避免营养不良。这道精力汤富含多种营养素，是癌症患者的理想食物之一。刚开始尝试生食的人，每天约喝 300 毫升，浓稠度依各人喜好调整，等习惯后再慢慢增加分量。

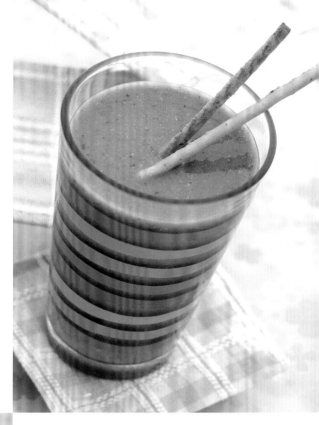

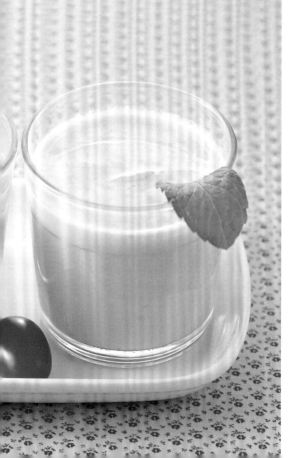

大蒜西红柿苹果汁

防癌抗癌

材料

大蒜15克，西红柿1个，苹果1个，蜂蜜1小匙，荷兰芹5克，薄荷叶2片，冷开水100毫升，冰块适量。

做法

1. 大蒜去皮洗净，切半；西红柿和苹果洗净，切小块；荷兰芹和薄荷叶洗净，沥干备用。
2. 将大蒜、西红柿、苹果、荷兰芹放入果汁机中，加入蜂蜜和冷开水打成汁，倒入杯中加入冰块，杯口放上薄荷叶即可。

常喝大蒜西红柿苹果汁为什么有防癌效果？

　　大蒜有降血压与消除坏胆固醇的作用，因此常吃可增强免疫系统，发挥防癌作用。大蒜汁中加入少许荷兰芹及薄荷叶，可消除蒜臭味，也有刺激肠胃消化和清肝排毒的作用。

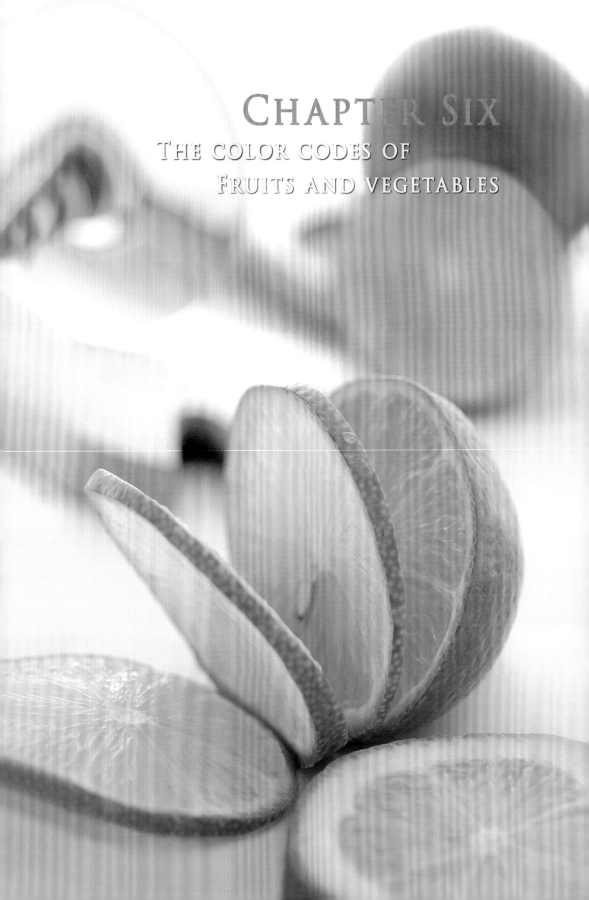

CHAPTER SIX

THE COLOR CODES OF
FRUITS AND VEGETABLES

七色蔬果的保健密码

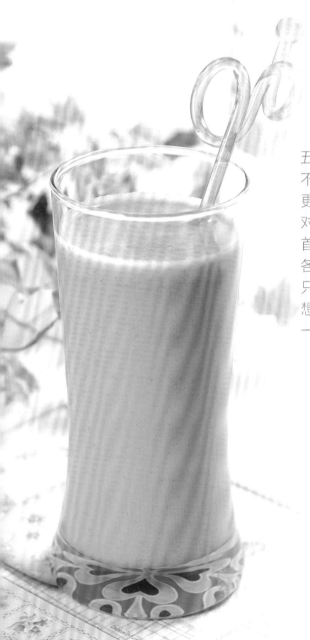

五颜六色的蔬果，
不仅令人赏心悦目，
更代表着不同的营养成分；
对症喝蔬果汁，
首先就必须清楚，
各种颜色蔬果的保健功效。
只要充分掌握均衡摄取的技巧，
想要健康活力多，
一点都不难。

探究蔬果的四性五味

任何食物都有其性味，能掌握蔬菜、水果的性味，并根据自己的体质及状况，在适当时机选择食用，才是真正的健康养生之道。

审订：庄雅惠（庄雅惠中医诊所院长、台北市立联合医院和平院区兼任主治医师）

蔬果的四性

气味又称为性味，四性即是四气，食物都有四性，以前古人会依食物的属性来防治疾病。将四性发挥得淋漓尽致的首推中医师，中医师将中药材分为四性，再依此来调理身体健康；蔬果同样有四性，吃得适宜，自然具有调气理身的作用。

所谓四性，是根据吃下食物后，身体所产生的反应，而将食物分为寒性、凉性、温性、热性，介于寒凉性与温热性中间的则称平性。

不同性味的食物有不用的功效，举例来说，属于寒性的西瓜、椰子，吃对时机，能清热、解暑；属于温性的南瓜，多食则有助于祛寒。

在食用蔬果前，除了要了解其性味之外，更要针对体质，才能对症下药；比如，寒性体质的人，就不宜不断进食寒、凉性蔬果，长久下来不但没有任何助益，反而有害健康；火气大的燥热体质，可以食用梨或是凉性的小黄瓜来做调养，以达到促进健康的效果。

四性 （包括平性）	功效	常见蔬果	适合的体质
寒性	清热、解暑、消炎，清除或减轻热症	**蔬菜：**芹菜、芦笋、小黄瓜、苦瓜、牛蒡 **水果：**西瓜、香蕉、椰子、香瓜、葡萄柚、哈密瓜、梨、芒果	**热性、实性体质** 热性体质的特征是身体代谢功能好，常会感到燥热；实性体质则是身体强壮、中气十足，常见年轻人
凉性		**蔬菜：**莴苣、菠菜、白萝卜、西红柿 **水果：**苹果、柳橙、草莓、火龙果	
温性	温中补虚，有祛寒、补益、消除寒症的效果	**蔬菜：**南瓜、洋葱、胡萝卜 **水果：**金橘、番石榴、荔枝、樱桃、鳄梨	**寒性、虚性体质** 寒性体质的特征是身体循环功能差，常会手脚冰冷；虚性体质则是体力差，常会出现有气无力、虚弱的情形
热性		**蔬菜：**姜、大蒜 **水果：**榴梿	
平性	健胃开脾、强壮补虚	**蔬菜：**圆白菜、甜椒、西蓝花、茼蒿 **水果：**菠萝、葡萄、木瓜、柠檬、百香果	各种体质都适宜进食

蔬果的五味

选择蔬果除了依照四性、体质之外，还要考量五味。所谓五味，是依味觉对食物的直接体验做区分，即酸、苦、甘、辛、咸；严格来说，其实还有淡及涩两味，只是一般我们惯称五味，而忽略了这两味。

何以五味如此重要？它们到底有哪些成分？酸味含有机酸，所以具有收敛固涩的作用；苦味含有生物碱，能清热防燥；甘味含糖体及活性成分，能补气血、缓急止痛；咸味则因为含有钠、钾、钙、铝、碘等无机物成分，可滋阴补阳；辛味可活血行气。

五味对应五脏：酸味对应肝脏，苦味对应心脏，甘味对应脾脏，辛味对应肺脏，咸味对应肾脏；利用五味与五脏的关系，可进行有针对性的调养。

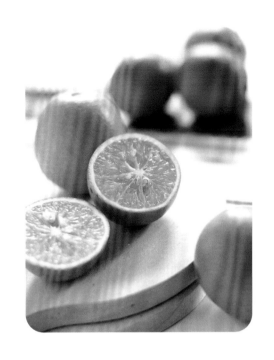

五味	功效	对应器官	食用禁忌	常见蔬果
酸味	有生津开胃、收敛止汗、帮助消化、改善腹泻的作用	肝	吃太多容易伤筋骨，感冒者也宜少食	蔬菜：豆类、种子类 水果：柳橙、橘子、柠檬、荔枝、芒果、葡萄
苦味	清热、降火、解毒、除烦躁	心	过量食用会消化不良，有干咳症状者及胃病患者应尽量避免	蔬菜：苦瓜、莴苣、小黄瓜 水果：葡萄柚
甘味	健脾、补虚止痛、调和脾胃	脾	食用过多会导致发胖、蛀牙；糖尿病患应慎食	蔬菜：南瓜、胡萝卜 水果：苹果、桂圆
辛味	可缓解肌肉关节疼痛、偏头痛等，并可活血行气、发散风寒	肺	食用过多会导致便秘、火气大、长青春痘	蔬菜：姜、甜椒、白萝卜 水果：荔枝
咸味	有温补肝肾、通便的功用	肾	食用过多会引起高血压等心血管疾病，中风患者也应节制食用	蔬菜：海带、紫菜 水果：番石榴

了解体质吃对蔬果

每种体质都有适宜及应避免的水果。先确定自己的体质再选择蔬果，才能达到最佳养生食疗效果。

审订：庄雅惠（庄雅惠中医诊所院长、台北市立联合医院和平院区兼任主治医师）

体质分四性

根据中医的说法，每个人的体质是由先天遗传及后天的环境、气候、食物等因素所形成；基本上可分成寒性、热性、虚性及实性4种。

各种体质的特征

想知道自己属于哪种体质吗？先看看各种体质的特征，拥有某种体质的征象最多，就表示倾向于该体质。

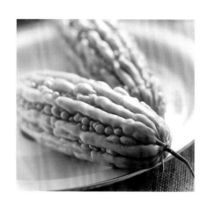

虚性体质 虚性体质可分为气虚、血虚、阴虚、阳虚4种，其外在表现各不同。

气虚 是指身体脏腑功能衰退、元气不足，甚至有全身性虚弱症状。

❧ **一般特征**

1. 脸色苍白
2. 常觉得疲倦
3. 呼吸急促
4. 说话有气无力，常懒得说话
5. 不喜欢运动或稍微运动就头晕
6. 怕冷且容易感冒

❧ **饮食小叮咛**

多吃平性、温性食物，烹调寒、凉性蔬菜时，可加葱、姜及胡椒等辛温的调味品，或与鸡肉、牛肉、羊肉等温热性肉类一起煮，以减轻寒性；还可在汤中加人参、黄芪、红枣等补气药材

❧ **要多吃的蔬果**

南瓜、洋葱、胡萝卜、圆白菜、甜椒、西蓝花、葡萄、木瓜、柠檬

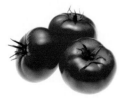
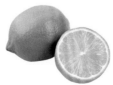
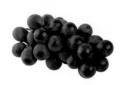
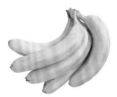

血虚 是指血气不足，较常见于失血过多者、长期营养不良者、女性产后或月经过后。

☘ **一般特征**

1. 脸色苍白

2. 头晕目眩

3. 指甲及唇色淡白

4. 血液循环差

5. 容易健忘

6. 心悸不安

☘ **要多吃的蔬果**

菠菜、樱桃、苹果、葡萄、桑葚

阴虚 通常为热病的恢复期，或由慢性病拖延日久而形成。

☘ **一般特征**

1. 外形消瘦

2. 脸色常发红、发烫

3. 时常感觉口渴

4. 容易心烦发怒

5. 舌头红

6. 干咳少痰

7. 小便短少

8. 大便干硬

☘ **饮食小叮咛**

避免烧烤、油炸及辛辣等易伤阴的食物

☘ **要多吃的蔬果**

莴苣、菠菜、白萝卜、丝瓜、小白菜、苹果、柳橙、莲雾、西红柿、草莓、火龙果

阳虚 通常由气虚没有得到及时治疗所演变而成，除了有气虚症状外，还有明显怕冷现象，常见于体质虚弱、高龄、久病者。

☘ **一般特征**

1. 畏寒怕冷

2. 脸色苍白

3. 四肢冰冷

4. 精神不振

5. 腰膝酸软

6. 尿多而清长

☘ **饮食小叮咛**

多吃平性、温性食物，若进食属寒性、凉性的蔬菜，烹煮时可加入葱、胡椒，或是和牛肉、羊肉一起烹煮

☘ **要多吃的蔬果**

胡萝卜、南瓜、洋葱、金橘、番石榴、荔枝、樱桃、鳄梨、榴梿

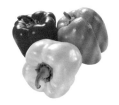 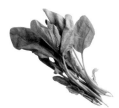 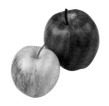 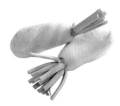

实性体质
身体强壮有抵抗力,能对抗病毒、细菌、毒素入侵,常见于年轻人。

❧ **一般特征**
1. 身体强壮、肌肉壮硕
2. 说话声音洪亮、中气十足
3. 尿量少、颜色黄
4. 容易便秘
5. 较少流汗
6. 女性白带色黄或腥臭

❧ **饮食小叮咛**
要多吃寒性、凉性的食物,以帮助代谢体内的毒素

❧ **要多吃的蔬果**
芹菜、芦笋、牛蒡、小黄瓜、菠菜、西红柿、西瓜、椰子、哈密瓜、葡萄柚、梨、猕猴桃

寒性体质
通常表现为身体血液循环功能较差,多发生在女性身上。

❧ **一般特征**
1. 怕冷,手脚冰冷
2. 容易伤风感冒
3. 喜欢吃热食或饮热饮
4. 脸色、唇色苍白
5. 舌头带淡红色,舌苔较白
6. 容易疲劳,说话、动作有气无力
7. 夏天进入空调房会有寒冷的感觉
8. 尿量多且颜色淡
9. 女性生理周期来得迟,且天数长,多有血块

❧ **饮食小叮咛**
要多吃温性及热性的食物,可帮助身体变暖,增强身体机能

❧ **要多吃的蔬果**
姜、南瓜、洋葱、樱桃、金橘、荔枝、番石榴

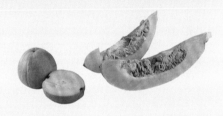

热性体质
是俗称的火气大,常发生在青少年或壮年男子身上。

❧ **一般特征**
1. 经常口干舌燥
2. 有口臭、口苦现象
3. 喜欢喝冷饮或吃冰冷的食物
4. 怕热或全身经常发热
5. 尿量少而色黄
6. 舌头偏红且有黄色的厚苔
7. 心情容易烦躁不安,脾气较差
8. 容易有便秘
9. 女性生理周期较短

❧ **饮食小叮咛**
不适合进补,要多吃寒性、凉性的食物,才可以达到清热、降火的目的

❧ **要多吃的蔬果**
芹菜、芦笋、苦瓜、牛蒡、小黄瓜、菠菜、西红柿、西瓜、香蕉、哈密瓜、葡萄柚、梨

4种体质最速配的蔬果汁

了解自己属于什么体质后,就该选择适合饮用的蔬果汁,把身体调养到最佳的状态。

体质种类	速配蔬果汁		搭配原则
寒性体质	樱桃枸杞桂圆汁 P156 番石榴荔枝汁 P235	洋葱果菜汁 P167 胡萝卜金橘汁 P240	温性+温性 温性+热性 热性+热性
热性体质	芹菜汁 P47 小黄瓜水梨汁 P72 芦笋芹菜汁 P115 西瓜小黄瓜汁 P197	阳桃柳橙汁 P71 菠菜汁 P82 芦笋西红柿鲜奶汁 P169	寒性+寒性 寒性+凉性 凉性+凉性
虚性体质	木瓜菠萝汁 P41 胡萝卜苹果汁 P85 木瓜圆白菜鲜奶汁 P89 茼蒿圆白菜菠萝汁 P173 葡萄苹果汁 P179	菠萝柠檬汁 P49 葡萄鲜奶汁 P87 木瓜牛奶汁 P167 菠萝百香果汁 P177 茼蒿菠萝汁 P233	平性+平性 平性+温性
实性体质	芒果香蕉椰奶汁 P53 西瓜菠萝汁 P67 哈密瓜草莓优酪乳 P140 香瓜豆奶汁 P227	葡萄柚柳橙苹果汁 P55 苹果苦瓜鲜奶汁 P75 香蕉木瓜汁 P155 双瓜香柠汁 P230	寒性+寒性 寒性+凉性 凉性+凉性

庄雅惠中医师对症蔬果食疗

蔬果本身所含的营养素，有助于舒缓病症，适量的搭配传统中药材，除了能提升口感，对改善病症也有很好的效果。以下列出12个一般人常见的病症，以供读者参考。

资料来源：庄雅惠（庄雅惠中医诊所院长、台北市立联合医院和平院区兼任主治医师）

1 消除疲劳

主治：疲劳、精神不振、元气不足

材料：切块番石榴1碗，桃子1个，豆浆250毫升。

做法：全部材料一同放入果汁机中打匀即可，宜趁新鲜饮用。

用法：每天1次

2 增强记忆力

主治：适用于健忘、记忆力减退、脑力退化

材料：刺五加1.5钱，何首乌1.5钱，远志1.5钱，柠檬3片，苹果半个，果糖适量。（1壶份）

做法：将所有中药材放入沸水中，闷约5分钟，过滤后加入水果及果糖即可代茶饮。

用法：随时可饮用

3 解决口干舌燥

主治：口干口渴

材料：切块西瓜及番石榴各半碗，牛奶500毫升。（2人份）

做法：全部材料一同放入果汁机中打匀即可，宜趁新鲜饮用。

用法：每天1次

4 治疗感冒

主治：感冒头痛、肌肉酸痛

材料：荆芥2钱，薄荷1.5钱，葛根3钱，金橘4颗，柠檬半个，红糖适量。

做法：先将金橘轻轻拍碎，再把全部材料分为4份，每次取1份加沸水250毫升冲泡，闷约5分钟，过滤后即可饮用。

用法：1天可喝1～2份

特别配方：咽喉痛、发热时，可将红糖改为蜂蜜；怕冷或腹泻者加番石榴半个。

5 舒缓眼睛酸涩

主治：眼睛酸涩、视力减退、贫血

材料：新鲜桑葚半碗，枸杞子1两，石斛1钱，柳橙3～4片，葡萄10颗，冰糖适量。

做法：全部材料分为3份，每次取1份加沸水250毫升冲泡，闷约20分钟，待香味一出，过滤后加入冰糖调味即可饮用。

用法：1天可喝2～3份

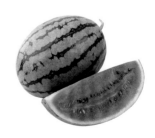

6 改善皮肤干燥

主治：皮肤暗沉或姜黄、气色差、干燥

材料：桂圆1两，金橘2颗，猕猴桃1个，玫瑰花10朵，适量果糖或蜂蜜。（2人份）

做法：
1. 金橘以刀背轻轻拍碎，猕猴桃洗净切片备用。
2. 将全部材料放入茶壶中，加满沸水，浸泡约10分钟，加入果糖调味即可。

用法：每天1次

7 缓解皮肤过敏

主治：皮肤过敏、红肿瘙痒

材料：新鲜芦荟果肉4两，鸡肉丝、玉米粒、青椒丝、红椒丝及黄瓜丝各半碗；适量盐及苦茶油。（3～4人份）

做法：以苦茶油起油锅，依序加入鸡肉丝、玉米粒、新鲜芦荟果肉、青椒丝、红椒丝及黄瓜丝煮熟后，加盐调味即可食用。

用法：每天1次

8 预防便秘

主治：便秘、大便干

材料：去皮柳橙及阳桃半个，草莓6颗，水煮蛋2个，山药片及火腿丝半碗，莴苣丝1碗，适量沙拉酱。（2天份）

做法：
1. 去皮柳橙及阳桃切薄片备用，草莓洗净对切，水煮蛋切片备用。
2. 将所有材料混合均匀即可食用。

用法：每天1次，分2天食用

9 改善贫血

主治：贫血、疲劳无力

材料：紫山药及白山药各4两，葡萄及新鲜桑葚半碗，豆浆500毫升。（2人份）

做法：
1. 紫山药及白山药削皮切块，以热水煮约3分钟，沥干备用。
2. 葡萄去皮不去籽，全部材料一同放入果汁机中拌匀即可。

用法：每天1次

10 消除水肿

主治：水肿、虚性肥胖（疲乏无力、容易腹泻）

材料：切块番石榴1碗，草莓4颗，甘蔗汁250毫升。

做法：全部材料一同放入果汁机中拌匀即可，宜趁新鲜饮用。

用法：每天1次

11 防止尿路感染

主治：尿路感染

材料：绿豆芽4两，新鲜山药4两，蔓越莓汁250毫升，姜2片，适量酱油、盐、醋、糖及苦茶油。（3～4人份）

做法：
1. 绿豆芽洗净，以沸腾的姜片水快速汆烫后，立即放入冷开水中降温，取出沥干后平铺于盘中。
2. 新鲜山药去皮后切成小块，用沸水汆烫并沥干。
3. 沥干的山药和蔓越莓汁，以及其余材料一起放于果汁机中搅拌均匀，制成沙拉酱，直接淋于豆芽菜上，即可食用。

用法：如果1人食用，每天1次，分3～4天食用完毕

12 预防胆固醇过高

主治：心血管疾病

材料：苹果及梨半个，切块胡萝卜半碗。

做法：全部材料一同放入榨汁机中拌匀即可，宜趁新鲜饮用。

用法：每天1次

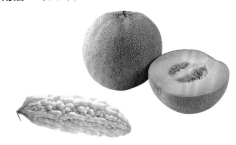

开启七色蔬果的密码

日常生活中，你常吃蔬果吗？你吃的蔬果种类够丰富吗？可别小看这些五颜六色的蔬果，它们不仅看起来赏心悦目，更代表着不同的营养成分，符合七色蔬果条件的食物，绝对是健康的饮食方式。

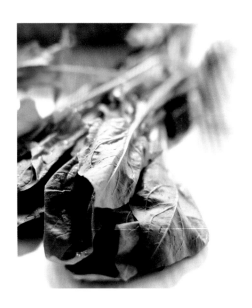

不论是中医还是营养学的观点，七色蔬果都是时下最风行的养生方式，从红色的西红柿、橘色的胡萝卜、橙色的柳橙、绿色的菠菜、蓝紫色的葡萄、白色的大白菜或黑色的牛蒡，它们各自含有重要的营养成分，是热门的养生食物。

从营养学看蔬果颜色

在营养学家的眼中，蔬果是"青春之泉"，因为红、橙、黄、绿、蓝、紫等色彩丰富的蔬果，含有各种抵抗疾病的成分，而且蔬果的脂肪含量非常低，且富含纤维质及自然物质，可以有效预防心脑血管疾病、癌症，还能减缓老化、防治白内障、防止皮肤上的痣癌变。

当然除了红、橙、黄、绿、紫色食物外，别忘了黑、白二色食物对人体也大有益处，如西蓝花含有吲哚，可以让人体远离癌细胞的侵袭；而黑色的木耳、菇类含有多糖体，可增强免疫力。

从蔬果颜色吃出保健功效，不同颜色的蔬果抵御不同的疾病，这是因其含有丰富的色素和植物性化学物质。每天摄取适量水果，即可增加人体的免疫力，对抗入侵人体的病毒和细菌，还可以充分激发人体的自愈力。

从中医看蔬果颜色

在中医食疗的观点中，是把五色分成青、红、黄、白、黑，各自对应肝、心、脾、肺、肾等五脏，各有不同的作用；各个脏腑之间互相关联，相生相克，如肝太旺伤脾、脾太旺伤肾、肾太旺伤心、心太旺伤肺、肺太旺伤肝。

七色蔬果的保健功效

蔬果的颜色密码就是借由天然的蔬果，补充人体所需的不同营养；想要对症食疗，首先必须知道各种蔬果的保健功效。

绿色　代表性蔬果

菠菜、鳄梨、芦笋、西蓝花、圆白菜、猕猴桃、柠檬等。

保健功效

绿色蔬果可提高肝脏之气，具有排毒功效，这类蔬菜含有丰富的维生素C和膳食纤维，搭配蛋白质可以发挥抗癌、抗压和养颜美容的作用，还能将胆固醇等有害物质排出体外，促进肝脏排毒功能。

白色

代表性蔬果

大白菜、圆白菜、白萝卜、荔枝、梨、椰子、甘蔗等。

保健功效

白色蔬果对应的脏器为肺及大肠，平日多吃对呼吸道疾病、排泄系统具有改善效果。而且白色蔬果有助于维护心脏健康、降低胆固醇、降低患癌症的风险。

黑色

代表性蔬果

李子、黑木耳、牛蒡、芝麻等。

保健功效

黑色蔬果对应的脏器为肾脏及膀胱，多吃可补肾，改善膀胱，滋润头发。而且黑色的食物大多含有丰富的铁，可改善气色，具有养颜美容的效果。

紫色

代表性蔬果

蓝莓、黑莓、葡萄、桑葚、茄子等。

保健功效

紫色蔬果含有花青素，是一种抗氧化的营养素，对白内障、眼睛、尿路感染等有预防作用，还可改善血液循环及记忆力。这是因为紫蓝色花青素种类多、浓度高，一般食物里含3~5种花青素，而蓝莓的花青素却有25~30种之多，因此有很强的抗氧化作用。

橘色

代表性蔬果

木瓜、胡萝卜、南瓜等。

保健功效

橘色蔬果中的胡萝卜素，可以在人体内转化成维生素A，而维生素A除了呵护视力之外，还可以保护上皮细胞与黏膜组织，促进白细胞生长、提高抗体的反应，促进人体细胞间质的形成，加速伤口愈合，保护皮肤免受辐射伤害，并能修复受损的DNA，防止细胞发生病变。

红色

代表性蔬果

草莓、西红柿、红肉葡萄柚、甜菜、茄子、红椒、梅子、红苹果、西瓜等。

保健功效

这类蔬果可提高心脏之气，具有补血、生血、活血之效。可以预防前列腺癌及心脏、肺部疾病，能延缓细胞老化，预防血管阻塞，减轻关节疼痛，这是因为红色蔬果中含有花青素的抗氧化作用，对于舒缓病痛，有一定的帮助。

黄色

代表性蔬果

柳橙、芒果、橘子、菠萝、香蕉等。

保健功效

黄色蔬果可提高脾脏之气，增强肝脏功能，促进新陈代谢。而且这类蔬果含有丰富的胡萝卜素、维生素C和膳食纤维，可以预防感冒、动脉硬化和癌症。当维生素C、胡萝卜素和维生素E搭配时，能发挥十分理想的抗氧化作用，是预防癌症的"铁三角"。

哪些蔬果能越吃越漂亮?

大部分蔬果富含的维生素C,是一种抗氧化物,能抑制自由基,并可淡化和分解已形成的黑色素,兼具美白与抗衰老的功效。

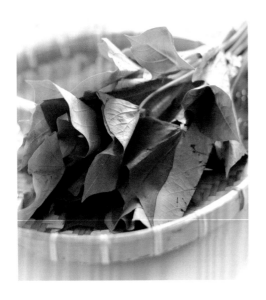

香蕉 抚平细纹+深度滋润

香蕉富含维生素A、B族维生素及镁、钾等矿物质,可改善睡眠、提振精神、排水消肿,并具润肤防皱、控油抗痘之效。多吃香蕉,还可调理肠胃,预防便秘,有助窈窕瘦身。

西红柿 预防晒伤+补血润色

西红柿富含茄红素,是优良的美白保养成分。西红柿的维生素C和钾含量也相当丰富,多吃有助于红润气色、纤体瘦身。

豌豆 保湿锁水+改善暗沉

豌豆维生素A原含量丰富,有助体内生成维生素A,达到润泽肌肤之效,可赶走脸部暗沉,恢复净白肌感。

西蓝花 活肤焕彩+防止粗糙

西蓝花中含有丰富的维生素C,能有效抑制黑色素形成、预防黑斑,也有助胶原蛋白的合成,维持肌肤弹性。

西蓝花的维生素A原含量也很丰富,能使肌肤获得滋润。

小黄瓜 洁净毛孔+祛斑除痘

小黄瓜富含维生素C,内服外用皆宜,因外皮含有绿原酸和咖啡酸,可抗菌消炎,用黄瓜汁洗脸可充分清洁毛孔,防止色素沉淀,保持肌肤光滑细嫩,并能美白祛斑、消除青春痘。

柠檬 缩小毛孔+祛除色斑

又被称为"维生素C的宝库",并含有丰富的柠檬酸,能有效中和碱性物质,防止皮肤中的色素沉淀,有助美白皮肤。维生素C还能促进新陈代谢,使毛细孔缩小,延缓肌肤老化。

葡萄 抗氧化+延缓衰老

葡萄富含单宁酸、脂肪酸,以及B族维生素,具有抗氧化功效,是优越的抗老水果,从外皮、果肉到葡萄籽皆富含美白成分。

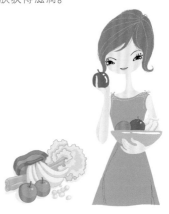

美容养颜的营养素有哪些?

多元摄取食材中的各种营养素，让您素颜也漂亮

维生素C、苹果多酚→美白

维生素C、苹果多酚皆具有抗氧化作用，可预防因氧化而生成的黑色素；维生素C还能促进血红素生长，修复损伤组织，进而改善气色。

铁、叶酸→活血润色

铁质、叶酸皆有助身体制造血红素，当血红素充足时，血液循环顺畅，脸色才能显得红润有光泽。

维生素A、B族维生素→控油除痘

维生素A有助抑制皮脂腺分泌，可减轻表皮细胞脱落和角化作用；还可加速新陈代谢，预防青春痘。

维生素B$_1$能促进消化，维生素B$_2$可预防脂溢性皮炎，维生素B$_6$有助抑制皮脂分泌油脂，可有效净痘控油。

牛蒡菊糖、花青素→滋润保湿

牛蒡含有牛蒡菊糖，可调节女性荷尔蒙，滋养肌肤。花青素能清除体内自由基，有助胶原蛋白进行结构重建，恢复肌肤弹性。

核酸、水溶性米蛋白→抗老

核酸具有防皱与修复肌肤的作用；米蛋白是大米优质独特的营养成分，能修护和重建表皮，保湿并预防皱纹生成。

美肤营养素大公开

美容功效	营养素成分	代表性食物
美白	维生素C	红薯、柠檬、柑橘、草莓、猕猴桃、青椒
	苹果多酚	苹果
抗老	核酸	动物肝脏、牡蛎、蘑菇、黑木耳
	水溶性米蛋白	米饭
控油抑痘	维生素A	胡萝卜、豌豆、小白菜、西红柿、南瓜、菠菜
	B族维生素	蘑菇、紫菜、鸡蛋、鱼肉、动物内脏
锁水保湿	牛蒡菊糖	牛蒡
	花青素	葡萄、蓝莓
	胶原蛋白	猪脚、猪皮、鱼皮、鸡翅
活血润色	铁质	虾、黑鱼、海参、动物肝脏、菠菜、海带
	叶酸	谷物、豆类、绿色蔬菜、橘子

红色蔬果密码

以中医观点，红色可以提高心脏之气，可补血、生血、活血；而在营养学观点中红包则表示含有茄红素，可以提升免疫力，保持年轻，预防疾病。

西瓜 热量：108kJ/100克

主要营养素	每100克含量	营养指数
维生素A	14μg	●●●●
维生素C	5.7mg	●●●
钾	97mg	●●●●
镁	14mg	●●●

保健功效

西瓜的水分和糖分都很高，具清热降火、降血压、利尿、通便等功效，但脾胃虚寒或肾功能不佳者不宜多吃。

采买要点

西瓜要挑外观坚硬、光滑饱满，果柄新鲜无干枯，用手轻弹回声洪亮者最为鲜甜多汁。

处理要诀

西瓜怕潮湿、不耐久放，不切开可以放阴凉处保存3～5天，如剖开要放入冰箱，3天内食毕。

西红柿 热量：62kJ/100克

主要营养素	每100克含量	营养指数
维生素A	31μg	●
维生素C	14mg	●●
钾	179mg	●●
镁	12mg	●

保健功效

西红柿含有大量的维生素C、维生素A及钾、镁，有降低胆固醇、防治高血压的功效；还含有番茄素，可分解脂肪、帮助消化。

采买要点

以果实饱满，表皮带有光泽，而且果蒂为鲜绿色、尚未脱落者为佳。

处理要诀

西红柿要快速去皮，可在底部轻轻用刀划十字，放入沸水汆烫，捞起来即可轻易去皮。

苹果 热量：227kJ/100克

主要营养素	每100克含量	营养指数
维生素B$_1$	0.02mg	●
烟酸	0.2mg	●
钾	83mg	●●
膳食纤维	1.7g	●

保健功效

苹果含有糖类、果胶、钾、苹果酸及纤维质，有整肠通便、养颜美容、降血压及生津解渴的功效。

采买要点

挑选表皮光滑，颜色红艳，且用手指轻弹声音清脆者，其水分较多。

处理要诀

苹果皮含有丰富营养，弃之可惜，食用前只要用流动的自来水将苹果冲洗干净，即可连皮食用。

石榴 热量：304kJ/100克

主要营养素	每100克含量	营养指数
维生素C	8mg	●●●
磷	70mg	●●
钾	231mg	●●●●
膳食纤维	4.9g	●●●

保健功效

石榴可以说全身都是宝，从果皮、花到叶片各有不同功效。石榴种子可以治消化不良，改善胃寒症状，所以打成汁时不必滤渣，效果更佳。

采买要点

新鲜石榴表皮光泽紧绷、入手沉重，放入冰箱可保存1个月，如去皮装袋冷冻，可保存更久。

处理要诀

石榴切开时，可用手剥下果肉，除掉皮肉之间的白色筋络，再一起放入果汁机打汁。

草莓
柳橙菠萝汁

润肺止咳

材料

草莓6个，柳橙1/2个，菠萝1/8个，冷开水、冰块各适量。

做法

1. 草莓洗净，去蒂；柳橙挤出汁；菠萝去皮，切小丁备用。
2. 除冰块外的全部材料放入果汁机中打匀，倒入杯中，加入冰块即可。

保健功效

草莓所含的维生素C可改善牙龈出血及维生素C缺乏病；菠萝中所含的酶具有分解蛋白质及抗炎的功用；柳橙可以生津止渴、消炎降气。饮用草莓柳橙菠萝汁具有润肺止咳、滋养补血、增强抵抗力的效果。

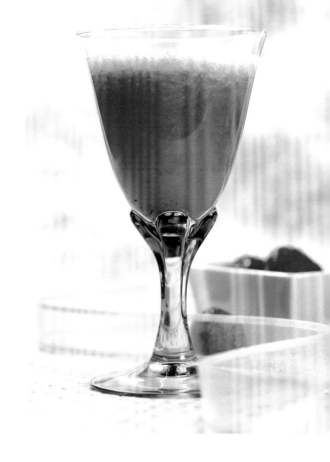

西红柿
葡萄柚汁

增强抵抗力

材料

葡萄柚、西红柿各1/2个，冷开水、冰块各适量。

调味料

苹果醋、蜂蜜各适量。

做法

1. 葡萄柚对半切开，用榨汁机挤出汁；西红柿洗净，切小块，备用。
2. 除冰块外的全部材料放入果汁机中打匀，倒入杯中，加入冰块，调入调味料即可。

保健功效

这道果汁可以增强身体抵抗力、降低胆固醇，还有抗癌作用，对预防胃癌和胰腺癌特别有作用。

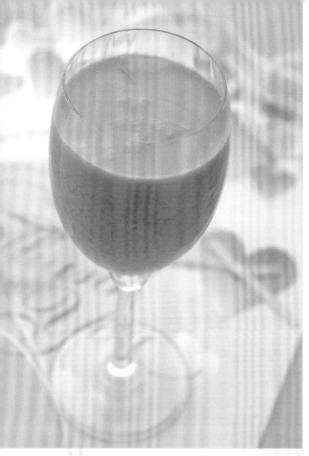

苹果
胡萝卜牛奶汁

材料

苹果2个，胡萝卜1/2个，牛奶50毫升。

调味料

蜂蜜、柠檬汁各1小匙。

做法

1. 苹果洗净，去皮，切块；胡萝卜洗净，去皮，切块备用。
2. 所有材料放入果汁机中打匀，滤渣，倒入杯中。
3. 加入调味料调匀即可。

保健功效

苹果和胡萝卜含有丰富的果胶，具解毒功能，可防皮肤过敏症，对过敏体质或容易腹泻者有改善的效果；但是胃肠不好者不宜空腹饮用。

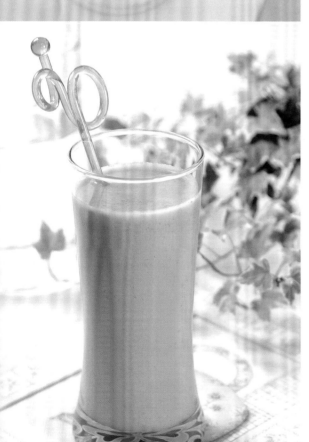

西瓜
优酪乳汁

材料

西瓜300克，优酪乳200毫升，冷开水、冰块各适量。

做法

1. 西瓜去皮，切小丁，备用。
2. 除冰块外的全部材料放入果汁机中打匀，倒入杯中，加入冰块即可。

保健功效

西瓜汁就像人体的清道夫，能排出体内代谢物，减少肾脏的负担；搭配含有丰富益菌及钙的优酪乳，还有激化人体细胞、延缓衰老的作用。

红石榴蔬果汁

材料

石榴50克，菠菜100克，柳橙1个，
冷开水120毫升，冰块1杯，蜂蜜1小匙。

做法

1. 石榴剥开，用汤匙挖出果肉；柳橙洗净剖半，去皮
   切块；菠菜洗净，切段备用。
2. 石榴、柳橙和菠菜均放入果汁机中，加入蜂蜜和
   冷开水打成汁，倒入杯中，加入冰块即可。

保健功效

　　柳橙与石榴皆含有维生素C和大量纤维
质，有美白肌肤、促进新陈代谢和血液循环
的功效。尤其柳橙所含叶酸和胡萝卜素，能
促进菠菜的铁质被人体所吸收，搭配石榴食
用，更有增进肌肤红润光泽的作用。

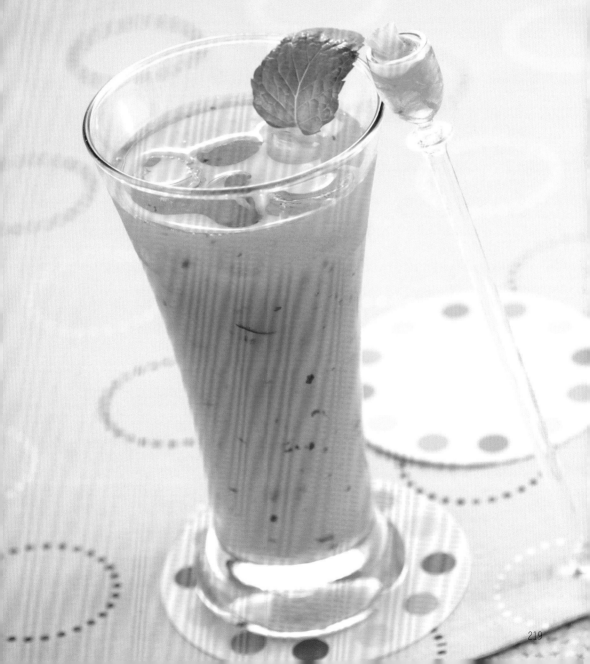

黄色蔬果密码

中医认为，黄色可以提升脾脏之气；而营养学观点中，黄色蔬果多半含有丰富的维生素C及膳食纤维，具有养颜美容、增强抵抗力及排除身体中毒素的功效。

菠萝 热量：182kJ/100克

主要营养素	每100克含量	营养指数
维生素B$_1$	0.04mg	●
镁	8mg	●
钙	12mg	●
膳食纤维	1.3g	●

保健功效

菠萝含有维生素B$_1$，可以促进新陈代谢，有效消除疲劳；还含有淀粉、蛋白质，有解热退火及促进食欲的功效。

采买要点

要挑选香气浓郁，表皮带有光泽，叶子呈深绿色者为佳。

处理要诀

菠萝的味道甜中带酸，食用前先浸泡盐水，可去除酸味及涩味，滋味更甜美。

香蕉 热量：482kJ/100克

主要营养素	每100克含量	营养指数
烟酸	0.6mg	●●
钾	330mg	●●●
镁	29mg	●●
膳食纤维	3.1g	●●

保健功效

香蕉含有丰富的糖类、维生素C、钾及膳食纤维，具有补充体能、治疗便秘的功效。

采买要点

挑选表皮金黄色者较新鲜，买回来后在室温下放2～3天，直到褪去生涩味再食用，味道更香甜。

处理要诀

香蕉去皮后，附在果肉上的丝络略带苦涩味，应撕除以免破坏口感。

芒果 热量：146kJ/100克

主要营养素	每100克含量	营养指数
维生素A	75μg	●●●
维生素C	23mg	●●
烟酸	0.3mg	●
钾	138mg	●●
镁	14mg	●●

保健功效

芒果含有丰富的维生素A和维生素C，可以养颜美容，预防癌症、动脉硬化及高血压。

采买要点

要挑选表皮黄橙且带有清香，摸起来有弹性者为佳。

处理要诀

用芒果做菜，不宜在锅中加热太久，以免果肉过烂，失去口感。

柳橙 热量：202kJ/100克

主要营养素	每100克含量	营养指数
维生素C	33mg	●●
烟酸	0.3mg	●
钾	159mg	●●
膳食纤维	0.6g	●

保健功效

柳橙含有丰富的葡萄糖、维生素C及膳食纤维，具有帮助消化、养颜美容、治疗便秘、利尿及促进新陈代谢的功效。

采买要点

挑选重量较重、有弹性，表皮呈金黄色、具光泽者为佳。香气浓郁的果肉甜美多汁。

处理要诀

烹煮柳橙时，最好不要煮到汤汁沸腾，以免破坏其所含的维生素C成分。

哈密瓜草莓奶昔

整肠健胃

材料

哈密瓜1/2个,草莓50克,碎冰块1/2杯,
原味优酪乳120毫升,果糖2小匙。

做法

1. 哈密瓜洗净,去皮和籽,果肉切小块;草莓
   洗净,对半切开。
2. 将哈密瓜和草莓放入果汁机,加入优酪
   乳、冰块和果糖打成浓稠状,倒入杯中
   即可。

保健功效

　　哈密瓜富含叶酸、铁、磷、钙等微
量元素,能平衡体内电解质,并有润肺、
整肠功效。草莓富含维生素A、维生素C,
有明目养颜作用。

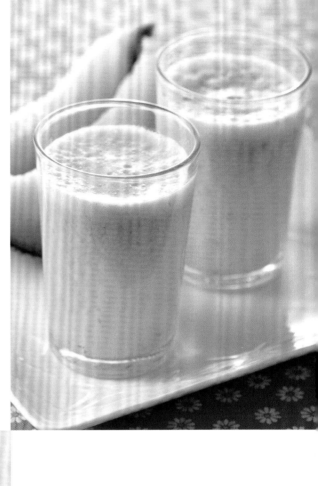

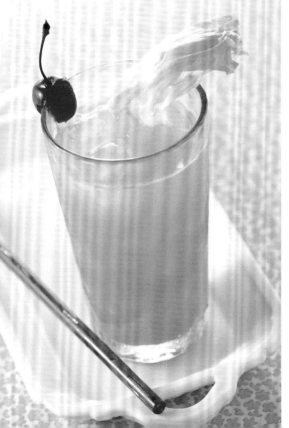

美生菜菠萝汁

帮助排便

材料

美生菜50克,菠萝50克,牛蒡20克,
冷开水120毫升,冰块1杯,蜂蜜2小匙。

做法

1. 美生菜剥下叶片洗净,切丝;菠萝和牛蒡去
   皮切丁,放入盐水中浸泡10分钟捞出。
2. 将全部材料放入果汁机中,加入冷开水和蜂
   蜜打成汁,倒入杯中,加入冰块即可。

保健功效

　　美生菜含大量水分和维生素C,牛蒡
含有特别的牛蒡菊糖与纤维素,二者搭配
食用,有改善便秘、排毒、延缓衰老等作
用,深受爱美女性的喜爱。而菠萝含有菠
萝蛋白酶,也能分解蛋白质、消除脂肪,食
用前浸泡盐水,可预防皮肤过敏。

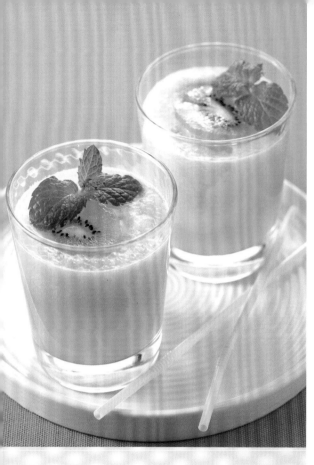

洋葱
菠萝猕猴桃汁

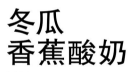

材料

洋葱30克，猕猴桃50克，菠萝100克，冷开水100毫升，碎冰块1/2杯，蜂蜜1小匙。

做法

1. 洋葱去皮洗净，切块，放入微波炉大火加热2分钟，取出待凉。
2. 猕猴桃和菠萝去皮洗净，切小块，放入果汁机中，加入洋葱、冷开水、冰块打成汁，倒入杯中，加入蜂蜜调匀即可。

保健功效

　　洋葱能清除体内毒素，令肌肤光洁，并能促进脂肪燃烧，降低血糖；搭配菠萝、猕猴桃效果更为显著。

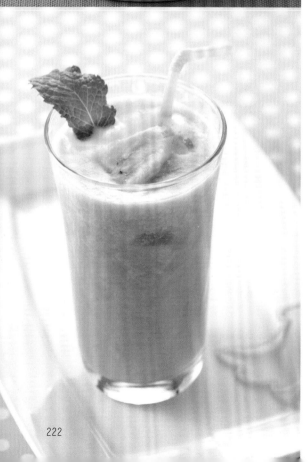

冬瓜
香蕉酸奶

清热减肥

材料

香蕉1根，冬瓜50克，原味优酪乳240毫升。

做法

1. 香蕉去皮切块；冬瓜去皮洗净，切块，放入电饭锅蒸熟，待凉备用。
2. 将香蕉和冬瓜块放入果汁机中，加入优酪乳打成浆，倒入杯中即可。

保健功效

　　冬瓜性寒，有清热退火功效，夏天适合多吃。冬瓜和香蕉皆含有丰富的维生素C和钾，可帮助肾脏排毒，调节血压。其中冬瓜所含的丙醇二酸，有抑制糖类转化为脂肪的作用，减肥者和心血管疾病患者也可放心食用。

芒果苹果香蕉汁

材料
芒果3个，苹果1个，香蕉1根，冷开水、冰块各适量。

做法
1. 芒果去皮，在果肉上切格子状，均匀切开成块状；香蕉去皮，切块；苹果去皮，切丁。
2. 全部材料放入果汁机中打匀，倒入杯中，加入冰块即可。

保健功效
　　芒果有止呕、解渴、利尿的功效，含有维生素A、维生素C和钾，可以用来预防癌症和抑制动脉硬化、高血压；香蕉和苹果都能保护胃壁不受胃酸侵蚀。这道饮品有降低血压、预防中风的功效。

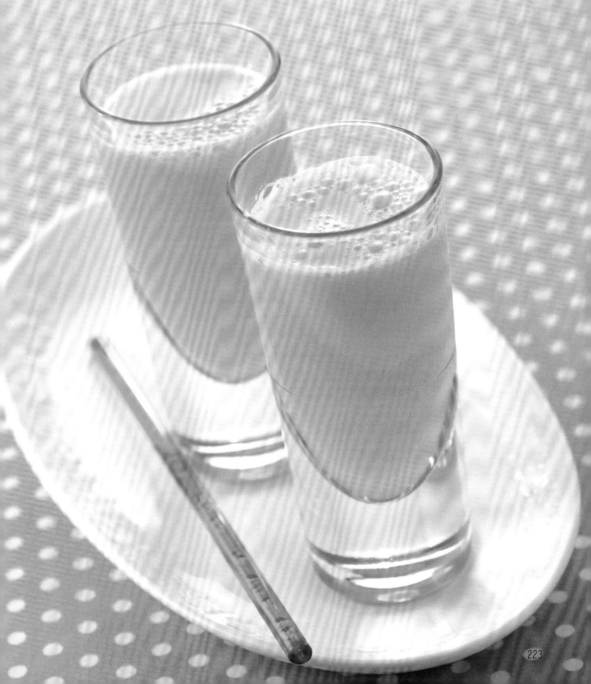

绿色蔬果密码

绝大部分的蔬菜都属于绿色。在中医观点，绿色可以提高肝脏之气；而营养学观点中，绿色蔬菜、水果中含有丰富的纤维质及矿物质，有助于预防及改善心血管疾病。

菠菜 热量：116kJ/100克

主要营养素	每100克含量	营养指数
维生素A	243μg	●●●●●
维生素B$_1$	0.04mg	●●
维生素C	32mg	●●●
铁	2.9mg	●●●
钙	66mg	●●

保健功效

菠菜有丰富的维生素和矿物质，其中以B族维生素、维生素C和胡萝卜素及铁含量最多，有助于预防感冒、贫血及高血压、癌症等疾病。

采买要点

应选择叶片颜色呈深绿色者，营养价值较高。

处理要诀

菠菜中的草酸和钙结合，就会在体内形成难以消化的草酸钙，也会影响铁的吸收，最好避免与高钙食物同食。

小黄瓜 热量：59kJ/100克

主要营养素	每100克含量	营养指数
维生素B$_2$	0.02mg	●●
钾	173mg	●●●
磷	21mg	●●
钙	16mg	●

保健功效

小黄瓜中90%以上都是水分，是夏季消除口渴、纾解体内燥热的健康蔬菜。

采买要点

要选择外皮深绿、外形饱满、瓜蒂鲜嫩、表面的瓜刺尖锐的，表面有一层白色粉末者更新鲜。

处理要诀

小黄瓜含有破坏维生素C的酶，易分解水果中的维生素C，使得维生素C不易被吸收。食用小黄瓜时，加些许醋可改善。

香瓜 热量：111kJ/100克

主要营养素	每100克含量	营养指数
维生素A	3μg	●
烟酸	0.3mg	●●
维生素C	15mg	●●
钾	139mg	●●●

保健功效

香瓜含有丰富的钾，能排除体内多余水分，促进新陈代谢，有利尿、预防高血压及肾功能障碍等功效。

采买要点

宜挑选外观呈淡绿色者；果实底部圆圈越大，香气越浓；果肉颜色越白，味道越成熟甜美。

处理要诀

香瓜的果蒂带有苦味并含毒素，不可误食。

鳄梨 热量：716kJ/100克

主要营养素	每100克含量	营养指数
碳水化合物	7.4g	●●●●●
脂肪	15.3g	●●●●
烟酸	1.9mg	●●●●
膳食纤维	2.1g	●●●●

保健功效

鳄梨有"森林奶油"的美称，含丰富的脂肪、维生素及膳食纤维，可以预防动脉硬化及高血压。

采买要点

可轻轻用手握住，感觉有弹性且不软嫩的才是成熟度适中的鳄梨。

处理要诀

食用鳄梨时，滴些柠檬汁再吃，可以促进鳄梨中的脂肪分解，吃起来更健康。

绿色蔬果大多含有丰富的叶黄素和玉米黄质,是重要的抗氧化剂,有助预防视力退化,经常摄取还可促进肝脏的排毒功能。

秋葵 热量:104kJ/100克

主要营养素	每100克含量	营养指数
维生素A	20μg	●●
维生素C	7.2mg	●
钙	101mg	●●
膳食纤维	1.8g	●●

保健功效

秋葵均衡的营养有助于预防感冒、增加身体的免疫力,是许多国家运动员的首选蔬菜。

采买要点

要选择大小适中,呈深绿色,表面绒毛均匀、棱角分明且手感柔软者。

处理要诀

秋葵可以氽烫或炒食,蒂部略有苦味,可切除后烹煮。如果不喜欢黏液,可以煮得稍微久一点。

青椒 热量:91kJ/100克

主要营养素	每100克含量	营养指数
维生素A	8μg	●●
维生素C	59mg	●●●
胡萝卜素	98μg	●●●
钾	154mg	●●●

保健功效

青椒是维生素A及钾含量较高的蔬菜,可提升免疫力,促进皮肤、毛发和指甲健康。

采买要点

选购青椒要选外表饱满、无损伤,摸起来厚实、有光泽的,没有皱缩失水情形者为佳。

处理要诀

青椒要去蒂去籽后再切。由于所含维生素C遇热易被破坏,因此制作蔬果汁最好不要事先烫煮。

茼蒿 热量:98kJ/100克

主要营养素	每100克含量	营养指数
维生素A	126μg	●●●
胡萝卜素	1516μg	●●●●●
钾	220mg	●●●
钙	73mg	●

保健功效

茼蒿含有大量维生素、胡萝卜素和多种氨基酸,最好以蔬果汁形式摄取,有降血压的作用。

采买要点

茼蒿在秋季和初春是当令蔬菜,挑叶片完整者即可。不耐久放,买回来最好2天内吃完。

处理要诀

茼蒿适合凉拌、氽烫或打成蔬果汁,对肠胃有好处。烹调时最好旺火快炒以免营养流失。

油菜 热量:50kJ/100克

主要营养素	每100克含量	营养指数
维生素A	122μg	●●●
维生素C	7mg	●
钾	157mg	●●●
钙	153mg	●●●

保健功效

油菜有丰富的钙质,对改善女性常见的骨质疏松症特别有效,还可以缓解精神压力,促进牙齿和骨骼健康。

采买要点

以茎较短、肉质厚实、坚挺者为好,叶片宜翠绿,叶肉厚实者为佳。

处理要诀

冬天的油菜比较没有涩味,不必事先氽烫,可以直接炒菜、煮汤,也可以生吃。

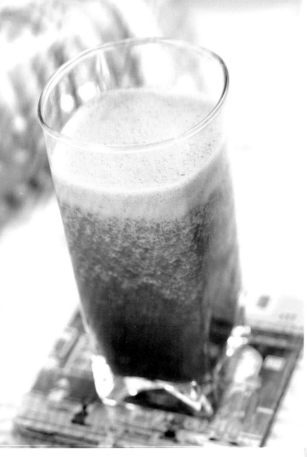

菠菜芒果鲜橙汁

预防感冒

材料
菠菜100克，芒果1/2个，柳橙1个，
冷开水、冰块各适量。

做法
1. 菠菜洗净，切去根部，切小段；芒果去皮，
   均切小块；柳橙挤出汁，备用。
2. 除冰块外的全部材料放入果汁机中打匀，
   倒入杯中，加入冰块即可。

保健功效
　　菠菜含有丰富的维生素和矿物质；
搭配芒果的消炎作用和柳橙的止咳化痰
功效，有助于预防感冒和贫血。

小黄瓜蔬果汁

材料
小黄瓜1根，柳橙半个，
胡萝卜200克，冷开水1大匙。

利尿消肿

调味料
柠檬汁1小匙，蜂蜜适量。

做法
1. 小黄瓜洗净，胡萝卜去皮，均切块；柳橙洗
   净，用榨汁器榨汁备用。
2. 小黄瓜、胡萝卜、冷开水放入果汁机中榨汁，
   滤渣后加入柳橙汁和调味料拌匀即可。

保健功效
　　有些人的饮食口味较重，但吃过
的多盐会导致下半身水肿，小黄瓜含钾
丰富，可以帮助排除身体多余的水分；
柳橙具有大量膳食纤维，食用可避免便
秘。排尿不畅时，喝杯小黄瓜蔬果汁，保
证让您顺畅无比。

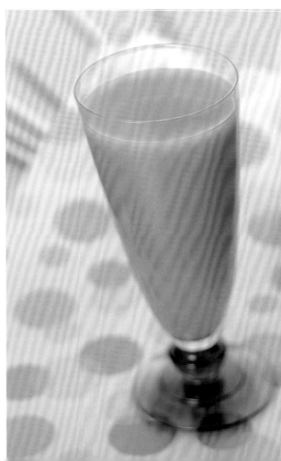

香瓜
蔬菜汁

材料

香瓜1个，芹菜100克，苹果1/4个，冷开水
30毫升。

做法

1. 芹菜洗净，去叶，切段；香瓜、苹果洗净，去
   皮，对半切开，去籽切小块，备用。
2. 所有材料一起放入果汁机中，打匀成汁，滤
   渣，倒入杯中即可。

保健功效

　　香瓜除含有丰富的矿物质钾外，还
含有蛋白质和维生素A及维生素C等营养
成分，能促进身体的新陈代谢，并有利尿
功效；而芹菜内含有各种营养素与纤维
质，可促肠蠕动，将体内各种废弃物顺利
排出。

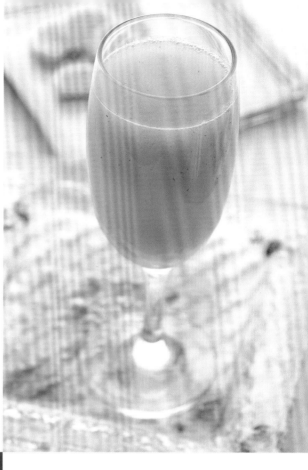

香瓜豆奶汁

材料

香瓜1个，豆奶300毫升，葡萄干、加州梅、冷开
水各适量。

做法

1. 香瓜洗净，去皮，去籽，切块备用。
2. 所有材料放入果汁机中，打匀成汁，倒入杯中
   即可。

保健功效

　　香瓜内部接连瓜籽的地方，果肉特别
柔软，含丰富的胡萝卜素，仔细刮除内籽
后，将果肉和葡萄干、加州梅等一起榨成
果汁，可以补充铁，预防贫血。

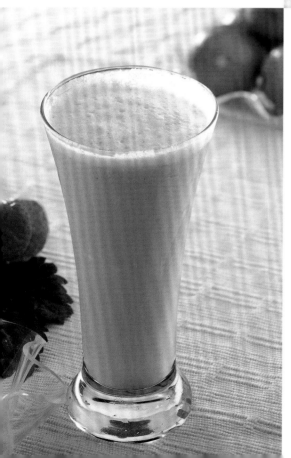

鳄梨香瓜汁

材料

鳄梨1/2个,香瓜1/2个,冷开水、冰块各适量。

调味料

蜂蜜适量。

做法

1. 鳄梨、香瓜均洗净,去皮,切小丁备用。
2. 鳄梨和香瓜放入果汁机中,加冷开水打匀成汁,倒入杯中,加入冰块即可。

保健功效

　　鳄梨的营养价值高,几乎不含淀粉和糖分,具有降低胆固醇、美容养颜的功效;香瓜含有丰富的维生素C和钾,能排除体内多余水分,促进新陈代谢,有利尿、防止高血压及肾病等作用。

菠萝精力汁 消除疲劳

材料

菠萝100克，小黄瓜2根，杏仁粉1大匙，冷开水适量。

调味料

柠檬汁、蜂蜜各1大匙。

做法

1. 菠萝去皮，去掉中间的心，切成小块；小黄瓜洗净，切成小块；备用。
2. 将所有处理好的材料放入果汁机中，加入杏仁粉、柠檬汁和蜂蜜打成汁即可。

保健功效

菠萝中含有丰富的维生素和蛋白质分解酶，再加入蜂蜜、小黄瓜和杏仁粉，可以补充维生素A、维生素C，是消除疲劳不可或缺的营养素；还含有丰富的膳食纤维，可充分排毒。

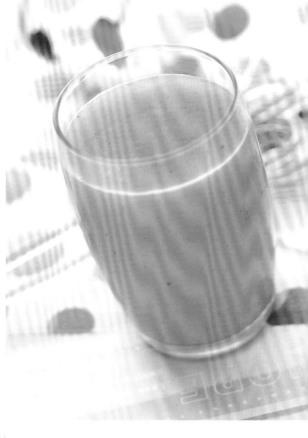

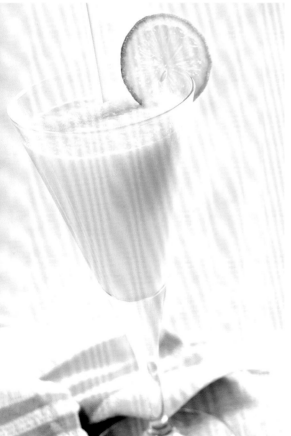

芹菜柠檬汁

帮助消化

材料

芹菜300克，蛋黄1个，柠檬1/4个，香瓜1个，冷开水适量。

调味料

蜂蜜1小匙。

做法

1. 香瓜去皮及籽，芹菜洗净，去老皮，均切小丁；柠檬挤汁备用。
2. 全部材料及蜂蜜放入果汁机中打匀即可。

保健功效

芹菜含有一种特殊的精油成分，能够消除压力、缓解头痛，使心情恢复平静；菠萝富含维生素B_1，可以消除疲劳、增进食欲。这道饮品对于小便不利、咽喉肿胀、高血压、消化不良具有改善功效。

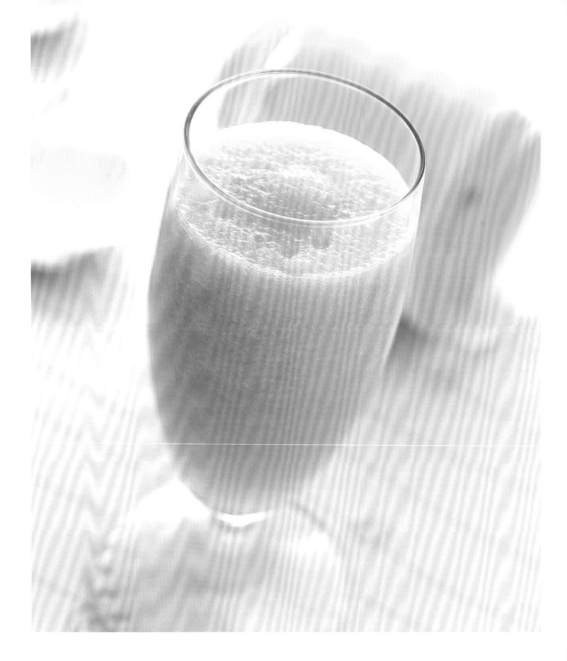

双瓜香柠汁 帮助消化

材料

香瓜1个，哈密瓜1/8个，柠檬1/4个，冷开水、冰块各适量。

做法

1. 香瓜去皮，刮除瓜籽，切块；哈密瓜去皮，切小丁；柠檬挤汁，备用。
2. 除冰块外的全部材料放入果汁机中打匀，倒入杯中，加入冰块即可。

保健功效

　　香瓜所含的大量酶，具有抗衰老的效果；哈密瓜有止渴、利尿的功效，常饮双瓜香柠汁对人体有益，还有防衰抗老的作用。一般而言，瓜类水果本身所含的水分较高，纤维质含量也不少，建议饮用时，不必除去果渣。

青芹
瘦身果菜汁

恢复轻盈体态

材料

青苹果1个，西芹1片，青椒1/4个，苦瓜1/5根，大黄瓜1/3根，冷开水2杯。

做法

1. 青苹果洗净，去皮，去核并切块；西芹洗净，切小段；青椒洗净，切块；苦瓜及大黄瓜洗净剖半，挖去籽，切块，备用。
2. 所有材料放入榨汁机，搅打均匀后，倒入杯中即可。

保健功效

　　苹果可以调整肠胃，苦瓜和大黄瓜具有清血、凉血、加强新陈代谢的功效。做成这杯果菜汁具有轻盈体态的作用。

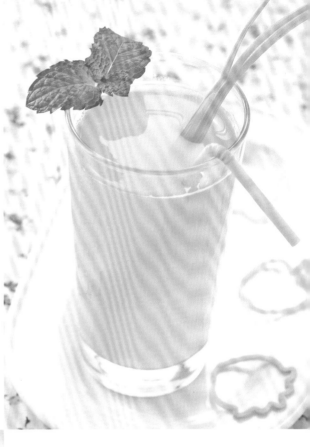

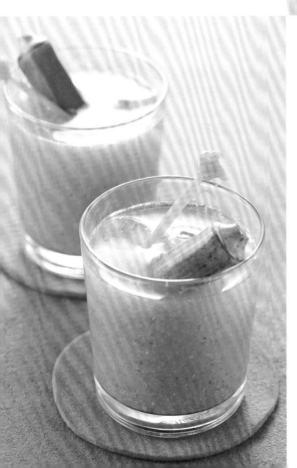

秋葵
苹果汁

改善消化不良

材料

苹果1个，秋葵30克，芹菜20克，冷开水120毫升，冰块1杯，蜂蜜1小匙。

做法

1. 秋葵洗净去蒂切丁，苹果洗净切丁，芹菜洗净切段备用。
2. 除蜂蜜外的全部材料放入果汁机中，搅打成汁，倒入杯中，加入蜂蜜调匀即可。

保健功效

　　苹果和秋葵都含有丰富的果胶和膳食纤维，能帮助体内清除毒素和废弃物，改善肠胃消化不良，增进皮肤的细嫩光滑。但经常腹泻或患有胃溃疡者，最好少吃，以免果肉中的粗纤维和有机酸刺激胃肠黏膜。

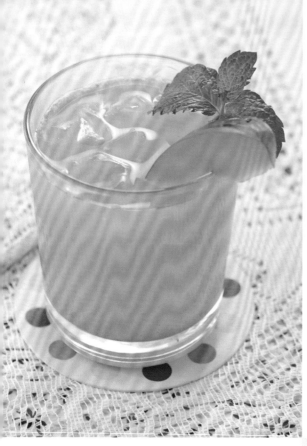

苹果
油菜汁

材料

苹果1个，油菜50克，冰块1杯。

做法

1. 将苹果洗净，去核，切小块；油菜洗净，切小段备用。

2. 苹果与油菜放入果汁机，搅打均匀，滤出蔬果渣，汁倒入杯中，加入冰块即可。

更年期女性如何补钙？

将含钙量丰富的油菜打成汁，添加在果汁中，即可补充更年期女性流失的钙质，减缓缺钙所引起的焦虑和失眠等现象。此外，还可以每天至少喝2杯乳制品，如脱脂牛奶或优酪乳，以增加对钙质的摄取。

青椒
西红柿芹菜汁

防癌抗癌

材料

西红柿1个，胡萝卜100克，青椒1/2个，芹菜60克，冷开水1杯。

调味料

柠檬汁2小匙，盐少许。

做法

1. 西红柿洗净，切小块；胡萝卜洗净，去皮，切小块；青椒洗净，剖开，并去籽切块；芹菜洗净，切小段备用。

2. 全部材料放入果汁机，搅打均匀，倒入杯中，加入调味料调匀即可。

为什么青椒西红柿芹菜汁有助于癌症患者的调养？

西红柿、胡萝卜、芹菜都富含胡萝卜素，能转化成维生素A，可抑制癌细胞；维生素C可清除体内自由基，增强免疫功能。

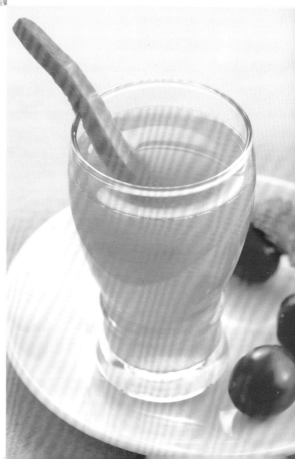

茼蒿菠萝汁

材料

茼蒿100克，菠萝150克，胡萝卜50克。

调味料

柠檬汁2小匙，冰块适量。

做法

1. 茼蒿洗净，切小段；菠萝去皮、去心后，切成小块；胡萝卜洗净，去皮，切块。
2. 所有材料洗净，放入榨汁机中榨成汁，最后加入柠檬汁和冰块调匀即可。

排毒解毒

为什么茼蒿菠萝汁可以排毒解毒？

　　茼蒿含丰富膳食纤维和水分，有助整肠健胃，消除便秘，所含维生素A和维生素C可以增强体力；菠萝含维生素 B_1，有助于消除疲劳。常喝这道茼蒿菠萝汁，能够有效排出身体内的毒素，让人活力十足。

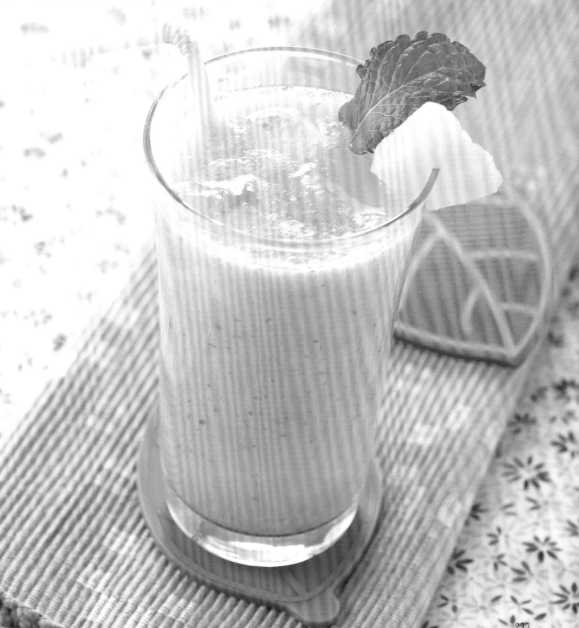

白色蔬果密码

在中医观点中，白色可以提升肺脏之气；而营养学观点中，白色则表示含有吲哚及其他的抗氧化物，可以预防心血管疾病及癌症，是现代人健康长寿不可缺少的营养素。

荔枝 热量：296kJ/100克

主要营养素	每100克含量	营养指数
维生素C	41mg	●●●
维生素B$_2$	0.04mg	●●
烟酸	1.1mg	●●●
钾	151mg	●●

保健功效

荔枝含有丰富的维生素C及天然葡萄糖，可养颜美容，对抗心脏衰弱及贫血。

采买要点

购买荔枝时，最好挑选果实饱满、表皮呈深红色、无损伤者。

养生宜忌

荔枝性热，多吃容易上火并引起口干舌燥及便秘；胃肠不佳者最好适量食用。

梨 热量：211kJ/100克

主要营养素	每100克含量	营养指数
维生素C	5mg	●
烟酸	0.2mg	●●
钾	85mg	●
镁	8mg	●

保健功效

梨含有纤维质、钾及维生素C，具有利尿、止咳、通便及降血压等功效。

采买要点

挑选表皮薄且光滑，果实较硬的较好。

养生宜忌

梨属于寒性水果，病后、体弱或有腹痛现象时不宜多吃，以免损伤脾胃。

芦荟 热量：205kJ/100克

主要营养素	每100克含量	营养指数
维生素A	7.5μg	●
钠	22mg	●
钙	31mg	●●
膳食纤维	0.2g	●

保健功效

芦荟清热降火，还能加速皮肤新陈代谢、减少粉刺发生，所以女性可适量食用。

采买要点

芦荟品种很多，只有少数才可食用，一般做蔬果汁多使用洋芦荟（Aloe vera），选购时要特别注意。

处理要诀

芦荟叶片肥厚、粗硬，略带苦味，因叶内膜含有大黄素，容易造成腹泻，要彻底清除干净。

杏仁 热量：2419kJ/100克

主要营养素	每100克含量	营养指数
维生素C	26mg	●●
蛋白质	22.5g	●●
钙	97mg	●●●●
磷	27mg	●●●●

保健功效

杏仁有轻微抑制呼吸中枢作用，能治咳喘、抗炎、镇痛。但略带毒性，一天不要吃太多。

采买要点

杏仁受潮会变软，采买时应选颗粒均匀饱满、坚硬者为佳，颜色不要太白，以免被漂白过。

处理要诀

市售甜杏仁（南杏）须汆烫后使用。苦杏仁（北杏）毒性较高，多作为中药材。

水梨
苹果汁

退烧止咳

材料

梨2个，苹果1个，冷开水1大匙。

做法

1. 梨、苹果均洗净，去皮，对半切开，去果核，切小块备用。
2. 所有材料一起放入果汁机中，打匀成汁，滤除果渣，倒入杯中即可。

保健功效

　　梨含有90%的水分，具有降火气的作用，对发烧所引起的干咳或喉咙痛有缓解作用。水梨苹果汁可以止咳润肺，有退烧止咳的效果。

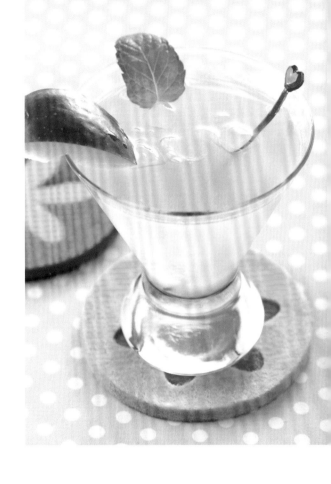

番石榴
荔枝汁

保护肠胃

材料

荔枝360克，柠檬1/4个，番石榴汁20毫升，冷开水、冰块各适量。

做法

1. 荔枝去皮及核，切小丁；柠檬挤汁。
2. 除冰块外的全部材料放入果汁机中打匀，倒入杯中加入冰块即可。

保健功效

　　荔枝有益气、止渴、散寒导滞的功效，可以治疗因寒导致的胃痛，但其本身热量较高，且大量食用易产生火气大、嘴破的症状，故应酌量食用；未成熟的番石榴可抑制胃酸过多分泌，并能收敛肠黏膜。多喝这道饮品具有止泻、保护肠胃的功效。

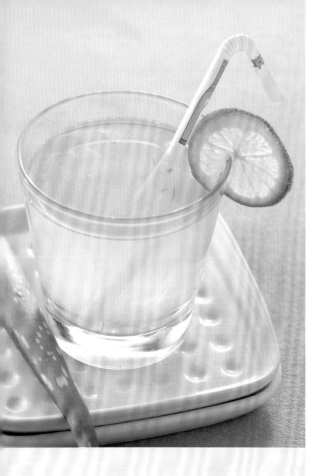

清爽
芦荟汁

材料
芦荟200克，柠檬1/4个，冷开水、冰块各适量。

调味料
蜂蜜1小匙。

做法
1. 芦荟取下芦荟肉，切小丁；柠檬挤汁备用。
2. 芦荟丁放入果汁机中，加入蜂蜜，搅拌均匀，倒入杯中，加入冰块即可。

保健功效

人体本身具有治疗疾病或伤口的能力，芦荟具有提升治愈力的效果，可增强免疫功能。芦荟叶片肥厚多肉，内含黏滑汁液，芦荟汁除了保健外，也有药用价值，是美容、护发和制作健康食品的原料。但芦荟汁会造成子宫收缩，孕妇禁止食用。

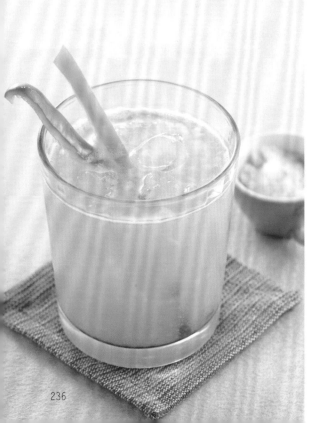

青苹萝卜
水梨汁

清热降压

材料
白萝卜100克，青椒1个，苹果1/2个，梨1/2个，冷开水100毫升，蜂蜜1小匙。

做法
1. 白萝卜洗净去皮，切成小块；苹果和梨均洗净，去皮及核，切成小块；青椒洗净去籽，切小块。
2. 白萝卜、青椒、苹果、梨全放入果汁机中，加入冷开水和蜂蜜打成汁，倒入杯中即可。

保健功效

白萝卜汁对于糖尿病、高血压、冠状动脉心脏病等患者都有好处。梨和萝卜可以清热养肝、止咳。青椒是蔬菜中维生素A、维生素K较多的一种，还富含铁质，能够养颜美白、养血，生吃更营养。

杏仁坚果豆奶

材料

杏仁10克，核桃3颗，杏仁粉15克，黄豆粉15克，热开水150毫升，黑糖粉1小匙。

做法

1. 杏仁粉、黄豆粉放入杯中，加入热开水搅拌至粉末化开，拌成黄豆奶，待凉备用。

2. 杏仁、核桃压碎，放入果汁机中，加入黑糖粉和黄豆奶搅打均匀，倒入杯中即可饮用。

防骨质疏松

保健功效

　　杏仁富含钙、钾、铁等矿物质，可预防骨质疏松、高血压及贫血。核桃则含有亚麻酸和次亚麻酸，对降低血脂及胆固醇有良好效果。因杏仁所含热量高，因此摄取量不宜太多，建议每天30克即可。

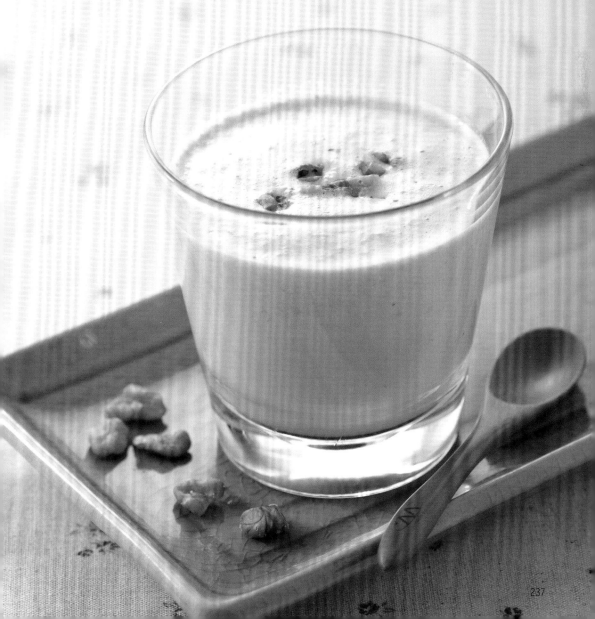

橘色蔬果密码

橘色的蔬果多半含有胡萝卜素，具有保护眼睛、维持呼吸道黏膜健康的功效，还有润泽肌肤等多种功效，是老少皆宜的食物。

百香果 热量: 276kJ/100克

主要营养素	每100克含量	营养指数
维生素C	34mg	●●●
烟酸	0.9mg	●●●
镁	27mg	●●●●
膳食纤维	5.3g	●●●

保健功效

百香果含丰富的糖类、维生素A和纤维质等营养素，具有生津止渴、滋润肌肤及帮助消化的功效。

采买要点

果皮带有皱纹，颜色较深，果实大而完整者比较理想。

养生宜忌

百香果含有丰富的膳食纤维，患有便秘疾病的人可适量食用。

木瓜 热量: 121kJ/100克

主要营养素	每100克含量	营养指数
维生素A	73μg	●
维生素C	43mg	●●●
钾	18mg	●
镁	9mg	●●

保健功效

木瓜含有维生素A、维生素C及膳食纤维，可防止便秘及维生素C缺乏病；木瓜蛋白酶也有帮助消化、消胀气及促进伤口愈合的功效。

采买要点

挑选摸起来较硬、较重，外形偏椭圆形者为佳。

处理要诀

木瓜含有丰富的蛋白酶，适合炖煮肉类，可使肉质更加滑嫩。

南瓜 热量: 153kJ/100克

主要营养素	每100克含量	营养指数
维生素A	127μg	●●●
钾	445mg	●●●
钙	16mg	●
膳食纤维	2.6g	●●

保健功效

南瓜中的维生素A含量高，可抗老化、促进营养的代谢、保持自律神经稳定。

采买要点

外皮光滑，无坑洞，握在手上有沉重感者较好；宜选择无变色者。

处理要诀

南瓜本身带有甜味，烹煮时，不需要加太多糖。南瓜的外皮营养十分丰富，最好能连皮一起食用。

胡萝卜 热量: 163kJ/100克

主要营养素	每100克含量	营养指数
维生素A	344μg	●●●●
钾	190mg	●●
烟酸	0.6mg	●●●
膳食纤维	1.1g	●

保健功效

胡萝卜具有调节血压、促进血液循环、净化血液、促进新陈代谢、强化肝功能及调理肠胃的功效，是天然的综合维生素丸。

采买要点

新鲜的胡萝卜表皮光滑，色泽佳，形状匀称而且结实。

处理要诀

胡萝卜含有丰富的β-胡萝卜素，是脂溶性维生素，和油脂一起食用，吸收效果更好。

百香果蔬菜汁

材料

百香果100克,洋葱30克,西蓝花30克,冷开水120毫升,蜂蜜1小匙。

做法

1. 百香果洗净,对半切开,挖出果肉;洋葱洗净,去皮切块;西蓝花洗净,削掉老茎,切小朵,放沸水中氽烫1分钟,捞出待凉。
2. 将百香果肉、洋葱和西蓝花放入果汁机中,加入冷开水打成汁,滤渣后倒入杯中,加入蜂蜜调匀即可。

保健功效

西蓝花与洋葱皆有提升免疫力的功效,搭配香气浓郁的百香果,可发挥上佳的消暑解热效果。

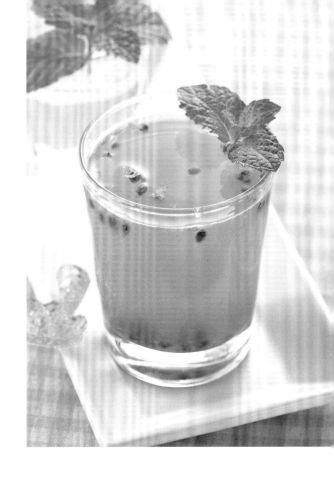

木瓜柳橙鲜奶汁

帮助消化

材料

木瓜、柳橙各1/4个,鲜奶200毫升,冰块适量。

做法

1. 木瓜、柳橙去皮及籽,均切小丁,备用。
2. 木瓜、柳橙放入果汁机中,加入鲜奶,打匀成汁,倒入杯中,加入冰块即可。

保健功效

木瓜含丰富膳食纤维能消除便秘,并能降低血液中的胆固醇和血脂,具有强心作用,还有木瓜蛋白酶能帮助消化;搭配鲜奶中的丰富钙质,本饮品很适合慢性消化不良者饮用。

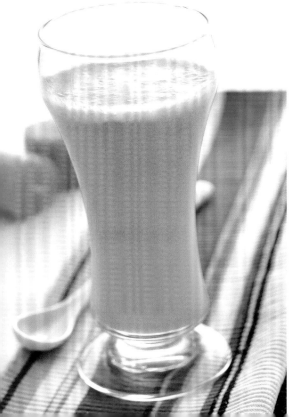

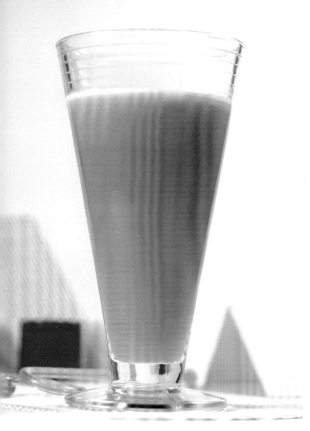

胡萝卜番石榴汁

材料

胡萝卜1根，番石榴1/2个，柠檬1/4个，腰果8克，冷开水、冰块各适量。

做法

1. 胡萝卜洗净去皮，榨汁；番石榴去皮，切成小丁；柠檬挤汁；腰果切碎备用。
2. 除冰块外的全部材料放入果汁机中打匀，倒入杯中，加入冰块即可。

保健功效

胡萝卜有两大特点：一是甜度高于一般蔬菜，二是含有丰富的胡萝卜素，可以抗衰老；搭配番石榴中丰富的维生素C，具有调节血压、强化肝功能的功效。

胡萝卜金橘汁

预防感冒

材料

胡萝卜1/2根，金橘5颗。

调味料

蜂蜜、柠檬汁各1小匙。

做法

1. 金橘洗净，轻轻拍碎；胡萝卜洗净去皮，切成块状备用。
2. 所有材料放入榨汁机中榨汁，最后加入调味料拌匀即可。

保健功效

金橘含有丰富的维生素C，可有效预防感冒，还有清肺化痰、改善声音沙哑等功效，不管热饮或是冷饮都适合。而胡萝卜中的胡萝卜素可以延缓体内细胞的老化，保持身体的健康状态。

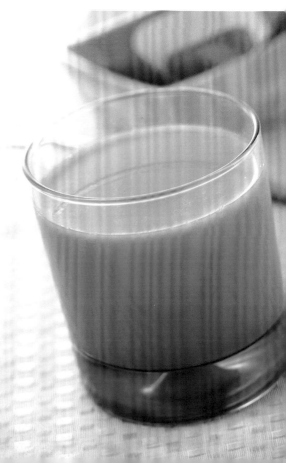

双瓜黄金蜜汁

提升免疫力

材料

苦瓜50克，南瓜50克，菠萝40克，
冷开水120毫升，冰块1杯，蜂蜜1小匙。

做法

1. 菠萝、南瓜去皮切丁；苦瓜洗净剖半，挖出瓜籽
   后切小块。
2. 将菠萝、苦瓜和南瓜放入果汁机中，加入冷开水
   打成汁，倒入杯中，加入冰块和蜂蜜调匀即可。

保健功效

　　苦瓜的维生素C含量居瓜类蔬菜前列，
可增进血管壁的弹性，防止动脉硬化，使皮肤
变得细嫩白皙。搭配南瓜和菠萝食用，则能加
倍提高免疫力，促使皮肤新生和伤口愈合。

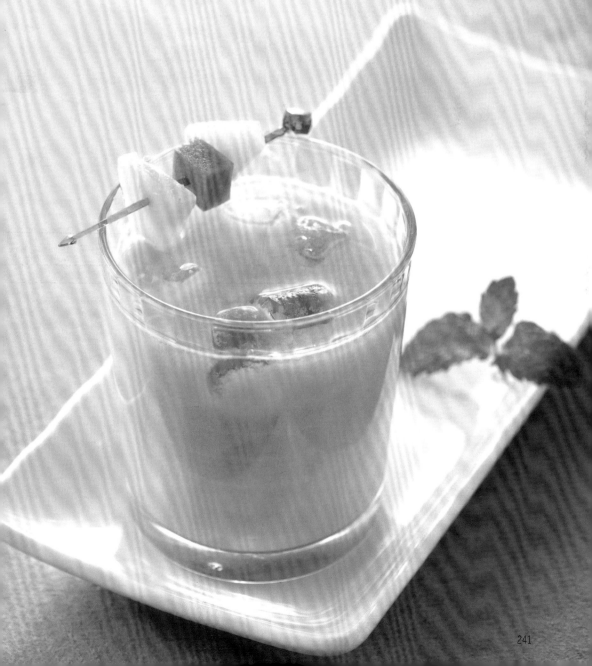

紫色蔬果密码

紫色蔬果最为人熟知的是含有丰富的花青素，其中以蓝莓、葡萄籽为佼佼者。花青素是作用强大的抗氧化物，可对抗老化及预防心血管疾病。

葡萄 热量：185kJ/100克

主要营养素	每100克含量	营养指数
维生素A	3μg	●
维生素B₁	0.03mg	●
维生素C	4mg	●
钾	127mg	●●

保健功效
葡萄的成分包括葡萄糖、矿物质及维生素，具有消除疲劳、恢复体力、防贫血及利尿功效。

采买要点
要挑选果粒大小均匀、饱满，表面光滑，茎部无茶色斑点者。

处理要诀
葡萄籽有助改善高血压和动脉硬化，洗净后可适量食用。

樱桃 热量：194kJ/100克

主要营养素	每100克含量	营养指数
维生素A	18μg	●●
维生素C	10mg	●
铁	0.4mg	●
钾	232mg	●●

保健功效
樱桃含铁，具有补血作用，也含有蛋白质、维生素A及维生素C等营养素，有利尿及止泻功效。

采买要点
购买樱桃时，最好选择颜色鲜艳，果实鲜红、有光泽，果肉有弹性者。

养生宜忌
樱桃属于热性食物，多吃易上火。

紫山药 热量：240kJ/100克

主要营养素	每100克含量	营养指数
烟酸	0.3mg	●
维生素B₁	0.05mg	●
磷	34mg	●●
钾	213mg	●●

保健功效
紫山药所含的多巴胺有扩张血管、改善血液循环的功效，能强化内分泌、提升免疫力和增强神经细胞活性，改善大脑记忆力。

采买要点
采买时宜选块头粗壮、笔直，握在手中有一定重量，表皮光滑有细毛者。

处理要诀
紫山药去皮后表面会产生黏液，不好抓握，事先在手上抹一些醋或盐，就可避免滑手了。

蓝莓 热量：272kJ/100克

主要营养素	每100克含量	营养指数
维生素A	20μg	●●
维生素C	240mg	●●●●
钙	10mg	●
铁	20mg	●●

保健功效
蓝莓是水果中的"蓝宝石"，抗氧化功能强大，可防止高胆固醇和动脉硬化，促进血液循环，延缓衰老。

采买要点
鲜蓝莓的维生素A和维生素C比干果高，打蔬果汁选用新鲜蓝莓味道较佳。

养生宜忌
洗净后直接食用，整颗都可以吃，不用剥皮去籽，打汁前要充分擦干水。

樱桃芹菜汁

材料
樱桃6颗，芹菜200克，冷开水适量，冰块适量。

调味料
蜂蜜适量。

做法
1. 芹菜洗净，去老筋切段，放入果菜机中和冷开水一起榨汁。
2. 樱桃洗净，去核，和芹菜汁一起放入果汁机中搅匀，倒入杯中，加冰块和蜂蜜调匀即可。

保健功效
樱桃的含铁量丰富，可改善缺铁性贫血，并能有效排毒，搭配芹菜，对患有贫血或体虚的人十分有益。

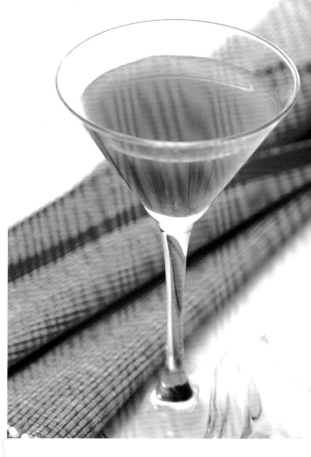

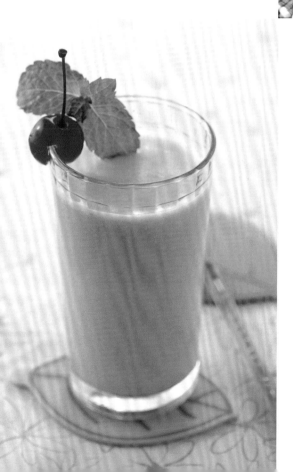

山药
苹果红薯汁

增强记忆力

材料
山药50克，红薯50克，苹果100克，开水120毫升，蜂蜜1小匙。

做法
1. 山药洗净，去皮切丁；苹果洗净切丁；红薯洗净，放入电饭锅蒸熟后取出，去皮切丁。
2. 将山药、红薯、苹果放入果汁机中，加入开水打成汁，倒入杯中，加入蜂蜜调匀即可。

保健功效
山药具有滋补机体、调节内分泌和改善骨质疏松的作用，非常适合女性朋友食用，制作蔬果汁时加入少量红薯，可中和山药的涩感，避免腹部胀气或大便干硬。适量饮用该饮品还能防止脂肪堆积，增强脑神经细胞的活力，改善记忆力。

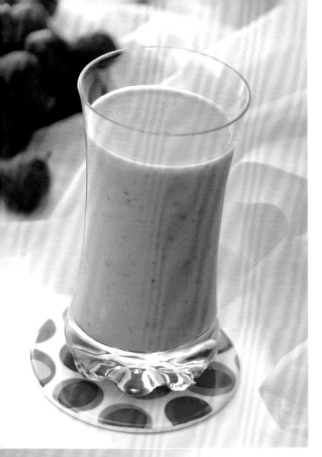

水果优酪乳汁

材料
葡萄300克，水蜜桃1/2个，优酪乳1杯，冰块适量。

调味料
蜂蜜2小匙。

做法
1. 葡萄洗净；水蜜桃洗净，去核。
2. 全部材料放入果汁机中打匀，倒入杯中，加入冰块和蜂蜜拌匀即可。

保健功效

葡萄可补气血；水蜜桃含碳水化合物、B族维生素、维生素C及钙、磷，能活血消瘀；添加优酪乳可补充钙质、清理肠道；对于未老先衰、体型瘦小、容易疲倦的人，喝这杯水果优酪乳可改善症状。

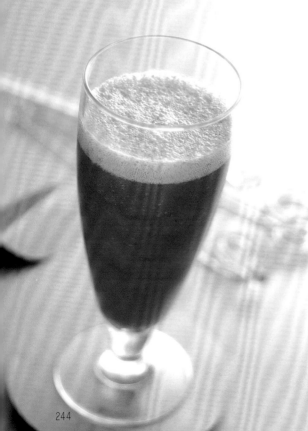

葡萄柳橙汁

材料
葡萄400克，柳橙1/2个，冰块适量。

调味料
蜂蜜2小匙。

做法
1. 葡萄洗净；柳橙去皮，切小块。
2. 所有材料放入果汁机中，加入冰块，搅打均匀，倒入杯中，加蜂蜜拌匀即可。

保健功效

葡萄含铁量丰富，是健体延寿的好水果；柳橙含有丰富的葡萄糖、维生素C、维生素E，搭配葡萄有帮助消化、养颜美容、恢复体力及促进新陈代谢的功效。

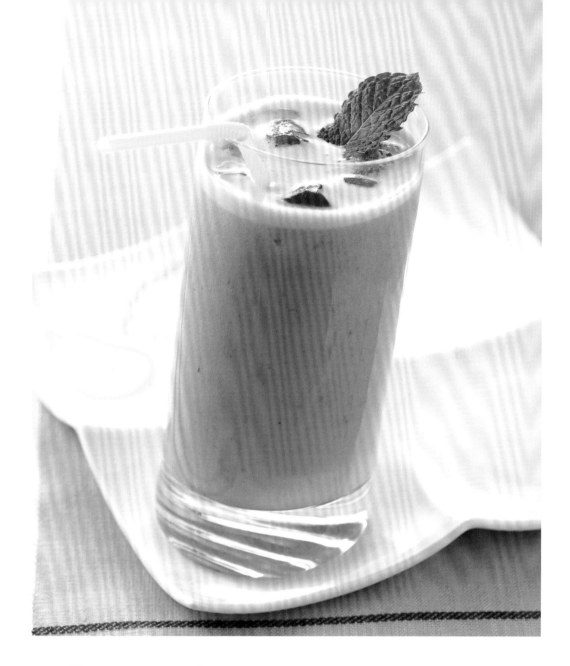

蓝莓酸奶奶昔 （促进血液循环）

材料

蓝莓100克，碎核桃仁20克，原味优酪乳300毫升，
低脂牛奶100毫升，白糖2小匙，香草精1/2小匙。

做法

1. 蓝莓洗净，放入果汁机中，加入优酪乳、低脂牛奶和白糖
   打成黏稠状的果昔。
2. 倒入杯中，加入香草精拌匀，撒上碎核桃仁即可。

保健功效

　　优酪乳中含有多种乳酸菌，进入人
体可以发挥清道夫的功效，清除寄生在
肠道和细胞黏膜中的不良细菌，排除宿
便和毒素，增强身体的抗菌能力。但优酪
乳不宜空腹食用，最佳饮用时间为饭后
30分钟至2小时。

黑色蔬果密码

在中医看来，黑色可以提升肾脏之气；而营养学观点中，黑色的蔬果大多含有丰富的铁，可以补充铁的不足，达到改善气色、增强体力的效果，是养颜美容的上佳蔬果。

甘蔗 213kJ/100克

主要营养素	每100克含量	营养指数
碳水化合物	11.5g	●●●●●
维生素B$_1$	0.02mg	●
维生素B$_2$	0.01mg	●
膳食纤维	0.3g	●

保健功效

甘蔗含有蔗糖、维生素B$_1$、钙、磷及铁，可强健脾胃、利尿解渴、止咳化痰。

采买要点

选择外观粗大、表皮光滑、颜色呈现深紫色、节与节之间距离较长者。

养生宜忌

甘蔗属于热性水果，体质燥热的人不宜过量食用，以免造成体内火气上升，影响健康。

李子 157kJ/100克

主要营养素	每100克含量	营养指数
维生素A	13μg	●●
烟酸	0.4mg	●●
磷	11mg	●●
膳食纤维	0.9g	●●

保健功效

李子含水量丰富，具有生津止渴、利尿及消除宿醉的功效。它的天然蛋白质能有效消除疲劳。

采买要点

李子有红肉李和黄柑李两种。红肉李应选果实大、表皮深黑并带白色粉末者；而黄柑李则以果实饱满、弹性佳、表面光滑者为佳。

养生宜忌

李子含大量果酸，肠胃不好者最好少吃。

香菇 107kJ/100克

主要营养素	每100克含量	营养指数
维生素C	1mg	●
钾	20mg	●●
磷	53mg	●●
膳食纤维	3.3g	●●●

保健功效

香菇含大量纤维质及铁质，能促进排毒、预防贫血，改善皮肤暗沉，令人面色红润。

采买要点

香菇应选形状完整，菇伞厚实的，表面平滑而内面蕈褶紧密，摸起来干爽者为佳。

养生宜忌

香菇为高嘌呤食物，尿酸较高者不宜食用，以免引发痛风。

牛蒡 热量：410kJ/100克

主要营养素	每100克含量	营养指数
钙	46mg	●●
铜	0.3mg	●●●
镁	46mg	●●
膳食纤维	6.7g	●●●

保健功效

牛蒡所含的菊糖进入体内后，不会转化成葡萄糖，很适合糖尿病患者食用。菊糖可以促进肾脏功能，有助排尿和降低血糖。

采买要点

以须根少，表面无伤痕者为佳，最好整根的粗细度一致，太粗容易出现裂缝及空心。

处理要诀

牛蒡的涩味很强，切开后可先泡水消除味道。此外，为防止变色，可在水中加少许醋。

牛蒡
苹果蜜汁

材料

牛蒡50克，苹果100克，菠萝100克，
柠檬汁1/2小匙，蜂蜜30毫升，碎冰块1杯。

做法

1. 牛蒡、苹果和菠萝去皮切小块，一起浸泡
   在盐水中，捞出沥水备用。
2. 牛蒡、苹果和菠萝块均放入果汁机中，加
   入蜂蜜、柠檬汁和碎冰一起搅打成汁，倒
   入杯中即可。

保健功效

　　牛蒡含有丰富的维生素B_1、维生素
B_2、维生素C和钙、铁，可以提振精神、
补肾益气。若是饮用时不滤渣，可以整
肠通便。

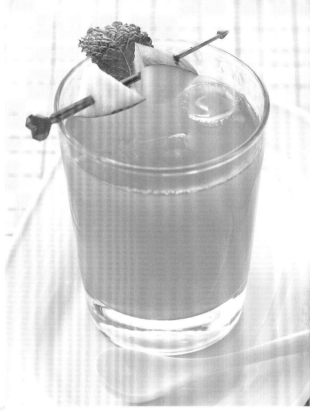

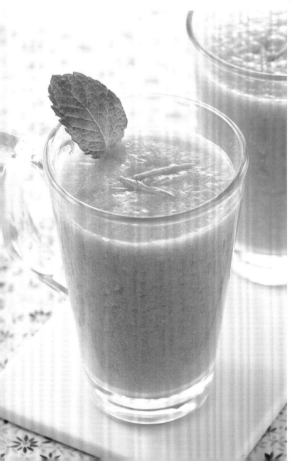

生机
能量汁

材料

胡萝卜100克，白萝卜50克，萝卜叶30克，牛蒡50
克，香菇2朵，冷开水500毫升，蜂蜜20毫升。

做法

1. 胡萝卜、白萝卜去皮洗净，切小块；牛蒡去皮
   洗净，切丝；香菇泡软洗净，切片；萝卜叶洗
   净擦干。
2. 香菇片放入电饭锅蒸熟，取出待凉，放入果
   汁机中，加入胡萝卜、白萝卜，萝卜叶、牛蒡丝
   和冷开水搅打成汁，倒入杯中加入蜂蜜调匀
   即可。

保健功效

　　萝卜叶的营养相当丰富，如维生素A
含量、维生素B_2含量和维生素C含量都非
常高。常吃萝卜叶有养颜美容、增强视力
和防便秘的功效。

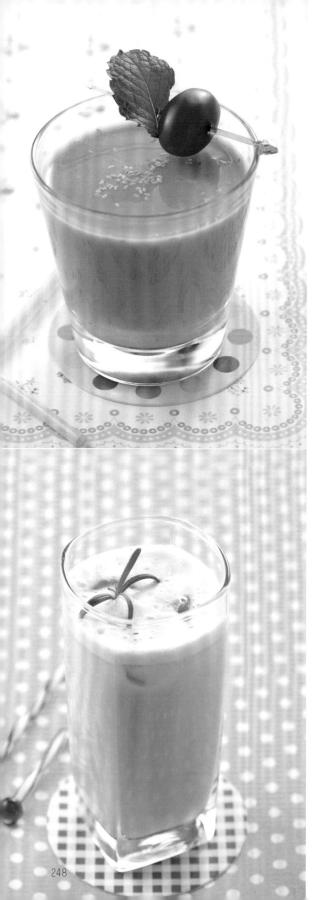

芝麻红薯黄豆奶

材料

红心红薯100克，黑芝麻粉10克，白芝麻适量，黄豆粉15克，热水120毫升，黑糖粉1大匙。

做法

1. 红心红薯洗净，连皮放入电饭锅蒸熟，取出去皮，切丁。

2. 将黄豆粉放入杯中，加入热水拌至溶化，倒入果汁机中，加入蒸软的红薯、黑芝麻粉和黑糖粉搅打成糊状，倒入杯中，撒入白芝麻即可。

保健功效

红薯含丰富的淀粉，膳食纤维、胡萝卜素与多种微量元素含量也很高，具有润肠通便的功效。黄豆含有大豆异黄酮和卵磷脂，能分解脂肪、延缓皮肤老化，还能调节高胆固醇，防止动脉粥样硬化。黑芝麻则含丰富的B族维生素和维生素E，具有滋阴补血、乌发固发等作用。

李子葡萄牛奶

保持青春活力

材料

李子240克，葡萄45克，牛奶50毫升，果糖1大匙，伏特加酒1大匙，冰块50克。

做法

1. 李子洗净，去核切小块；葡萄洗净，擦干水备用。

2. 将李子、葡萄、牛奶、果糖放入果汁机中，按下开关以高速搅打成汁，再加入冰块打碎，倒入杯中，加入伏特加酒调匀即可。

保健功效

李子含β-胡萝卜素，进入人体会转化为维生素A，可调节皮肤新陈代谢、延缓老化；所含B族维生素，则能预防口角炎和脂溢性皮炎。葡萄富含铁、钾和微量物质，有促进血液循环和防衰抗老的作用。

牛蒡薏仁番石榴汁

润肠通便

材料

薏仁50克，牛蒡100克，番石榴30克，
冷开水150毫升，冰块适量，蜂蜜1大匙。

做法

1. 薏仁提前用清水浸泡一晚，捞出冲净，放入
   蒸锅加水蒸煮至熟，取出。
2. 牛蒡去皮洗净切丁，番石榴洗净切丁，放入
   果汁机中，加入冷开水、冰块和蜂蜜打成
   汁，加入薏仁拌匀即可。

保健功效

  经医学证实，薏仁有降血脂和胆固醇的
作用，其蛋白质、脂肪与纤维含量也很高，可
以防癌、利尿解毒、消除水肿。搭配番石榴、
牛蒡等含纤维素丰富的蔬果打成汁，更有助
润肠通便，适便秘者食用。但孕妇应慎食，
因薏仁性质较寒凉，对胎儿不利。

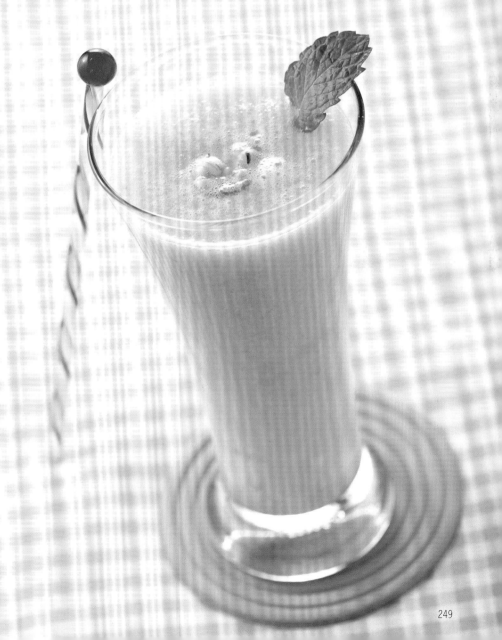

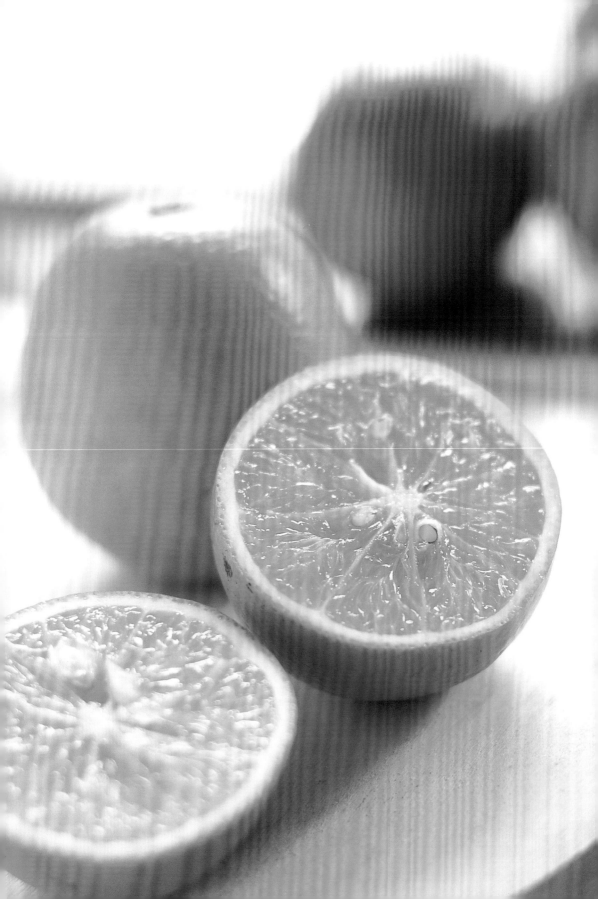

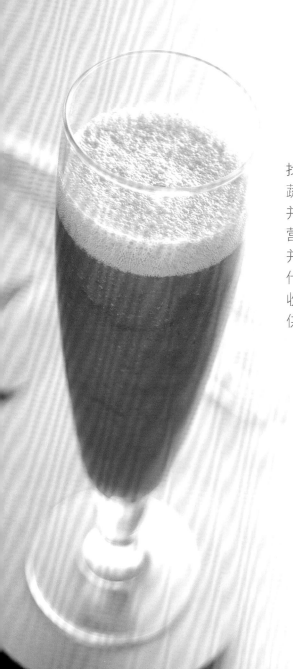

饮食营养小百科

找到属于您的蔬果汁了吗？
蔬果类别索引依各种蔬菜、水果分类，
并附上常见蔬菜水果的盛产季及
营养成分分析表，
并且将什么能吃、
什么不能吃的饮食原则，
收录在常见疾病饮食宜忌表中，
供您选购、食用时参考。

蔬菜的营养及功效

不论是根茎类，还是叶菜类、芽苗类、瓜类等蔬菜，不同类别的蔬菜含有不同的营养素。蔬菜大多含有丰富的膳食纤维，有助消化，能令排便顺畅。

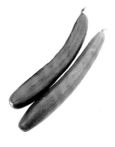

❖ 小黄瓜

小黄瓜含有糖类、膳食纤维、维生素A、B族维生素、维生素C、钙、磷、铁等营养素，是夏季消除口渴、纾解体内燥热的健康蔬菜。夏天容易流汗，身体中的钾等其他营养素也会随着汗液一起流失，黄瓜富含钾，可以及时补充身体的需求，同时发挥调节血压的作用。

挑选
宜选择颜色深绿，表皮多刺者。

清洗、处理
在水中浸泡5分钟后，用软刷将表面刷洗干净。

保存
将水分擦干，用报纸包好，装入保鲜袋中，放在冰箱冷藏室保存。

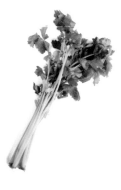

❖ 芹菜

芹菜中的维生素C是对抗压力的理想营养素。芹菜有特殊的芳香气味，其中的精油成分可帮助发汗、减缓虚冷症状，有消除压力、缓解头痛，使心情恢复平静的效用；芹菜的根茎含有丰富的钾和膳食纤维，有整肠、消除便秘、降低胆固醇和维持血压正常等功效。

挑选
本土芹菜宜选叶子翠绿，没有枯黄，茎不能太粗，长度一致，没有抽苔者。

清洗、处理
清洗时将芹菜根部切除，在水中浸泡5分钟，再仔细清洗叶片、根部。

保存
用报纸包好，装入塑料袋，放在冰箱蔬果室中，可保存5~7天。

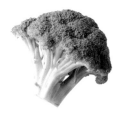

❖ 西蓝花

西蓝花的维生素C含量十分丰富，同时含有胡萝卜素、维生素B$_2$、钾和钙，可以促进皮肤和黏膜的健康，预防感冒，发挥美白效果；膳食纤维可以延缓餐后血糖的上升，有助于稳定血糖。此外，西蓝花含抗氧化剂叶黄素和玉米黄质，能保护眼睛免于阳光中紫外线的伤害。

挑选
要选择呈深绿色，花蕾没有开花，切口新鲜，没有裂开者。

清洗、处理
在水中浸泡5分钟后，再于流水下冲洗。

保存
放在常温下容易开花，可装入保鲜袋中，直立着放在冰箱的冷藏室中。

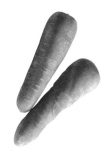

♣ 胡萝卜

胡萝卜含有丰富的β-胡萝卜素，可促进视紫质的形成，维持正常的视觉；维生素A还可保持皮肤湿润，改善皮肤干燥、牛皮癣等症状，更可使骨骼和牙齿正常生长。此外，胡萝卜含有丰富的钾、钙、镁等矿物质，可以调节血压、促进血液循环，其丰富的膳食纤维具有清理肠胃的功效。

挑选
宜选择表皮光滑、色泽佳、形状匀称结实者；胡萝卜头若带有叶子，叶子应为绿色，不宜过大。

清洗、处理
若胡萝卜外皮沾有泥土，可浸泡在水中刷洗干净。

保存
用保鲜膜包住，放冰箱冷藏室中，尽早吃完。

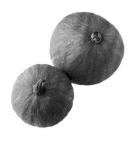

♣ 南瓜

南瓜含有大量β-胡萝卜素，可促进黏膜的健康，预防感冒，还可发挥抗氧化作用，去除体内的自由基，增强对抗癌细胞的巨噬细胞活性，并能防衰抗老，预防癌细胞的产生。南瓜内的铬元素，可刺激胰岛素分泌并增加体内胰岛素的敏感性，有"葡萄糖耐受因子"之称，搭配丰富的膳食纤维，更可延后餐后血糖上升的速度，有益于对血糖的控制。

挑选
挑选外皮光滑，无坑洞，握在手上有沉重感者。

清洗、处理
将南瓜浸泡在水中后，用刷子仔细清洗外皮。

保存
切开后的南瓜，可去除瓜瓤，用保鲜膜包好，放入冰箱冷藏室保存。

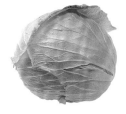

♣ 圆白菜

圆白菜中的维生素K具有凝血的功效；圆白菜特有的维生素U，可以促进胃黏膜的修复，有助于预防和治疗胃和十二指肠溃疡。圆白菜中还富含膳食纤维，可以促进排便，有效预防大肠癌的发生；研究发现，圆白菜中还含有吲哚、异硫氰酸盐和多酚化合物，抗癌效果十分理想。

挑选
圆白菜的切口必须新鲜，叶片紧密；整颗圆白菜握在手上，感觉沉重者为好。

清洗、处理
外侧的叶子要摘除，将叶片在水中浸泡5分钟后，放在流水下一片一片地清洗。

保存
圆白菜的心易烂，可将心挖除，用蘸湿的报纸塞入，再用保鲜膜包好冷藏。

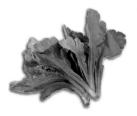

✿ 茼蒿

茼蒿含有近10种芳香成分，可对自律神经产生作用，具有养脾胃、消痰饮、利肠胃的功能，可以促进肠胃功能，改善因肠胃消化不佳引起的肌肤粗糙。茼蒿中β-胡萝卜素的含量很高，养颜美容效果显著。充足的维生素C可以预防感冒，维持肌肤健康。高含量的钾可利尿、降低血压。

挑选
叶片必须呈深绿色、富有光泽，叶肉肥厚，没有枯黄叶子，茎不能太粗，切口不能泛白。

清洗、处理
清洗时先切除靠近根部的粗梗，在水中浸泡5分钟，张开叶片，直立，用流水冲洗。

保存
茼蒿不宜久放，最好趁新鲜吃。吃不完时可以用半湿的报纸包好，放进塑料袋中，根部朝下，直立放置在冰箱的冷藏室中，最多能保存2天左右。

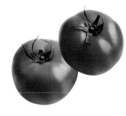

✿ 西红柿

西红柿鲜艳的红色来自茄红素，茄红素是一种类胡萝卜素，具有十分理想的抗癌作用；西红柿中的钾可以有效降低血压，进而预防心脏疾病的发生，因此，西红柿是高血压患者可以经常食用的蔬果。西红柿含有丰富的维生素C，可以增加身体抵抗力，预防感冒；而维生素P可以加强毛细血管弹性，改善动脉硬化。

挑选
要选择颜色均匀、外形圆润，握在手上有沉重感者。

清洗、处理
将蒂部挖除后，仔细清洗凹陷处。

保存
成熟的西红柿可装在保鲜袋，放冰箱冷藏室保存；未成熟的可放在室温下保存。

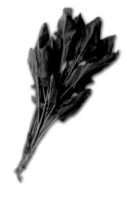

✿ 菠菜

菠菜含胡萝卜素、维生素C、蛋白质、糖类、钙、磷、叶酸、草酸等，能帮助消化、止渴润肠。所含的维生素C、β-胡萝卜素和铁质，有助于预防感冒、贫血及高血压、癌症等。菠菜中的β-胡萝卜素还可以预防动脉硬化，维持皮肤、头发、牙齿的健康。维生素C则可促进铁质的吸收，而铁是制造血红素和肌血球素的主要物质。

挑选
应选择叶片颜色呈深绿色，富有光泽，茎较短，根部呈鲜艳的深粉红色、切口新鲜的。

清洗、处理
在水中浸泡5分钟，用流水冲走残留的农药；不宜浸泡太久，以免营养流失。

保存
以报纸包好后放入多孔的塑料袋，根部向下，放在冰箱冷藏室中，可保存5～7天。

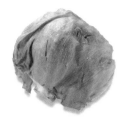

❁ 莴苣

莴苣95%是水分，营养十分有限，但由于莴苣含有叶绿素、苹果酸等营养成分，清爽的口感可以促进食欲，生吃时其中的营养素也不易流失。莴苣所含的维生素A、维生素B$_1$、维生素C、叶绿素，以及铁、钾等，可消除疲劳、增强身体抵抗力、减缓肩膀酸痛。因所含热量低，还可用于减肥餐。

挑选
叶片必须紧密翠绿，没有烂叶、斑点，握在手上有沉重感，切口要洁白、润泽。

清洗、处理
必须去除外叶，以免农药残留；剥下叶片，在水中浸泡5分钟后，再用流水冲洗。

保存
保存时可以用保鲜膜包好，切口向下，放在冷藏室保存。

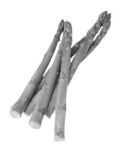

❁ 芦笋

芦笋含有蛋白质、糖类、纤维素、维生素A、B族维生素、钾、镁、钙、磷、锌等营养素。芦笋中的叶酸和核酸能防止癌细胞扩散；硒能激活免疫系统，提高免疫力，抑制机体老化；粗蛋白可使细胞产生维生素A，有助于维持眼部健康，对夜盲症或肝病患者有益。

挑选
绿芦笋：顶端处的穗花紧密，茎干结实而笔直。

白芦笋：外形茎干略粗、颜色乳白。

清洗、处理
以流水冲洗，应趁新鲜食用，否则纤维容易老化，降低营养价值。

保存
将芦笋放入沸水中汆烫1～2分钟，放入冰水中泡凉，捞出沥水，密封于袋中后置于冰箱冷藏可保存3～5天。

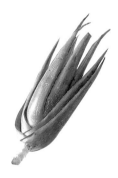

❁ 芦荟

芦荟含多种矿物质和维生素，包括钙、镁、磷、钠、钾、氯、锰、锌、铜、铬和维生素A、维生素B$_1$、维生素B$_2$、维生素B$_6$、维生素B$_{12}$、维生素C、维生素E、泛酸、烟酸、叶酸等，进入体内后，可以均衡地发挥多种养生效果。芦荟中的芦荟胶具有与抗生素、收敛剂和凝固剂相似的作用，可治疗伤口、加速受损细胞复原。使用时要保留叶肉，因其中的木质素可使芦荟中的有效成分渗入皮肤。

挑选
在花市等处购买芦荟盆栽时，要选择叶片厚实、翠绿，没有枯烂者。

清洗、处理
以流水冲洗干净后，去皮，留下叶肉内的凝胶部分即可。

保存
以小刷子刷除表面尘土后，装入保鲜袋中，放入冰箱保存，食用时再去皮。

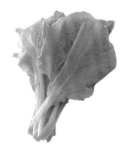

✿ 小白菜

小白菜含有维生素A、维生素C和多种矿物质。维生素C可以增强身体抵抗力，有效对抗感冒，防止皮肤和黏膜老化；钾可以发挥利尿和降低血压的作用。此外，小白菜还含有丰富的膳食纤维，可以促进排便，预防便秘和大肠癌的发生。小白菜煮熟时，钙质会变成不溶性的无机钙，难以被人体吸收，因此做成养生蔬果汁，可以更好地吸收其中的钙质。

挑选

选择叶片完整、呈嫩绿色的，叶茎雪白、肥厚、坚挺者含水分较多，盛产期的营养最丰富。

清洗、处理

将根部切除，在水中浸泡5分钟，再用流水清洗。根部容易残留泥土，要剥开后仔细清洗。

保存

用微湿的报纸包好后，放入多孔的塑料袋中，根部向下，直立放在冰箱冷藏室中，可保存5~7天。

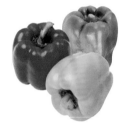

✿ 彩椒

彩椒含有丰富的维生素C和β-胡萝卜素。彩椒中含有可促进维生素C吸收的维生素P，可以加强毛细血管弹性，预防动脉硬化、心肌梗死等心血管疾病，并能防止维生素C被氧化而破坏。β-胡萝卜素是强有力的抗氧化剂，能增强免疫力，减少心脏病和癌症的发生；维生素C和β-胡萝卜素的结合，能形成更强的防护力，保护视力。

挑选

要选择外形端正，肉质厚实，颜色均匀者，外表光滑的更新鲜。

清洗、处理

由于蒂部凹陷处容易积存农药，必须将蒂切除后冲洗。

保存

彩椒洗净后装入保鲜袋内，放在冰箱中，可保存较久。但若存放过久，内籽会发黑，要特别注意。

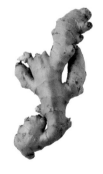

✿ 姜

姜原产于东南亚，虽然营养并不丰富，但独特的辛辣成分可以增进食欲、促进血液循环。姜含挥发性的姜烯酚、姜油酮、姜油醇及桉叶油精、姜辣素、维生素C、镁、磷、钾、锌等营养物质，对口腔和胃黏膜有刺激作用，能促进消化液的分泌，有助消化、增进食欲，并能增强血液循环，有健胃作用。

挑选

嫩姜要选择肥大饱满、表面洁白、容易折断者；老姜则要选择外形饱满，不干枯、没有腐烂者。

清洗、处理

以清水浸泡5分钟后，用刷子刷去表面的泥土。

保存

老姜的味道浓烈，可连皮食用，放在通风阴凉处保存即可。嫩姜要用保鲜膜包好，放入冰箱冷藏室，但不能保存太久。

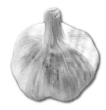

❀ 大蒜

大蒜中含有丰富的维生素B_1、维生素B_2、维生素E和少量磷等矿物质，尤其含有的微量元素硒是抗氧化剂，可有效抑制身体老化，还具有防癌作用。大蒜强烈的味道来自具有挥发性的硫化丙烯类化合物蒜素。蒜素具有强烈的杀菌作用，可杀死入侵人体的细菌，促进身体吸收维生素B_1，恢复体力。蒜素还可促进毛细血管扩张，促进血液循环、消除血栓，预防动脉硬化。

挑选
选择外皮完整、洁白，握在手上感觉沉重，蒜瓣大片而结实，没有长芽者。

清洗、处理
在需要食用时再去蒂、剥皮、清洗干净。

保存
放入网袋中，悬挂在室内阴凉通风处，或是放在有透气孔的容器中，保持通风干燥即可。

❀ 莲藕

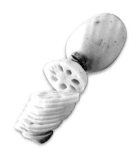

新鲜的莲藕含有淀粉、蛋白质、膳食纤维、钙、磷、铁、维生素C等营养素。维生素C为极佳的抗氧化剂，既可美容也可抗癌，还可以促进铁的吸收；俗话常说"藕断丝连"，这些"丝"是黏蛋白，黏蛋白可以促进脂肪和蛋白质的消化，减少肠胃的负担，具有健胃的作用。

挑选
莲藕节与节之间必须粗长，呈圆柱形，表面富有光泽，呈乳白色，空洞要小，洞穴中不能带有泥土。

清洗、处理
清洗时，可浸泡在水中去除污泥。

保存
切开后，切口处容易氧化，可稍浸在醋水中，再用保鲜膜包好，放入冰箱冷藏，要尽早食用。

❀ 白萝卜

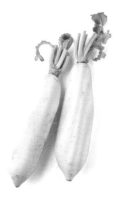

白萝卜中含有丰富的维生素C与微量的锌，可增强人体免疫功能；膳食纤维有助于肠胃消化，减少粪便在肠道停留的时间，可预防大肠癌。白萝卜还含有促进五谷根茎类消化的淀粉酶，能帮助消化；含有微量的芥子油，能提振食欲；其中的木质素、芥子油中的成分、多种酶都具有预防癌症的效果，还可降低胆固醇，防胆结石形成，并能预防高血压与冠心病。

挑选
购买白萝卜时，宜选择表面平整光滑、结实饱满有重量、没有裂痕、用手指轻弹有清脆声响者。

清洗、处理
用刷子刷洗白萝卜的表面，然后削去表皮即可；烹煮之前再进行切割处理，以避免其中的维生素C流失。

保存
用报纸包裹，放入冰箱冷藏，可储放5～7天。如果要长时间储放，可买带有泥沙的白萝卜。

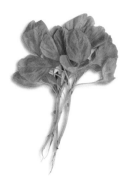

✤ 苋菜

苋菜含蛋白质、糖类、维生素A、维生素C、钾、钙、铁等。它的钙含量相当丰富；铁比菠菜含量高，又不像菠菜含有草酸，因此其所含铁质更容易被人体所吸收。铁是制造血红素和肌血球素的主要物质，可以改善缺铁性贫血、增强抵抗力，常吃可以达到补血益气的功效。

挑选
白苋菜宜选叶片嫩绿色者；红苋菜的叶片呈紫红色为佳。

清洗、处理
切除根部，泡水5分钟再冲洗。

保存
用报纸包好，根部朝下，放入冰箱冷藏室中，可保存3~5天。

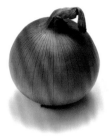

✤ 洋葱

洋葱富含B族维生素、维生素C、蛋白质、淀粉及其他人体不可或缺的物质，洋葱里的硫化物是强而有力的抗菌成分，不但能抑制细菌、预防蛀牙，还可降低胆固醇、预防心脏病及胃癌、直肠癌及皮肤癌，有抗发炎的功效，可预防更年期骨质疏松症。

挑选
挑选体积小、外形浑圆者，口感较甜、不呛口。

清洗、处理
使用前剥除外皮即可。

保存
把洋葱装进旧丝袜中，吊在通风处，可保存较长时间。

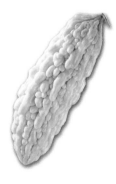

✤ 苦瓜

苦瓜中的维生素C含量极高，可减少雀斑和黑斑的产生。此外，苦瓜还含有维生素A及钠、钾、钙、镁和锌等矿物质，有助于降压。

挑选
瓜体硬实、表皮颗粒明显者为佳。

清洗、处理
以盐水浸泡20分钟再冲净。

保存
以保鲜袋密封后放于冰箱冷藏室，建议不要超过2天。

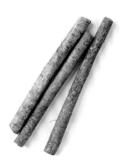

✤ 牛蒡

牛蒡含有丰富的菊糖、膳食纤维和微量的木质素，可促进肠道消化吸收功能，有效预防便秘及中风。并有祛风解热和防癌的功效。牛蒡的营养素可增强人体抵抗力，达到有益健康与预防疾病之目的。

挑选
宜选直径2厘米左右，笔直、根须较少、无裂痕者。

清洗、处理
以鬃刷清除污垢再削皮即可。

保存
完整的牛蒡，可用报纸包起来，直立放在阴凉处；切段的牛蒡，须洗净装入保鲜袋冷藏保存。

水果的营养及功效

柑橘类、瓜果类等水果，维生素C的含量相当多，是上佳的抗氧化营养素，美白、祛斑效果佳；此外，水果所含的维生素A有保护皮肤及黏膜组织的功效，还有抗氧化作用。

♣ 梨

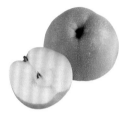

梨含有糖类、膳食纤维、维生素C、果胶、烟酸、钾等，自古以来即被视为解渴及治疗声音沙哑的圣品。所含维生素C可保护细胞、增强白细胞活性，维持皮肤弹性与光泽；钾有助于人体细胞与组织的正常运作，调节血压；果胶可降低胆固醇。

挑选
以体积大、形状端正、左右对称、表皮光滑、色泽均匀者为佳。

清洗、处理
表皮上常残留农药，宜去皮食用。

保存
室温存放不宜超过3天，冷藏则不要超过1星期。

♣ 木瓜

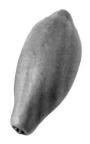

木瓜维生素C的含量非常丰富，而木瓜中的β-胡萝卜素为天然抗氧化物，常吃有美容养颜及延缓衰老的功效。许多化妆品中含有木瓜蛋白酶，有助于去除肌肤表面的老化角质。

挑选
果皮细致光滑、摸起来较硬、外形偏椭圆形、重量沉者为佳。

清洗、处理
以清水彻底冲洗，去皮去籽即可。

保存
还没熟的青木瓜，可用报纸包好放在阴凉处，待颜色变黄，用食指轻戳能留下凹印，表示已熟透，要尽快食用。

♣ 火龙果

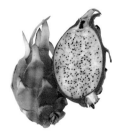

火龙果含有丰富的钙、磷、铁和一般水果少见的植物性蛋白及花青素，再加上丰富的水溶性膳食纤维，可以保护胃壁、抗氧化、抗衰老、预防脑细胞病变。

挑选
选择果形端正，外表没有碰撞痕迹，且重量厚实、果肉丰满者。

清洗、处理
以清水洗净后去皮即可。

保存
较熟的火龙果，可放在塑料袋内直接冷藏；若不是很熟，可放在室温下一两天催熟。

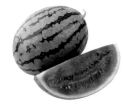

✤西瓜

西瓜含糖类、维生素 A、维生素 B₁、维生素 B₂、维生素 C、磷、钾、镁等营养素。西瓜的瓜皮具有利尿作用，西瓜子具有清肺润肠、和中止渴的功能，西瓜果肉有利尿作用，可以消除水肿；西瓜所含抗氧化营养素（维生素 A、维生素 C）可以预防血管硬化和延缓皮肤老化；钾则具有降低血压、利尿、改善水肿等功效。

挑选
宜选瓜蒂鲜绿、果肉结实者；敲打外皮，声音短促者过生，声音沉闷者过熟。

清洗、处理
以清水冲洗，去皮即可食用。

保存
在干燥通风的环境中可保存 3～4 天，切开后应尽快吃完。

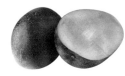

✤芒果

芒果含有糖类、膳食纤维、维生素 A、维生素 C、烟酸、钙、磷、铁、钾、镁等，尤其以维生素 A 含量相当丰富，还有芒果酮酸化合物，具有抗癌效果。维生素 C 与钾的含量亦高，有助于降低胆固醇、抑制高血压与动脉硬化；对眼睛与皮肤有益，电脑族及用眼过度者可多食。丰富的 $\beta-$ 胡萝卜素，能促进细胞活力、促进肠胃蠕动，促进废弃物排出，预防结肠癌。

挑选
果色鲜艳、呈金黄色，果粒大而饱满完整，表皮没有黑斑、没有压伤痕迹，气味清香者较佳。

清洗、处理
以清水洗净后，将外皮剥除即可。

保存
置于室温下可保存 7～10 天；已削皮者，密封后可置于冷冻仓中保存；尽量避免直接冷藏，否则其果皮极易变色。

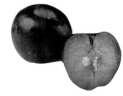

✤李子

李子含有钾、镁、磷、糖类、维生素 A、B 族维生素等营养素。李子中的矿物质，可强化肝脏与肾脏功能，高血压者可食用；李子还具有生津、清热、利尿的作用，适量食用可以使皮肤呈现健康的光泽。

挑选
摸起来软硬适中，表皮没有起皱或受伤干枯者较好。

清洗、处理
先以清水冲洗干净，去蒂之后即可食用。

保存
可放置在室温中，待变软后再装入塑料袋，置于冷藏室约可保存 3 天。

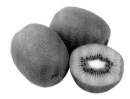

❖ 猕猴桃

猕猴桃的主要营养成分为糖类、钾、维生素A、维生素C、柠檬酸、鞣酸、苹果酸；猕猴桃富含维生素C，是柑橘类水果的2～3倍，可阻断致癌因子"亚硝酸胺"的形成，预防癌症；含有大量的膳食纤维，能促进肠道蠕动，帮助排便，预防大肠癌。此外，钾含量也很高，可调节体内水分的平衡，维持正常的血压及心脏功能。

挑选
果皮表面的茸毛完整，果实饱满，放在掌心中握起来略有弹性，软硬适中者为佳。

清洗、处理
猕猴桃外皮的细毛容易有农药残留，应以大量清水冲洗，去皮后再食用。

保存
果实握起来稍软的，表示已成熟，可立即食用，如不马上食用，应该放进冰箱冷藏。果实握起来仍硬实，表示比较青涩，不妨放在室温下2～3天催熟。

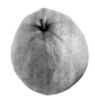

❖ 番石榴

番石榴含丰富维生素C与丙氨酸、胱氨酸，能养颜美容、健脾胃、改善牙龈出血、预防维生素C缺乏病及癌症；其中的钾有助于预防高血压；未成熟的番石榴含有鞣酸，有助于止泻、止血、消炎；番石榴叶对改善腹痛、肠炎、呕吐、腹泻、风湿症状有帮助。

挑选
番石榴宜选择果粒结实、外表光滑无磨损者。果皮偏黄、果实较软者果香较浓郁。

清洗、处理
番石榴的皮很营养，只要充分洗净表面残留农药，即可连皮食用。

保存
低温下可保存15～30天，但成熟的番石榴容易腐坏，应尽快食用。

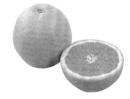

❖ 柳橙

柳橙含有丰富的膳食纤维，可以促进肠胃道蠕动，帮助排便，预防便秘；含有丰富的维生素C，可以预防黑色素沉淀，具有美白肌肤的功效；丰富的B族维生素，可以消除疲劳、维护神经系统的健康；此外，丰富的矿物质钾，可促进过多的钠排出，可以降低血压，对高血压患者有益。

挑选
果皮薄、果肉重实者较佳。

清洗、处理
将果皮彻底洗净，去除残留的农药后，切片或剥皮后食用。

保存
放在通风良好的地方，约可存放1星期。如果想要保存久一点，可以用塑料袋装好，放入冰箱保存，这样不易失去水分，大约可以存放2星期。

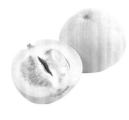

♣ 香瓜

香瓜含有糖类、膳食纤维、维生素A、B族维生素、维生素C、类胡萝卜素、钠、磷、钾等营养素。香瓜中的膳食纤维可促进肠胃蠕动，有助于通便，可预防直肠癌；其中的维生素C是抗氧化物质，可抗衰老，也能预防癌症、中风与心脏病发作；类胡萝卜素则可以预防白内障。

挑选

挑选表面没有碰撞痕迹者；也可轻压底部，越软的越熟，味道越甜。

清洗、处理

香瓜的农药残留较多，所以食用前最好充分洗净再削皮。

保存

以保鲜袋或塑料袋包装，放置于冰箱冷藏室。由于香瓜上下两端较薄，建议将香瓜侧放避免压坏。

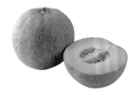

♣ 哈密瓜

哈密瓜含有一种抗氧化物质$\beta-$胡萝卜素，可防止细胞受到有害物质的伤害，具有防癌排毒的功效，有助于预防肺癌、乳腺癌、子宫颈癌、结肠癌及白内障；也能促进人体的造血功能，对贫血患者有益；但因其钾离子含量很高，肾衰竭患者要小心食用，以免造成体内血清钾离子过高。

挑选

选择表皮纹路明显展开，且均匀分布者；另外，整体硬度高，摸起来不软的较好。

清洗、处理

以软毛刷轻刷哈密瓜表面，去除农药后再剖开、去籽，切片或以汤匙挖出果肉食用皆可。

保存

较成熟的哈密瓜，可直接放入冷藏室；而不太成熟的，则需先放在室温下催熟。

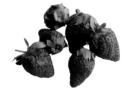

♣ 草莓

草莓营养价值丰富，含有果糖、蔗糖、柠檬酸、苹果酸、花青素、鞣酸，以及钙、磷、铁等矿物质；还含有丰富的维生素C，可防止致癌物质亚硝胺形成，还可防御细胞膜遭受体内自由基的破坏，有助预防维生素C缺乏病、动脉粥样硬化、冠心病及脑卒中等疾病。其营养成分容易被消化吸收，老少皆宜，但皮肤过敏或胃肠不适者应该谨慎食用。

挑选

以果实大、长圆锥状，香气浓，鲜红有光泽、蒂头叶片鲜绿者为佳。

清洗、处理

将草莓放在盆里，以流动的水清洗，食用前再摘除蒂头，以免农药在清洗的过程中污染果肉。

保存

草莓保鲜期短，未食用完毕，可用拧干的湿毛巾盖在装草莓的容器上，放置在冰箱底部的冷藏室里。将草莓蒂头向下存放，放在冰箱内可保鲜1~2天。

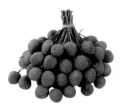

✿ 荔枝

荔枝富含葡萄糖，有助于促进血液循环、补血健肺；加上维生素C，有助于肌肤光滑润泽、预防雀斑；想补脑健身、益脾开胃、补充元气、提振食欲的人可以食用。荔枝每日的食用量，以300克为上限，若连续大量食用，不但易上火，还会造成食欲减退，引起一过性高血糖，容易出现头晕、心悸、疲乏无力、脸色苍白或冒冷汗等症状。

挑选

选择表面色彩鲜艳，厚实，大小一致，饱满结实者。

清洗、处理

充分浸泡、清洗荔枝壳，能去除保鲜剂和农药残留。

保存

将荔枝密封包好，放入冰箱冷藏，可稍稍延长保存时间。

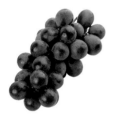

✿ 葡萄

葡萄含糖类、维生素A、维生素C、维生素B$_1$、维生素B$_6$、钙、磷、钾等。此外，葡萄含有多酚，多酚是一种抗氧化物质，能清除体内自由基，也可防止健康细胞的癌变，防止癌细胞扩散。葡萄皮中含有白藜芦醇，具有增强免疫力及预防心血管疾病的功效。葡萄籽含有亚麻仁油酸，可预防动脉硬化。制作葡萄汁时要将整粒葡萄一起放入，才能吃到葡萄中所有的营养素。

挑选

选择果粒饱满结实、有弹性，大小一致的，果色为深紫色，果粉均匀者为佳。

清洗、处理

用剪刀一颗颗剪下，放在盆中用清水洗净；表面白色蜡质为果粉，轻轻一抹即可擦去；而药斑呈浅黄色或浅蓝色，不易擦去。

保存

可放进有洞的塑料袋内，放进冷藏室冷藏，约可保存1星期。

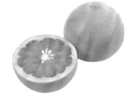

✿ 葡萄柚

葡萄柚的主要营养有维生素A、维生素C、叶酸、茄红素、钾、钙与膳食纤维等。粉红色果肉含有较多的抗氧化营养素，可除去自由基。所含膳食纤维可以降低胆固醇、增加胃肠蠕动，减少致癌物对肠道的影响。葡萄柚含有丰富的生物类黄酮素，能将脂溶性的致癌物质转化为水溶性，促进其排出体外，有助于降低患癌风险。

挑选

选择果实饱满、有弹性、表皮有光泽者。外皮黄色是白肉种，外皮粉红色或黄皮有粉红斑的是红肉种。

清洗、处理

以清水冲洗后，切片或剥皮后食用。

保存

储存葡萄柚时，可选用有洞的网袋，于通风处储存即可。如要长期储存，可放入冰箱中冷藏，约可保存1个月不变质。

✿ 莲雾

莲雾中含有钾，有助于维持细胞健康、平衡体内的电解质与酸碱；叶酸与鞣酸能清热、利尿、凉血，对高血压患者有益；还有润肺、止咳、除痰、开胃、帮助消化的作用。莲雾每次的食用量，以1~2个为宜。莲雾含有大量的水分和粗纤维，可以使胃部产生饱足感，有意减重的人可以在饭前空腹食用。

挑选

挑选果实泛光泽、毛孔不明显且沉重扎实、无明显外伤者。

清洗、处理

为避免表皮裂纹或碰撞伤口，在食用前再清洗即可。

保存

莲雾因皮薄易脱水，容易碰伤而不耐久藏，室温下仅能存放1周，若放入冰箱冷藏可稍微延长保存时间。

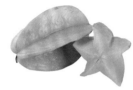

✿ 阳桃

阳桃内含的水分与糖类及有机酸产生作用，可提高胃液酸度，促进消化，有助于生津、止渴、润肺、利尿、解酒；减少机体对脂肪的吸收，降低血脂和胆固醇，预防高血压与动脉硬化，并保护肝脏。阳桃含有大量草酸盐，若食用过量或空腹食用，易伤害肾脏，肾功能不佳的人士禁食，以免产生眩晕、四肢麻痹、口齿不清的神经中毒症状。

挑选

以外观亮洁、果肉饱满、富有光泽且有透明感者为佳。

清洗、处理

食用前清洗即可；在水中浸泡约10分钟后，以细毛刷轻刷，便可清洁到细缝内。

保存

新鲜成熟的阳桃呈现黄橙色，保存时不要放入冰箱，室温可以存放约半个月；而未成熟的阳桃，外表呈现青绿色，可以保存大约1个月。

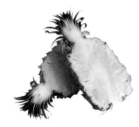

✿ 菠萝

菠萝含有糖类、膳食纤维、维生素A、维生素B$_1$、维生素B$_2$、烟酸、维生素B$_6$、维生素C、有机酸、钾、锰等，且含有菠萝蛋白酶，是"蛋白质分解酶"的统称，可分解蛋白质、帮助蛋白质的吸收和消化，对消化不良及便秘等消化系统不适症状有明显的改善作用。维生素B$_1$可以促进新陈代谢、消除疲劳、增进食欲；锰能促进钙质的吸收、预防骨质疏松；菠萝中的钾含量也不少，适合高血压患者。

挑选

以基部一半呈金黄色、尾段呈浅绿色，果形饱满有重量感，表皮及叶片没有脱落或断裂、叶子呈深绿色者为佳。

清洗、处理

冲洗干净后，去头尾，再去皮，切块即可食用。

保存

带皮菠萝在常温通风的地方约可保存2天，用塑料袋包好冷藏在冰箱中可保存3~5天；已经削皮切片的菠萝放在保鲜盒中冷藏，可保存5~7天。

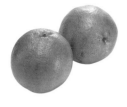

✤ 橘子

橘子含有丰富的抗氧化物质维生素A和维生素C，可以增强免疫力、预防细胞氧化病变，具有防癌抗衰老的功效。此外，也可以防止黑色素沉淀，具有美白肌肤、淡化斑点的功效。橘子含有丰富的果胶，可以吸附血液中过多的胆固醇，具有降低胆固醇的功效。橘子富含柠檬酸，具有抗氧化效果，可抑制癌细胞生长。

挑选
结实有弹性，表示水分充足。果实比较重者，风味也比较好。

清洗、处理
以清水冲洗，剥皮后食用。

保存
放在通风处保存，约可放1星期；袋装冷藏，约可放2星期。

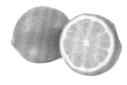

✤ 柠檬

柠檬含有糖类、膳食纤维、维生素B$_1$、维生素B$_2$、烟酸、维生素C、钙、钾、柠檬酸等。柠檬的酸味来源为维生素C，另一来源即为柠檬酸。柠檬酸是柠檬特有的成分，能够促进新陈代谢，减低压力而有效消除疲劳；因为维生素C不耐高温烹调，且为水溶性，食用柠檬最好的方法即为生食，榨成汁或是取代醋来制作凉拌菜都是不错的选择。

挑选
以果皮有光泽、没有斑点，外观呈黄绿色，重量较重者为佳。

清洗、处理
清洗时可以少许盐搓揉果皮，再以清水洗净。

保存
整颗放在冰箱可以保鲜2～3周，切片后要尽早食用，整颗冷冻约可保存8个月。

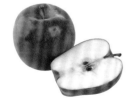

✤ 苹果

苹果含有丰富的糖类、膳食纤维、B族维生素、钾等营养素，可以补充能量、促进体内新陈代谢，并维护血管系统的健康。苹果含有丰富的水溶性膳食纤维果胶，可增加胆固醇的代谢，具有降血脂的功效。内含类黄酮物质，可以预防中风和降低患心脏病的风险。苹果丰富的纤维可以增加饱足感，减少饥饿感，非常适合控制体重者。

挑选
选购时可用指头弹击，回声坚实沉重者，表示较为新鲜；声音低沉者，表示已放置过久。

清洗、处理
洗净、削皮后可浸泡盐水，防止含有多酚的有机物质在酶的作用下氧化而变色。若不去皮，则必须充分浸泡，洗净果皮。

保存
以塑料袋或保鲜袋包装后置于冷藏室冷藏。

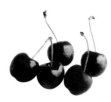

❧ 樱桃

樱桃营养价值很丰富，是养颜美容的圣品，可润泽肌肤、预防黑斑，还具抗癌的作用。樱桃含有褪黑激素，可帮助伤口愈合、提高睡眠质量。维生素A和维生素C可防止黑色素沉淀、预防斑点形成，具有淡化斑点、美白肌肤的功效。

挑选

以果皮亮丽、果粒硬实者较新鲜。红色品种中，颜色暗红呈黑色者风味较好。

清洗、保存

冲洗干净即可食用。若无法一次吃完，最好保存在零下1℃的冷冻仓。樱桃属浆果类，容易损坏，所以一定要轻拿轻放。

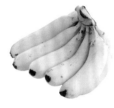

❧ 香蕉

香蕉含有丰富的钾，可以帮助调节血压，预防高血压，减少中风的概率，也能作为利尿剂，排出身体多余的水和钠，还能帮助血管平滑肌松弛、降低末梢血管阻力，有降低血压的作用。

挑选

以表皮金黄、形体肥厚、尾端圆滑、果香浓郁者为佳。

清洗、处理

以清水冲洗后剥皮食用。

保存

香蕉保存在10~25℃的室温最适合，高温容易过熟；低温容易引起冷害现象，因此不要放进冰箱保存。

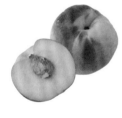

❧ 桃子

桃子中的钾含量高于钠，可利尿消肿；膳食纤维与有机酸能帮助消化，促进肠胃蠕动，增加食欲；桃仁可止咳、祛痰、平喘、活血行血、改善血栓。未成熟的桃子或烂桃子不要吃，以免腹部胀气。桃子含有钾离子，肾衰竭者不宜大量食用，以免造成肾脏负担，加重病情。

挑选

选择饱满、圆润，外表无明显撞伤、伤痕，且色泽、形状均匀者。

清洗、保存

食用前清洗即可，最好将表皮茸毛洗净，以免刺激喉头或食管而引发咳嗽。以有孔洞的塑料袋包装，置于冷藏室即可。

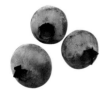

❧ 蓝莓

蓝莓营养价值很高，所含的花青素可以预防心血管疾病、保护眼睛、防止视网膜病变。长期食用蓝莓可防衰抗老、养颜美容。

挑选

新鲜成熟的蓝莓，颜色应在深紫色和蓝黑色之间。

清洗、保存

洗净即可食用。新鲜蓝莓最好于10天内食用完毕，冷冻时需放入密封容器中，放在冷冻仓。

五谷杂粮的营养及功效

黑豆、芝麻、花生都属于五谷类，含有可观的 B 族维生素及蛋白质营养素，有助于促进代谢；其中所含的蛋白质能增强记忆力、预防老年痴呆。

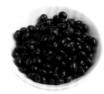

❖黑豆

黑豆含有丰富的蛋白质、维生素A和维生素E，含量远高于黄豆，能增强免疫力，促进骨骼、皮肤和牙齿的健康，还可以促进代谢、防止衰老、活血养颜、消肿除斑。黑豆中的钙、铁和钾含量极高，可以降低血压，预防贫血和骨质疏松症。

挑选
黑豆以颗粒饱满，黑中发亮，无蛀虫者为佳。

清洗、处理
以清水浸泡、冲洗，会在水里浮起的代表品质不佳，建议捞除。

保存
可将黑豆装在密闭罐中，放在阴凉干燥处，避光储存。

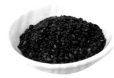

❖芝麻

芝麻中的维生素B_1可以帮助糖类代谢；富含的钙能强健骨骼；维生素E能抗氧化、延缓衰老；亚油酸、花生油酸、芝麻木质素可减少血中脂肪、胆固醇，并能抗癌、补脑；此外，所含卵磷脂还能使肌肤滑嫩。但易嘴破、出血的人，要尽量少吃炒过的芝麻，以免加重症状。

挑选
挑选颗粒分明、未受潮结块者。

清洗、处理
芝麻连皮一起食用不易消化，建议磨碎后食用，以提高人体吸收率。

保存
避免受潮，若保存不当，外表出现油腻潮湿，并发出油腻味时建议不要食用。

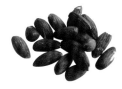

❖杏仁

杏仁含有丰富的抗氧化物质维生素E，可预防细胞氧化产生致癌物，还可使皮肤光滑细致。杏仁中的脂肪都是不饱和脂肪酸，有助于降低血液中的胆固醇，避免心肌梗死。丰富的矿物质还可强健骨骼、预防骨质疏松。

挑选
外形完整、带有外壳或是装在密封罐或袋子中的杏仁，氧化速度较慢，挑选时可先试吃。

清洗、处理
熟的杏仁不需清洗即可食用。

保存
放在密闭容器中并冷藏保存，避免氧化变质。

中国居民膳食营养素**参考摄取量表**

营养素 单位/年龄	身高 厘米(cm) 男		体重 厘米(kg) 男		热量❷❸ 千卡(kcal)		蛋白质❹ 克(g)		维生素A❹ 微克(μg RE)		维生素B₁ 毫克(mg)		维生素B₂ 毫克(mg)		烟碱素❺ 毫克(mg NE)		AI 泛酸 毫克(mg)	维生素B₆ 毫克(mg)		维生素B₁₂ 微克(μg)	
	男	女	男	女																
0～6个月	61	60	6	6	100/千克		2.3/千克		AI=400		AI=0.3		AI=0.3		AI=2		1.7	AI=0.1		AI=0.4	
7～12个月	72	70	9	8	90/千克		2.1/千克		AI=400		AI=0.3		AI=0.4		AI=4		1.8	AI=0.3		AI=0.6	
					男	女															
1～3岁	92	91	13	13	1150	1150	20		400		0.6		0.7		9		2.0	0.5		0.9	
(稍低)																					
(适度)					1350	1350															
											男	女	男	女	男	女				
4～6岁	113	112	20	19			30		400		0.9	0.8	1	0.9	12	11	2.5	0.6		1.2	
(稍低)					1550	1400															
(适度)					1800	1650															
7～9岁	130	130	28	27			40		400		1.0	0.9	1.2	1.0	14	12	3.0	0.8		1.5	
(稍低)					1800	1650															
(适度)					2100	1900															
							男	女												男	女
10～12岁	147	148	38	39			55	50	500	500	1.1	1.1	1.3	1.2	15	15	4.0	1.3		2.0	2.2
(稍低)					2050	1950															
(适度)					2350	2250															
																		男	女		
13～15岁	168	158	55	49			70	60	600	500	1.3	1.1	1.5	1.3	18	15	4.5	1.4	1.3	2.4	
(稍低)					2400	2050															
(适度)					2800	2350															
16～18岁	172	160	62	51			75	55	700	500	1.4	1.1	1.6	1.2	18	15	5.0	1.5	1.3	2.4	
(低)					2150	1650															
(稍低)					2500	1900															
(适度)					2900	2250															
(高)					3350	2550															
19～30岁	171	159	64	52			60	50	600	500	1.2	1.0	1.3	1.0	16	14	5.0	1.5	1.5	2.4	
(低)					1850	1450															
(稍低)					2150	1650															
(适度)					2400	1900															
(高)					2700	2100															
31～50岁	170	157	64	54			60	50	600	500	1.2	1.0	1.3	1.0	16	14	5.0	1.5	1.5	2.4	
(低)					1800	1450															
(稍低)					2100	1650															
(适度)					2400	1900															
(高)					2650	2100															
51～70岁	165	153	60	52			55	50	600	500	1.2	0.9	1.3	1.0	16	14	5.0	1.6	1.6	2.4	
(低)					1700	1400															
(稍低)					1950	1600															
(适度)					2250	1800															
(高)					2500	2000															
71岁～	163	150	58	50			60	50	600	500	1.2	0.9	1.3	1.0	16	14	5.0	1.6	1.6	2.4	
(低)					1650	1300															
(稍低)					1900	1500															
(适度)					2150	1700															
怀孕 第一期					+0		+10		+0		+0		+0		+0		+1.0	+0.4		+0.2	
怀孕 第二期					+300		+10		+0		+0.2		+0.2		+2		+1.0	+0.4		+0.2	
怀孕 第三期					+300		+10		+100		+0.2		+0.2		+2		+1.0	+0.4		+0.2	
哺乳期					+500		+15		+400		+0.3		+0.4		+4		+2.0	+0.4		+0.4	

*表中未标明AI(足够摄取量Adequate Intakes)值的，即为 RDA(建议量Recommended Dietary Allowance)值

❶ 年龄系以足岁计算。

❷ 1千卡(Cal；kcal)=4.185千焦耳 (kJ)

❸ "低、稍低、适度、高"表示生活活动强度的程度。

❹ 动物性蛋白在总蛋白质中的比例，1岁以下的婴儿以占2/3以上为宜。

❺ 日常健康人膳食中之铁质摄取量，不足以弥补女性怀孕、分娩失血及泌乳时的损失，建议自怀孕初期至分娩后2个月内，适量补充铁质。

维生素C 毫克(mg)	AI 维生素D❼ 微克(μg)	AI 维生素E❽ 毫克(mg α-TE)	AI 维生素K 微克(μg)	叶酸 微克(μg)	AI 胆素 毫克(mg)	AI 生物素 微克(μg)	AI 钙 毫克(mg)	AI 磷 毫克(mg)	镁 毫克(mg)	铁❾ 毫克(mg)	AI 锌 毫克(mg)	碘 微克(μg)	硒 微克(μg)	AI 氟 毫克(mg)
AI=40	10	3	2.0	AI=70	140	5.0	300	200	AI=25	7	5	AI=110	AI=15	0.1
AI=50	10	4	2.5	AI=85	160	6.5	400	300	AI=70	10	5	AI=130	AI=20	0.4
40	5	5	30	170	180	9.0	500	400	80	10	5	65	20	0.7
50	5	6	55	200	220	12.0	600	500	120	10	5	90	25	1.0
60	5	8	55	250	280	16.0	800	600	170	10	8	100	30	1.5
80	5	10	60	300	350	20.0	1000	800	男 230 女 230	15	10	110	40	2.0
100	5	12	75	400	男 460 女 380	25.0	1200	1000	350 320	15	男 15 女 12	120	50	3.0
100	5	13	75	400	500 370	27.0	1200	1000	390 330	15	15 12	130	55	3.0
100	5	12	男 120 女 90	400	450 390	30.0	1000	800	380 320	男 10 女 15	男 15 女 12	140	55	3.0
100	5	12	120 90	400	450 390	30.0	1000	800	380 320	10 15	15 12	140	55	3.0
100	10	12	120 90	400	450 390	30.0	1000	800	360 310	10	15 12	140	55	3.0
100	10	12	120 90	400	450 390	30.0	1000	800	350 300	10	15 12	140	55	3.0
+10	+5	+2	+0	+200	+20	+0	+0	+0	+35	+0	+3	+60	+5	+0
+10	+5	+2	+0	+200	+20	+0	+0	+0	+35	+0	+3	+60	+5	+0
+10	+5	+2	+0	+200	+20	+0	+0	+0	+35	+30	+3	+60	+5	+0
+40	+5	+3	+0	+100	+140	+5.0	+0	+0	+0	+30	+3	+110	+15	+0

❻ R.E.(Retinol Equivalent)即视网醇当量。1μg R.E.=1μg 视网醇(Retinol)=6μg β-胡萝卜素(β-Carotene)

❼ 维生素D系以维生素D_3(Cholecalciferol)为计量标准。1μg=40 I.U.维生素D_3

❽ α-T.E.(α-Tocopherol Equivalent)即α-生育醇当量。1mg α-T.E.=1mg α-Tocopherol

❾ N.E.(Niacin Equivalent)即烟碱素当量。烟碱素包括烟酸及烟酰胺,以烟碱素当量表示。

常见疾病饮食宜忌表

审订：林淳得（常荣中医诊所医师）

常见病		宜忌原则	宜用食物	忌用食物
发热	感染型	宜用清淡而易于消化的流质或半流质饮品，并适量食用具有清热、生津、养阴作用的食品 忌吃黏糯滋腻，难以消化的食品，高脂肪含量及油煎熏烤炒炸的食物也应避免	梨、橘子、李子、香蕉、椰浆、西瓜、西红柿、黄瓜、白萝卜、冬瓜、绿豆 **发热期间或热病后期** 苹果、柿子、枇杷、草莓、水芹、茄子、空心菜、茭白、菠菜、莴苣、豆浆、竹笋、丝瓜、绿豆芽、莲藕粉、大白菜、红豆及茼蒿等	樱桃、杨梅、糯米、牛肉、羊肉、鸡肉、鸡蛋、鲫鱼等多吃容易上火
	气虚型		南瓜、红薯、红枣、牛肉、牛肚及鳝鱼等	柿子、香蕉、荸荠、白萝卜、茭白、竹笋、苦瓜、金橘饼、橘皮、茴香及山楂等
	血虚型		黑芝麻、熟藕、龙眼肉及内脏	生白萝卜、芥菜、辣椒、胡椒、茴香、葱及蒜
	阴虚型		牛奶、银耳、燕窝、乌骨鸡、鸭肉、鲍鱼、鲈鱼、青鱼、黄花鱼及海参等	樱桃、橘子、荔枝、桂圆、洋葱、辣椒、胡椒、肉桂、葱、姜、爆米花及羊肉等
咳嗽	风寒型	多吃辛温、散寒或化痰止咳的食物；避免吃生冷黏腻的食物	杏子、金橘、南瓜、大蒜、生姜、葱白、香菜、黑糖、醋及咖啡等	柿子、百合、香蕉、李子、番石榴、橘子、梨、葡萄、柳橙、猕猴桃、芒果、木瓜、枇杷、西瓜、生白萝卜、生黄瓜、蜂蜜及银耳等
	风热型	宜吃具有清肺、止咳化痰作用的食物；切勿吃辛热滋补的食物	梨、柿子、阳桃、苹果、草莓、菠萝、苦瓜、黄瓜、莴苣、芹菜、茼蒿、茭白、生藕、竹笋及绿豆芽等	樱桃、桃子、荔枝、洋葱、牛肉、羊肉、鸡肉、鹅肉、虾、生姜、葱及酒等
	肺热型	宜吃具有润肺、生津止咳作用的食物；切勿吃香燥煎炸或温热辛辣的食物	梨、枇杷、牛奶、甜杏仁、蜂蜜、橄榄、芝麻、百合、燕窝、猪肉及鸭肉等	生姜、辣椒、胡椒、桂皮、炒花生、爆米花及酒等
感冒	风寒型	宜吃具有辛温发汗及散寒作用的食物；忌食生冷性凉的食物	杏子、桃子、樱桃、金橘、柠檬、洋葱、南瓜、生葱、葱白、香菜、辣椒、大蒜、醋、胡椒、花椒、肉桂及大米粥等	香蕉、西瓜、柿子、柑橘、葡萄、生萝卜、生黄瓜、芹菜、莲藕、绿豆芽、生冷荸荠、百合、银耳、螃蟹、鸭肉、猪肉、田螺及柿饼等
	风热型	以辛凉清热、利咽喉的食物为宜；忌吃辛辣、性热食品	梨、西瓜、甘蔗、柿子、香蕉、苹果、枇杷、柳橙、猕猴桃、草莓、苦瓜、黄瓜、西红柿、白萝卜、冬瓜、丝瓜、芹菜、空心菜、菠菜、金针菜、莴苣、豆腐、绿豆芽、大蒜、绿豆、橄榄及荸荠等	荔枝、樱桃、红枣、桂圆肉、鸡蛋、胡椒、花椒、生姜、肉桂、辣椒、茴香、羊肉、鹅肉、牛肉、海参及鸡肉等

常见病		宜忌原则	宜用食物	忌用食物
慢性支气管炎		宜吃温热暖性、健脾益肺、理气化痰的食品；忌食性寒生冷的食物，温腻黏糯、助湿生痰的食物及烟酒也应避免	金橘、桃子、橘皮、白萝卜、青菜、山药、百合、核桃仁、燕窝、栗子、羊肉、生姜、青葱、黑糖及银耳等	猕猴桃、柿子、香蕉、西瓜、番石榴、苦瓜、芹菜、空心菜、竹笋、生藕、生白萝卜、生黄瓜、莴苣、海带、荸荠、丝瓜、绿豆、绿豆芽、蚌肉、蟹、田螺、鸭蛋及豆腐等
甲状腺亢进		宜吃高热量、高维生素、高蛋白食品，以及具清肝热、平肝火、化热痰、软坚散结作用的食物；忌吃高脂肪含量及肥甘厚腻食品，忌吃温热、辛辣及熏炒、火烤、香燥伤阴的食品，甲状腺亢进者应忌烟与酒	西瓜、梨、苹果、橘子、柿子、香蕉、黄瓜、茼蒿、空心菜、白萝卜、西红柿、苦瓜、丝瓜、冬瓜、青菜、大白菜、荸荠、百合、鲜藕、山药、豆制品、牛奶、金针菜、莲子、红豆、绿豆、绿豆芽、瘦肉、甲鱼、鲫鱼、鲢鱼、鸭蛋、鸭肉、蚌肉及鲍鱼等	荔枝、洋葱、桂圆肉、红枣、辣椒、胡椒、肉桂、花椒、茴香、青葱、大蒜、生姜、韭菜、芥末、香菜、羊肉、猪肥肉、猪油、牛肉、鹅肉、猪头肉、公鸡、海带、海参及白酒等
胃痛	寒性	以温胃散寒的热性食物为宜；忌寒凉生冷的食物	桃子、橘子、樱桃、荔枝、杨梅、生姜、青葱、胡椒、桂皮、羊肉、花椒、小茴香、鲢鱼、牛肚及鸡肉等	猕猴桃、甘蔗、西瓜、柿子、香蕉、梨、香瓜、苦瓜、茭白、荸荠、荞麦及螃蟹等
	热性	以清凉蔬菜较适合；忌吃肥甘油腻、煎炸及辛辣燥热的食物	柿子、柚子、西瓜、梨、白萝卜、芹菜、丝瓜、冬瓜、菠菜、苦瓜、空心菜、茼蒿、金针菜、茭白、荸荠、豆腐及绿豆等	桂圆肉、洋葱、胡椒、花椒、茴香、辣椒、桂皮、生姜、葱、羊肉及白酒等
	气虚	宜多吃补气养胃食品；忌吃生冷或辛辣、刺激性食物	樱桃、南瓜、山药、红薯、糯米、大米、大麦、红枣、花生、牛奶、牛肉、鲫鱼、猪肚、牛肚、鸡肉及鳝鱼等	萝卜、金橘、山楂、柿子、胡椒、荸荠、苦瓜及茭白等
	气滞	宜吃能行气消胀的食品；忌吃滋腻黏糯的食物	杨梅、柚子、金橘、柑橘、山楂、白葡萄、橘皮、白萝卜、苦瓜、荸荠、青菜、芹菜及冬瓜等	桂圆肉、洋葱、栗子、红枣、蚕豆、芡实、红薯、豌豆、黄豆、松子、核桃、蚌肉、猪肥肉、鹅肉、鸡蛋、鸭蛋及糯米等
	阴虚	宜多吃新鲜蔬果及含维生素较高的食物；忌吃辛辣刺激性食物	木瓜、柠檬、番石榴、草莓、葡萄、李子、西红柿、蜂蜜、牛奶、银耳及鸭肉等	荔枝、白萝卜、桂皮、白酒、生姜、辣椒、胡椒、花椒、大蒜、青葱、茴香等
	食积	宜选能帮助消化的食物；忌食油腻荤腥的食物	番石榴、金橘、菠萝、杨梅、山楂、荸荠、白萝卜、胡萝卜、荞麦及茶叶等	洋葱、红枣、桂圆肉、糯米、栗子、蚕豆、芡实、红薯、豌豆、黄豆、松子、核桃、蚌肉、猪肥肉、鹅肉、鸡蛋及鸭蛋等
	血瘀型	以食用能活血化瘀，和胃止痛的食物为佳；忌食生涩性寒、辛辣刺激的食物	莲藕、山楂、韭菜、菠菜、黑木耳、红糖及醋等	西瓜、香蕉、柿子、苦瓜、生黄瓜、生萝卜、生红薯、生山芋、荸荠、螃蟹等生冷、性寒的食物

常见病		宜忌原则	宜用食物	忌用食物
黄疸	湿热型	以清淡的蔬果为佳；忌吃油腻、黏糯、海鲜等助湿的食物，切忌饮用白酒及甜酒	猕猴桃、西瓜、草莓、梨、冬瓜、茭白、荸荠、茄子、水芹菜、红薯、鲤鱼、醋、山楂、绿茶、花椒、绿豆、薏仁、红豆、金针菜及新鲜绿叶蔬菜等	南瓜、桂圆肉、鹅肉、羊肉、鸡肉、鸡蛋、胡椒及白酒等
	阳黄型			辣椒、大蒜、肉桂、茴香、葱、韭菜、生姜等辛辣食物，以及糯米、红枣、荔枝等滋腻物和动物油脂、海鱼及虾等
	阴黄型			柿子、香蕉、苦瓜、生红薯、螃蟹、蚌肉，以及生冷性凉的食物
脂肪肝		宜吃绿色蔬菜，富含蛋白质、各种植物油的食物；忌吃高脂肪、高胆固醇、高糖、高热量和过咸的食物，对肝脏有刺激性的辛辣调味料也应忌食	橘子、草莓、西红柿、白萝卜、黄瓜、芹菜、青菜、茼蒿、竹笋、冬瓜、丝瓜、荸荠、玉米、燕麦、香菇、生山楂、海参、茶叶、花生油、瘦猪肉、蚌肉、海带、瘦牛肉、鱼汤、脱脂牛奶、豆浆及豆腐等	肥猪肉、猪脑、鹅肉、鸭蛋，尤其是各种动物油、动物内脏、禽蛋的蛋黄部分及螃蟹、虾及鱿鱼等 荔枝、桂圆等高糖食品尽量少吃
肝炎及肝硬化	急性	以清淡的蔬菜、瓜果食物为宜；忌吃油腻、黏糯、海鲜等助湿的食物，切忌饮用白酒及甜酒	阳桃、梨、李子、葡萄、金橘、桃子、西红柿、黄瓜、冬瓜、水芹菜、芋头、蜂蜜、红枣、山楂、银耳、薏仁、花生、红豆、鲤鱼、鲫鱼、青鱼、鲢鱼、海带、海参、蚌肉、植物油、牛肉、鸭肉及米醋等	土豆、芹菜、韭菜、茭白、竹笋、豌豆、黄豆芽、蚕豆、猪肥肉、肥牛肉、肥羊肉、鹅肉、虾、鸡蛋、鸭蛋、胡椒、桂皮、白酒、辣椒、大蒜、花椒、生姜、茴香、榨菜、荞麦、食盐及动物油脂等 若有肝腹水者还应忌食大头菜、酱瓜、咸鱼、咸肉等咸味腌制食品
	慢性肝炎及肝硬化	宜吃高蛋白质、高碳水化合物、高热量、高维生素的饮食；忌辛辣刺激性食物、油腻的高脂肪食物及烟酒和香燥食物，肝硬化晚期还要忌吃生冷坚硬和粗纤维多、产气多及过咸的食品		
肾炎		肾炎病人发病初期忌吃高蛋白食品，肾炎后期可视情况适当增加蛋白质饮食 肾炎病人宜吃清淡食物及新鲜蔬菜瓜果；宜吃易消化、性质平和而无刺激性的食品；忌吃动物性脂肪、不易消化的油炸煎熏和辛辣食物，以及含草酸较多的食物	西瓜、葡萄、西红柿、胡萝卜、莴苣、大白菜、四季豆、土豆、红薯、山药、冬瓜、丝瓜、莲藕、薏仁、红豆、香菇、银耳、胡桃、莲子、花生、牛奶、蜂蜜、燕窝、黑木耳、甲鱼、海参、鲤鱼、鸭肉、鲫鱼、鲢鱼及植物油等	香蕉、菠菜、油菜、芹菜、洋葱、竹笋、韭菜、茭白、鸡肉、鸡蛋、螃蟹、黄鱼、白酒及皮蛋、咸鸭蛋、火腿、咸板鸭、虾米、咸萝卜干、咸菜、豆腐乳、酱油、葱、大蒜、生姜、芥末、胡椒、辣椒、肉桂、茴香、花椒、咖啡、香烟、豆腐、土豆、猪头肉等 肾功能不全、血中非蛋白氮增高者忌吃河虾、禽蛋、肉类及动物内脏等

常见病	宜忌原则	宜用食物	忌用食物
泌尿系统结石	宜吃清热利尿的蔬菜瓜果，忌吃辛辣温热食品 尿酸盐结石者宜吃新鲜蔬菜水果，忌吃动物内脏等食物 磷酸盐结石者宜吃酸性食品 草酸盐结石者忌吃草酸较多和含钙量高的食物	西瓜、猕猴桃、柠檬、阳桃、葡萄、梨、芹菜、大白菜、白萝卜、胡萝卜、南瓜、冬瓜、丝瓜、荸荠、红豆、绿豆、胡桃、薏仁、芋头及醋等	橘子、菠菜、茭白、竹笋、胡椒、肉桂、白酒及动物内脏、奶类、鱼类等 尿酸结石者不宜多吃扁豆、豆腐、红茶、咖啡等食物及含草酸较多的毛豆、土豆等 草酸盐、磷酸钙结石者应忌喝牛奶或吃豆腐、豆类等含钙高的食物，荔枝、番石榴、桂圆肉、芡实、白果、桂皮、花椒等也应忌食
尿路感染	宜吃具有清热、降火及解毒功效的食品，宜吃清淡的新鲜蔬菜水果；忌吃辛辣、性热温补、滋腻酸涩的食物及烟酒	西瓜、猕猴桃、草莓、阳桃、香蕉、茼蒿、芹菜、金针菜、绿豆、冬瓜、丝瓜、荸荠、茭白、绿豆芽、红豆及薏仁等	番石榴、木瓜、橘子、樱桃、杨梅、荔枝、栗子、红枣、芡实、生姜、胡椒、肉桂、葱、蒜、辣椒、花椒、茴香、桂圆肉、榨菜、鹅肉、羊肉、牛肉、黄鱼、白带鱼、虾及烟酒等
便秘	宜常摄粗纤维丰富的蔬菜、水果，以及富含B族维生素的食物，应多吃油润滋阴食品；切勿食辛辣温燥的刺激性食物，以及收敛酸涩的食物	香蕉、苹果、梨、杨梅、橘子、木瓜、白萝卜、菠菜、土豆、胡萝卜、茼蒿、空心菜、韭菜、竹笋、南瓜、红薯、山药、芋头、芝麻、甜杏仁、燕麦、松子、核桃、蜂蜜、牛奶、猪肉、海蜇皮、海参、海带、黑木耳、魔芋、燕窝等	莲子、栗子、芡实、四季豆、大蒜、辣椒、茴香、花椒、肉桂、炒花生、炒黄豆及爆米花等
痔疮	宜食用有清热利湿、凉血消肿、润肠通便和含纤维多的食物；忌吃辛辣刺激、燥热、肥腻、煎炒、炙烤助热助湿的食物，烟酒也应忌之	梨、苹果、草莓、猕猴桃、阳桃、柿子、香蕉、芹菜、菠菜、空心菜、金针菜、胡萝卜、黄瓜、冬瓜、丝瓜、茄子、山药、红薯、莲藕、黑木耳、百合、荸荠、黄鳝、鲫鱼、蜂蜜、核桃、海参、南瓜子、银耳、牛奶、豆浆、燕窝 如果有痔疮出血，可多吃莲藕汁及芋头	辣椒、胡椒、生姜、白酒、花椒、大蒜、茴香及桂皮等
失眠	心脾两虚的失眠者适合食用益气补血、养心健脾的食物；阴虚火旺的失眠者可食用生津养阴、清心降火的食物；失眠的人忌吃辛辣温燥、伤阴耗气的食物及香烟、浓茶、咖啡等	葡萄、芹菜、金针菜、山药、芋头、桂圆肉、红枣、银耳、百合、莲子(心)、蜂蜜、小麦、芝麻、松子、葵花籽、核桃仁、猪心、黄鱼、海参、糯米、海带、海蜇皮、谷类、豆类、奶类等	茶叶、咖啡、可乐、巧克力、香烟、辣椒、青葱、胡椒、桂皮及芥末等

常见病	宜忌原则	宜用食物	忌用食物
高血压	限制脂肪量，尤其忌动物性脂肪和高胆固醇食物，改食用植物油，可适量进食蛋白质 适宜低盐饮食，忌过咸食品；宜适量饮茶和少量饮用水果酒和啤酒，忌饮烈性白酒	苹果、山楂、柿子、梨、香蕉、葡萄、西瓜、菠萝、草莓、猕猴桃、芒果、金橘、橘子、阳桃、胡萝卜、西红柿、茼蒿、菠菜、黄瓜、芹菜、白萝卜、冬瓜、竹笋、土豆、芋头、山药、洋葱、茭白、空心菜、大蒜、茄子、海带、海蜇皮、香菇、金针菇、莲子心、荸荠、蜂蜜、芝麻、松子、核桃、花生、绿豆、薏仁、荞麦、海参、黑木耳、甲鱼、虾皮、蚌肉、鲍鱼、鸽肉及米醋等	猪肥肉、猪肝、猪肾、猪油、虾、鸭蛋、胡椒、白酒、辣椒、蛋黄、咸菜及其他动物内脏等也应该忌食
高脂血症	宜吃植物性蛋白、植物油，以清淡饮食或适量素食为佳，可适当食用瘦肉、鱼类等脂肪含量少而蛋白质及维生素丰富的食品 忌食高脂食物、糖果等甜点食品，忌烟酒；另外，不可长期吃素或吃全素	橘子、金橘、草莓、猕猴桃、阳桃、苹果、芹菜、洋葱、胡萝卜、白萝卜、冬瓜、玉米、南瓜、竹笋、茄子、荸荠、大蒜、香菇、金针菇、燕麦、芝麻、黄豆、豌豆苗、牛奶、山楂、红枣、瓜子、花生、松子、豆腐、黄瓜、茶叶、植物油、海带、紫菜、海参、甲鱼、鲍鱼、黄鳝、黑木耳、橄榄、核桃仁、燕窝、魔芋及米醋等	动物肝脏、肥肉、蛋类、虾等高脂肪、高胆固醇食物
糖尿病	宜吃新鲜蔬菜及豆制品，以及低脂肪、植物油类等 忌吃含糖多的糕点、饼干、蜜饯、水果等物，以及辛辣刺激、肥腻甘甜、温热助火的食物，也忌烟酒	番石榴、草莓、西瓜皮、西红柿、芹菜、菠菜、空心菜、茼蒿、胡萝卜、洋葱、莴苣、大白菜、南瓜、黄瓜、苦瓜、冬瓜（皮）、竹笋、茭白、山药、黄豆、豆腐、金针菇、黑木耳、青菜、牛奶、薏仁、豌豆、燕麦、海参、黄鳝、田螺、蚌肉、鸭肉、魔芋、米醋、茶及植物油等	荔枝、香蕉、樱桃、葡萄、芒果、甘蔗、桃子、橘子、柿子、西瓜、苹果、杏子、枇杷、金橘、甜橙、阳桃、香瓜、桂圆肉、荸荠、土豆、红薯、芋头、红枣、椰子汁、蜂蜜、白糖、栗子、辣椒、花椒、胡椒、肉桂、糯米及白酒等
水肿	宜食具有健脾利水、益气消肿作用的食物。营养不良或白蛋白偏低所致的水肿，宜吃高蛋白营养食品，而水肿之人又兼恶寒怕冷者，宜吃温热暖身的食品 忌吃过咸的食品，以及性寒滋腻、海鲜发物和辛辣刺激性食物	葡萄、桃子、西瓜（皮）、苹果、木瓜、桂圆、芹菜、黄瓜、冬瓜、胡瓜、竹笋、山药、红豆、黑豆、绿豆、薏仁、鲤鱼、鲢鱼、紫菜等	不可过量食盐及咸味腌制品，如腊肉、咸板鸭、咸鱼、咸菜、咸鸭蛋、皮蛋、黄鱼、虾、蟹、猪头肉、鹅肉等发物食品也应忌食

常见病	宜忌原则	宜用食物	忌用食物
单纯性肥胖症	宜吃富含蛋白质的食物如瘦肉、鱼类、黄豆制品和新鲜蔬菜、水果等；忌吃高脂肪、高糖类及高热量、过咸的食物，酒与咖啡也应忌口，尤其忌晚间或临睡前吃甜点及饭后立即睡觉	苹果、杨梅、芹菜、白萝卜、南瓜、冬瓜、黄瓜、西红柿、青菜、大白菜、莴苣、花菜、竹笋、韭菜、玉米、绿豆芽、黄豆芽、金针菇、香菇、黑木耳、土豆、山药、山楂、红豆、薏仁、蜂蜜、海带、田螺、豆腐、猪瘦肉及鱼类、低脂乳类、魔芋、莲藕、米醋及茶等	葡萄、桂圆肉、猪肝、鸡肉、鸭蛋、白糖、红糖、花生米、瓜子仁、蛋黄、甜果汁、生冷食物、动物油脂及甜品等
干燥症候群	宜吃滋阴养液、生津润燥、清淡多汁液、多维生素的新鲜瓜果蔬菜及具有酸甘化阴作用的食物；忌吃辛辣刺激、温热伤津、香燥耗液的食物，忌吃爆炒煎烤、助热上火的食物，忌烟酒	香蕉、葡萄、草莓、西瓜、甘蔗、梨、橘子、柿子、枇杷、西红柿、芹菜、茼蒿、莴苣、黄瓜、丝瓜、冬瓜、茄子、茭白、白萝卜、胡萝卜、青菜、黑木耳、山药、口蘑、金针菇、牛奶、蜂蜜、鸡蛋、红豆汤、绿豆汤、百合、莲子、燕窝、银耳、乌骨鸡、海参、鸭肉及鲫鱼等	荔枝、金橘、桂圆肉、洋葱、炒黄豆、生姜、爆米花、炒花生、胡椒、桂皮、辣椒、花椒、茴香、羊肉、牛肚等
皮肤病	宜吃清淡的素食，宜吃清利湿热的食物；忌吃甘肥味厚、生热助湿的食物，忌吃性属温热助火食物，忌吃油煎炒炸、熏烤香燥的食物，忌动物性脂肪、海鲜鱼类及酸涩辛辣食品，忌烟酒	红豆、薏仁、绿豆、冬瓜、丝瓜、西瓜、山药、黄瓜、金针菜、水芹、荸荠、鲫鱼、白萝卜、青菜、白菜、豇豆、蚕豆、土豆、黑木耳、百合、茭白、芋头、空心菜、莲藕、绿豆芽、豆腐、胡萝卜、西红柿、红薯、梨、苹果、橘子、枇杷、柳橙、柿子、草莓、番石榴等	糯米、羊肉、鸡肉、鸡蛋、鸭蛋、鹅肉及虾、蟹、鲢鱼、黄鱼、鲤鱼、黄鳝等大部分水产品、樱桃、葱、茄子、洋葱、大蒜、芥末、胡椒、辣椒、茴香、花椒、桂皮、韭菜、竹笋、莴苣、口蘑、海带、红枣、桂圆、荔枝、蜂蜜、猪头肉、猪肥肉、公鸡、红酒、银耳、燕窝、芒果、竹笋等
神经衰弱	宜吃具有养心安神、调理心脾作用的滋补食品；忌食辛辣香燥的刺激性食品	葡萄、荔枝、芹菜、玉米、黄豆制品、桂圆肉、蜂蜜、核桃、红枣、莲子、百合、银耳、小麦、葵花籽、金针菜、燕窝、松子仁、糯米、鹌鹑蛋、猪心、海参及鸽子肉等	烟、胡椒、浓茶、烈性白酒、肉桂、辣椒等
宿醉（酒精中毒）	急性酒醉及慢性酒精中毒者，宜吃醒酒解酒的食品，如具有清热生津、止渴化痰功效的食物；忌吃油腻辛辣、温热香燥的食物	乌梅、梨、苹果、柚子、金橘、香蕉、甘蔗、柿子、阳桃、西瓜、白萝卜、黄瓜、豌豆苗、青菜、鲜藕、荸荠、橄榄、绿豆粉、豆腐、红豆、白砂糖、咖啡、茶及醋等	桂圆、荔枝、韭菜、红枣、肉桂、生姜、辣椒、胡椒、葱、蒜及烟等

常见病		宜忌原则	宜用食物		忌用食物
汗症	自汗	宜吃甘温益气、收敛止汗的食品；忌食辛燥耗气的食物	胡萝卜、冬瓜、荸荠、韭菜、山药、小麦、荞麦、燕麦、银耳、橄榄、红豆、百合、红枣、燕窝、糯米、米醋	核桃仁、栗子、猪肚、猪腰、鸡肉、鸭肉、鸡蛋及芡实等	出汗异常者忌洋葱、青葱、辣椒、生姜、胡椒、白酒、鹅肉、虾子、螃蟹及烟酒等 盗汗、多汗、自汗者还忌茴香、八角、桂皮等 黄汗、臭汗、手足多汗者还忌桂圆肉、红枣、白糖、黑糖、动物性油脂、猪头肉及海鲜食品
	盗汗	宜吃养阴、降火的食物；忌辛辣香燥、伤津耗液的食物		葡萄、桃子、西红柿、菠菜、莲子（心）、鸭肉、猪腰、蚌肉及鸡蛋	
	无汗	宜多吃些生津养液、滋阴润燥的食品；忌吃辛辣香燥、煎炸爆炒的食物		鸡肝、猪肝等	
	黄汗	宜多食用清热解毒的食物；忌食滋腻甘肥、辛辣温燥、助热生痰的食品		雪梨、苦瓜、绿豆、红豆及薏仁等	
	心汗	宜吃补养心脾、益气敛汗的食物；忌吃辛辣刺激性食物		桂圆肉、莲子、芡实、猪瘦肉、鸡蛋等	
脚气病		宜吃富含维生素B₁的粗粮、谷类如花生、黄豆和高蛋白质食品；忌吃甜食和过多的碳水化合物 在煮粥或烧菜时忌用过量盐	柑橘、葡萄、鲜枣、木瓜、白菜、土豆、玉米、冬瓜、豌豆、花生、毛豆、红豆、薏仁、黄豆、百合、茴香、口蘑、黑木耳、小米、荞麦面、大米、核桃仁、葵花籽、牛奶、动物肝脏、黄鳝、海带、田螺、鲤鱼、海蜇皮、啤酒、黄酒、葱以及姜等		香瓜、鸭肉、白酒、虾及螃蟹等
癌症		癌症病人应多吃富含维生素A、B族维生素、维生素C、维生素E及叶酸、胡萝卜素的食物。还可多吃含微量元素比较丰富的粗粮和黄豆制品，以及优质蛋白及富含纤维素的食物 忌吃高脂、腌制、炸煎、烧烤食物。另外，过烫或过于辛辣的食物及烈酒、浓茶，含有防腐剂、色素、漂白剂的食品也不宜食用	猕猴桃、杏子、香蕉、草莓、苹果、橘子、苦瓜、黄瓜、冬瓜、大蒜、韭菜、西红柿、白萝卜、胡萝卜、金针菜、莴苣、花菜、大白菜、玉米、番薯、薏仁、南瓜、山楂、红枣、百合、核桃、荸荠、芋头、莲子、葵花籽、土豆、豆腐、山药、四季豆、黄豆芽、黄豆、猪肝、乌骨鸡、鸡蛋、猪蹄、优酪乳、牛奶、海参、甲鱼、鲍鱼、麦麸、海带、黑木耳、银耳、金针菇、香菇、香醋等 注：结肠癌可多吃土豆；食管癌可多吃梨；胃癌可多吃苹果、葡萄及西蓝花		荞麦、猪头肉、鸡肉、鸭蛋、鹅蛋、螃蟹、虾、黄鱼、鲤鱼、香菜、辣椒、桂皮及白酒等

食谱索引

图书在版编目（CIP）数据

喝对蔬果汁健康百分百 / 生活新实用编辑部编著
. —南京 : 江苏凤凰科学技术出版社, 2023.9
（含章. 食在好健康系列）
ISBN 978-7-5713-3495-6

Ⅰ.①喝… Ⅱ.①生… Ⅲ.①果汁饮料 – 食物疗法 ②
蔬菜 – 饮料 – 食物疗法 Ⅳ.①R247.1

中国国家版本馆CIP数据核字（2023）第055940号

含章 · 食在好健康系列

喝对蔬果汁健康百分百

编　　　著	生活新实用编辑部	
责 任 编 辑	汤景清	
责 任 校 对	仲　敏	
责 任 监 制	方　晨	

出 版 发 行	江苏凤凰科学技术出版社	
出版社地址	南京市湖南路 1 号 A 楼，邮编：210009	
出版社网址	http://www.pspress.cn	
印　　　刷	天津丰富彩艺印刷有限公司	

开　　　本	718 mm × 1 000 mm　1/16	
印　　　张	17.5	
插　　　页	4	
字　　　数	436 000	
版　　　次	2023年9月第1版	
印　　　次	2023年9月第1次印刷	

标 准 书 号	ISBN 978-7-5713-3495-6	
定　　　价	56.00元	

图书如有印装质量问题，可随时向我社印务部调换。

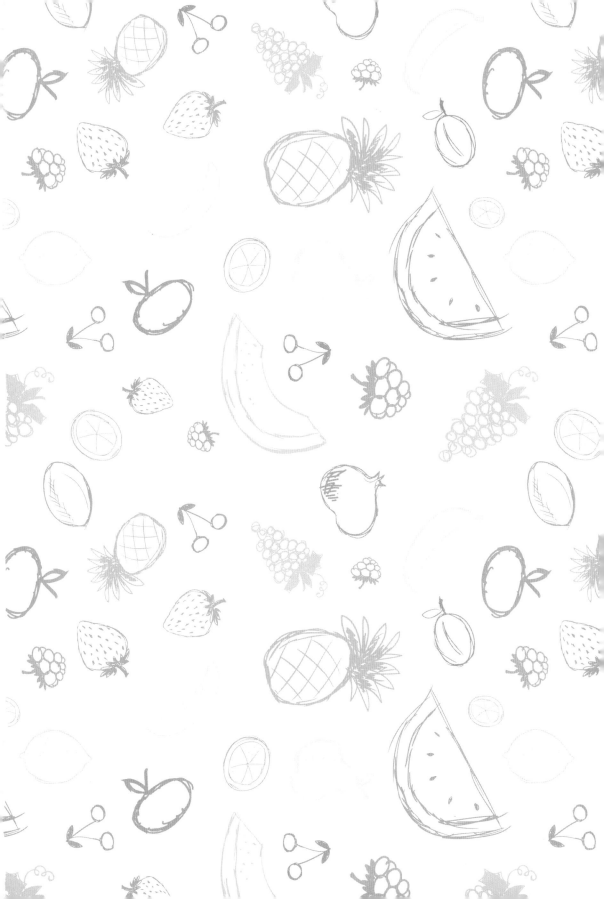

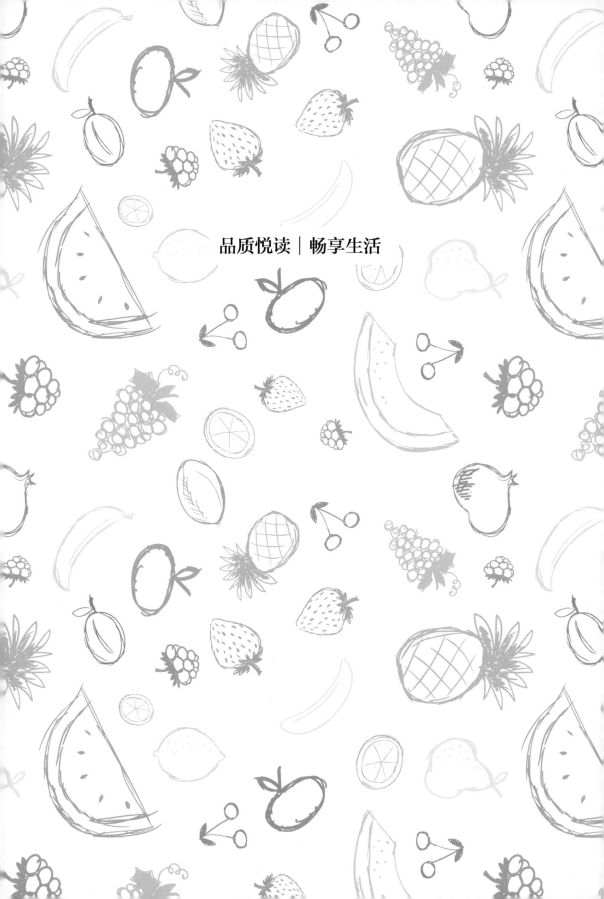

品质悦读 ｜ 畅享生活